U0877004

高原健康
密码

主　编　晋　军

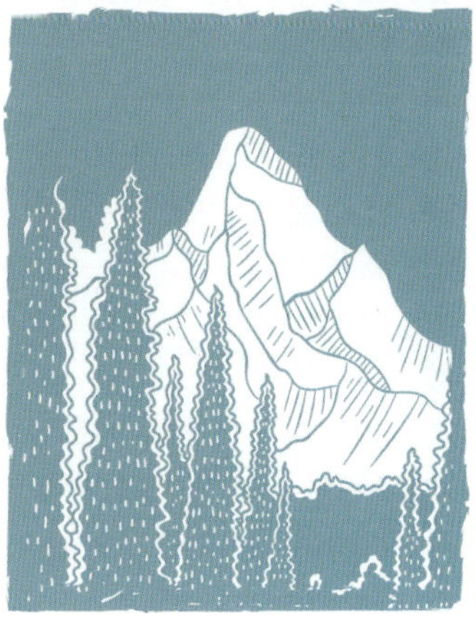

人民卫生出版社
·北　京·

版权所有，侵权必究！

图书在版编目（CIP）数据

高原健康密码 / 晋军主编. -- 北京 ：人民卫生出版社，2025. 11. -- ISBN 978-7-117-38100-0

Ⅰ. R188

中国国家版本馆 CIP 数据核字第 2025N4562R 号

人卫智网	**www.ipmph.com**	**医学教育、学术、考试、健康，购书智慧智能综合服务平台**
人卫官网	**www.pmph.com**	**人卫官方资讯发布平台**

高原健康密码

Gaoyuan Jiankang Mima

主　　编：晋　军

出版发行：人民卫生出版社（中继线 010-59780011）

地　　址：北京市朝阳区潘家园南里 19 号

邮　　编：100021

E - mail：pmph @ pmph.com

购书热线：010-59787592　010-59787584　010-65264830

印　　刷：北京盛通印刷股份有限公司

经　　销：新华书店

开　　本：710 × 1000　1/16　　**印张：**15

字　　数：244 千字

版　　次：2025 年 11 月第 1 版

印　　次：2025 年 11 月第 1 次印刷

标准书号：ISBN 978-7-117-38100-0

定　　价：78.00 元

打击盗版举报电话：010-59787491　E-mail：WQ @ pmph.com

质量问题联系电话：010-59787234　E-mail：zhiliang @ pmph.com

数字融合服务电话：4001118166　E-mail：zengzhi @ pmph.com

高原健康密码

主　编

晋　军

副主编

缪洪明　陈　磊　李尚师　莫东平
张　辰　梁　军　贾倩羽

编　委（按姓氏笔画排序）

丁　宇　马　兰　王　旭　王　江　王玉斌　王授衔　乌仁塔娜
卞士柱　邓　芳　向荣欣　刘春红　汤　锋　孙学文　孙皓伦
李　杉　李　春　李　骁　李小庆　李飞翔　李茂仕　杨　杰
杨　浩　杨　睿　杨定周　肖建伟　时荣臣　吴　楠　吴亚希
吴爱华　张　召　张　钢　张　磊　张中豪　张庆玲　陈蒙蒙
罗晓宇　周　维　周春丽　孟召友　赵宏达　秦　奔　徐　鹏
徐凌旭　娘吉措毛　黄　力　黄书清　曹建全　章　婧　董华平
董红梅　韩增鲁　雷泽源　樊超强　潘志强　薛远征

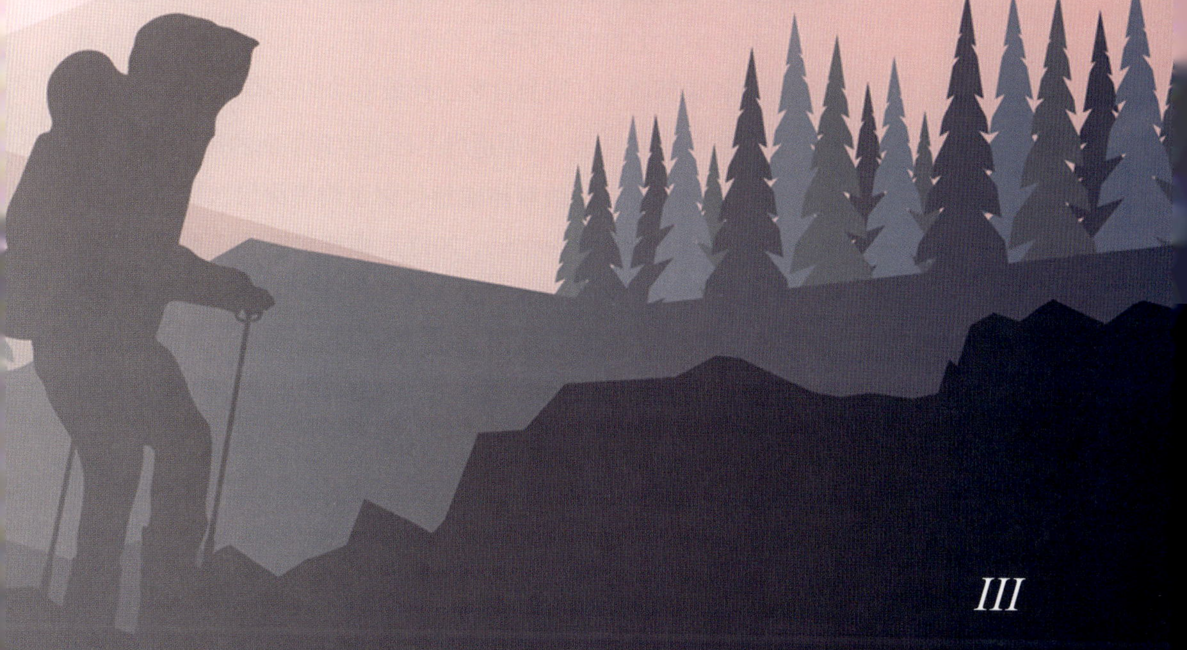

序 言

当西班牙探险家穿越安第斯山脉的“死亡之路”，当玄奘西行翻越葱岭雪峰，当19世纪欧洲科考队在阿尔卑斯冰川上记录第一份高原生理数据，人类对高原的探索史，始终交织着对自然的敬畏与对生命的叩问。从青藏高原的牦牛牧歌到落基山脉的印第安图腾，从埃塞俄比亚高原的咖啡传说到帕米尔高原的丝绸古道，“世界屋脊”不仅是地理奇观，更是一部镌刻着人类适应智慧的立体史诗。

“逾葱岭则病瘴，人畜多毙”，而印加帝国能在海拔3 800米的库斯科建立都城，则彰显了文明与环境的共生智慧。今日，全球约1.25亿人生活在海拔2 500米以上区域，高原健康问题早已超越地域界限，成为关乎人类共同命运的课题。

高原环境的本质是一场持续的低氧挑战。当平原居民骤然置身海拔3 000米，血氧饱和度可能骤降至85%以下——这相当于重症监护室患者的生理状态。但奇妙的是，藏族人携带的*EPAS1*基因突变，安第斯居民特有的血红蛋白调节机制，埃塞俄比亚高原居民的独特心肺功能，构成了人类适应高原的“三重进化路径”。这种差异化的生存策略，恰似达尔文在加拉帕戈斯群岛观察到的地雀喙部演化，成为自然选择最生动的注脚。

现代科学研究揭示，高原适应不仅是生理层面的代偿反应，更涉及表观遗传学调控、线粒体能量代谢重构等深层次机制。全基因组测序显示（*Nature Genetics*，2017），藏族居民通过*EPAS1*等基因突变实现低氧适应，其血红蛋白调控机制与安第斯居民截然不同（*Science*，2018）。这些发现，正如古希腊“医学之父”希波克拉底所言：“病人的本能就是病人的医生，而医生是帮助本能的。”高原居民千百年来的生存经验，实为现代医学的珍贵启示录。

1884 年，法国生理学家保罗・伯特在《大气压力》中写道：“人类对高原的征服，本质是对自身生理极限的超越。”而如今，气候变化正使高原生态系统加速蜕变：冰川消融释放的远古病毒、草场退化加剧棘球蚴病（又称包虫病）的传播、旅游业扩张带来的急性高原病潮——这些新挑战呼唤着更具全球协作性的健康解决方案。

正是在这样的时代背景下，全国各地的高原医学工作者秉承着“上医治未病”的前瞻性理念，对现有经验进行总结，用通俗易懂的语言编写成这本《高原健康密码》，致力于借助有趣的情景故事深入浅出地告诉读者如何正确面对高原挑战。本书恰似一盏引航灯，既照亮了传统经验的科学内核，又指明了未来研究的方向，值得大力推广！

正如《周易・系辞》所言：“仰以观于天文，俯以察于地理”，高原既是俯瞰文明的瞭望台，也是检验生命韧性的试金石。愿每位读者透过本书，不仅能掌握抵御高原风险的盾牌，更能获得解读生命奥秘的钥匙。正如阿尔卑斯山山巅的雪绒花，唯有理解严酷环境中的生存法则，方能真正领略那份凌寒绽放的壮美。

中国工程院院士

创伤与化学中毒全国重点实验室主任

中国人民解放军陆军特色医学中心战创伤医学中心主任

蒋建新

2025 年 2 月

前 言

当第一缕晨曦掠过喜马拉雅山脉的雪峰，越野车轰鸣着驶向可可西里无人区，摄影师的镜头对准帕米尔高原的杏花村落，人类与高海拔地区的对话从未像今天这般密切而深刻。作为《高原健康密码》的主编，在策划这部聚焦高原健康管理的科普著作时，我始终在思考：在每年超过 6 000 万人次进出高原的今天，如何将散落在医学文献、民间智慧和实战经验中的健康密钥，熔铸成一把开启高原生命科学的钥匙？

《高原健康密码》以“认知—预防—应对—康复”为逻辑主线，构建起覆盖高原健康全周期的知识体系。书中十章内容犹如十级台阶，带领读者从基础认知拾级而上，帮助读者最终掌握高原健康的自主管理能力。不同于传统科普读物的单向知识灌输，我们采用生动的“故事案例”写作模式——每个章节都从故事案例切入，让读者在真实情景中追寻答案，在娓娓道来的知识讲述中加深认识。

在开篇的“初识高原”中，我们摒弃了枯燥的数据堆砌，通过地理环境与人体生理的联动解析，为后续章节奠定了科学的认知基础。当读者跟随第二章“认识高原反应”深入生命微观世界时，将见证一场精妙的生理攻防战。在急性高原病与慢性高原病的应对策略上，本书不仅通过对核心症状的强化描写提升自我早期诊断的准确率；还通过血液“增兵”、血压“过山车”、人体“催熟器”等生动比喻，帮助长期驻留者实现慢性高原病的科学管理。

本书最具实用价值的章节当属进入高原前后的系统指导。在“行前准备”部分，我们从健康体检、心理建设、物资准备、进驻路线等展开全面介绍，让读者在进入高原前做到有备无患；而“高原应对”章节则像一位随身智能顾问：从衣食住行的讲究、轻型高原反应的早期识别，到严重高原反应的急救措施，每一个细节都凝结着高原医学专家们二十余年的实战经验。在回归平原的健康管理领域，本书填补了重要的知识空白，指导读者制订随访康复计划，帮助读者平稳度过这段特殊的生理过渡期。另外，基于中华文明对高原医学的独特贡献，“中医药，高原反应的‘中式解药’章节堪称传统智慧与现代科学的完美结合。

感谢参与本书编撰的各位专家，正是大家对严谨性与实用性的双重追求，使得本书既可作为高原工作者的健康手册，也能成为家庭医疗箱里的科学顾问。正如 1933 年英国探险家马洛里被问及为何攀登珠穆朗玛峰时，留下的那句“因为它就在那里。”的永恒回答。今天，我们创作此书，正是想告诉每一位走向高原的人：山不仅在那里，更在我们沸腾的血液里、进化的基因里、文明的长河里。高原健康不仅是医学命题，更是文明存续的基石。

当您翻开这本《高原健康密码》，开启的不仅是一次高原健康的知识之旅，更是一场跨越时空的生命对话。在字里行间，您将学习到血红蛋白与稀薄空气的博弈智慧，感受到千年药草与现代科技的共振频率，领悟到人类适应极限环境的非凡潜力。愿此书成为您高原征程中的北斗星，在雪山之巅照亮攀登的科学之路；愿此书成为您穿越生命禁区的罗盘，在丈量世界高度的同时，守护好心灵的氧饱和度。

谨以此书，致敬所有向上攀登的灵魂。

中国人民解放军陆军军医大学第二附属医院心内科主任

重庆市科学传播专家团首席科普传播专家

2025 年 2 月

目录

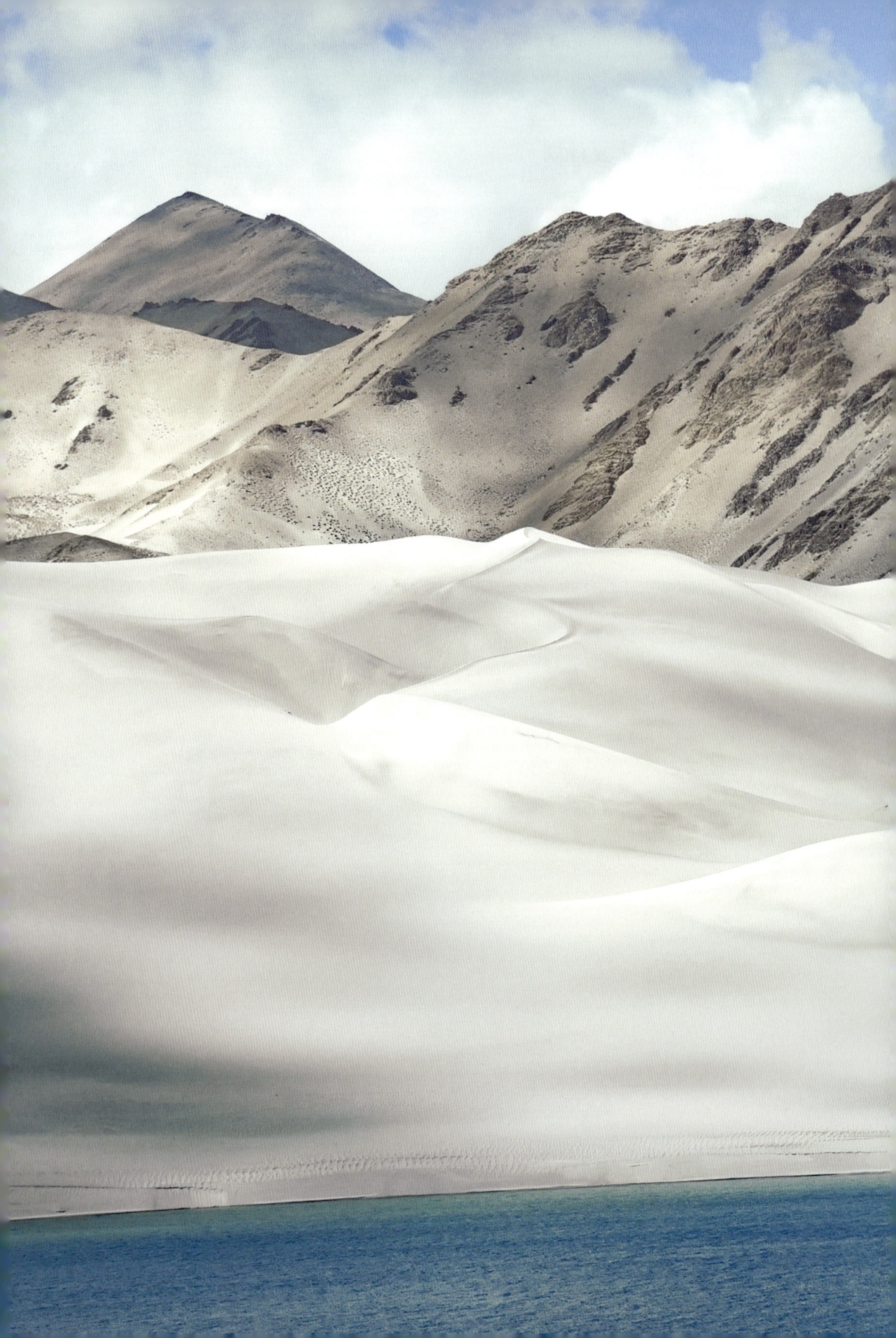

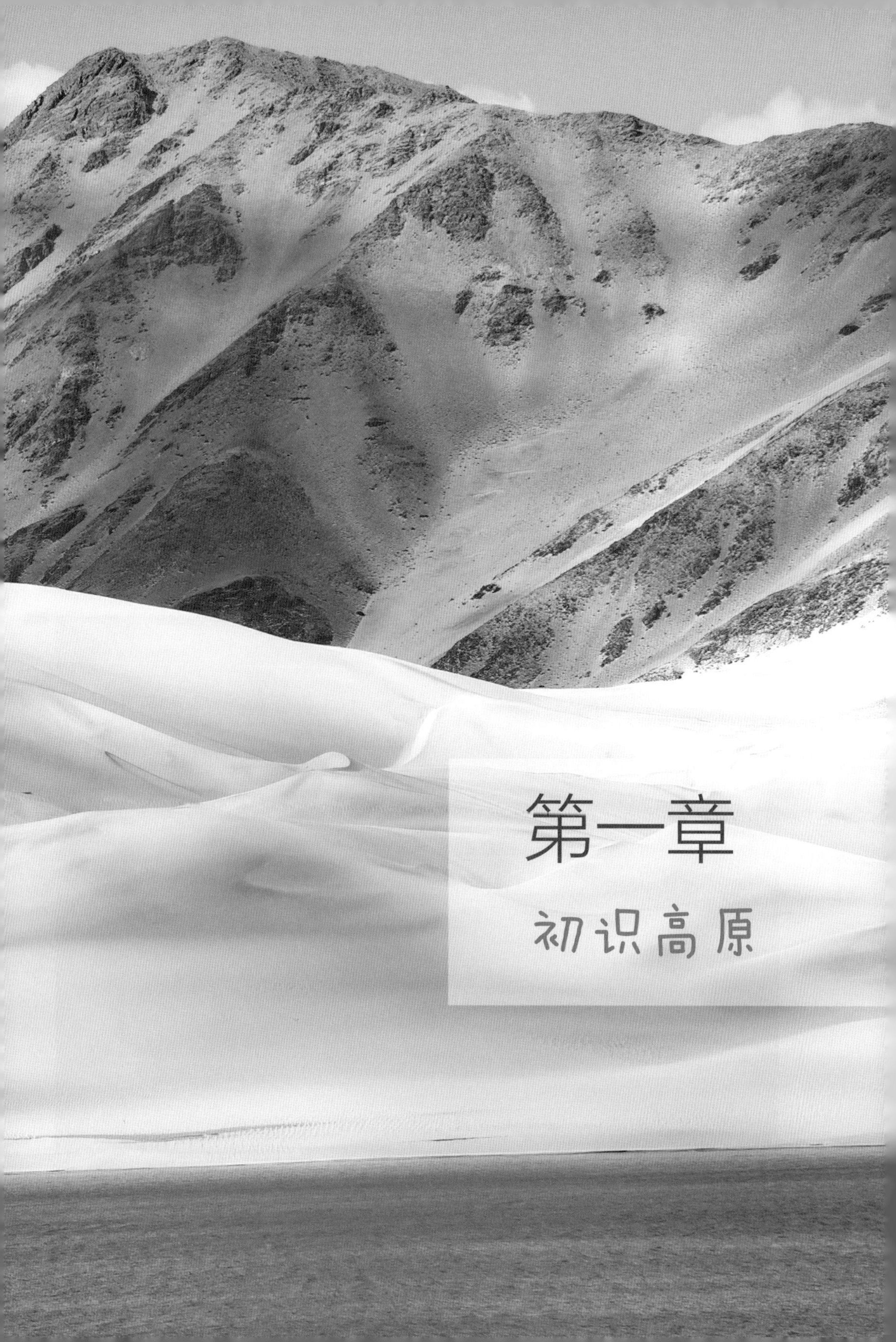

第一章

初识高原

第一节
认识高原

高原，这个词语可能对许多人来说并不陌生。当听到“高原”这个词的时候，你会想到什么？你的脑海中是不是已经浮现出这样的画面：连绵起伏的雄伟雪山、古老的冰川、像宝石一样璀璨的湖泊，还有那些在高原上自由奔跑的动物——藏羚羊、牦牛……大多数人应该曾被这样的高原美景吸引过吧，想出发去高原？我们先来一起认识一下什么是高原。让我们回到初中的地理课堂，重温一下高原的定义：海拔 500 米以上，地势宽广、平坦，边缘陡峭的地方，称之为高原。咱们中国可是有四大高原，分别是青藏高原、内蒙古高原、云贵高原和黄土高原。特别是青藏高原，平均海拔 4 000 米，是世界上海拔最高的高原，有“世界屋脊”和“第三极”之称。

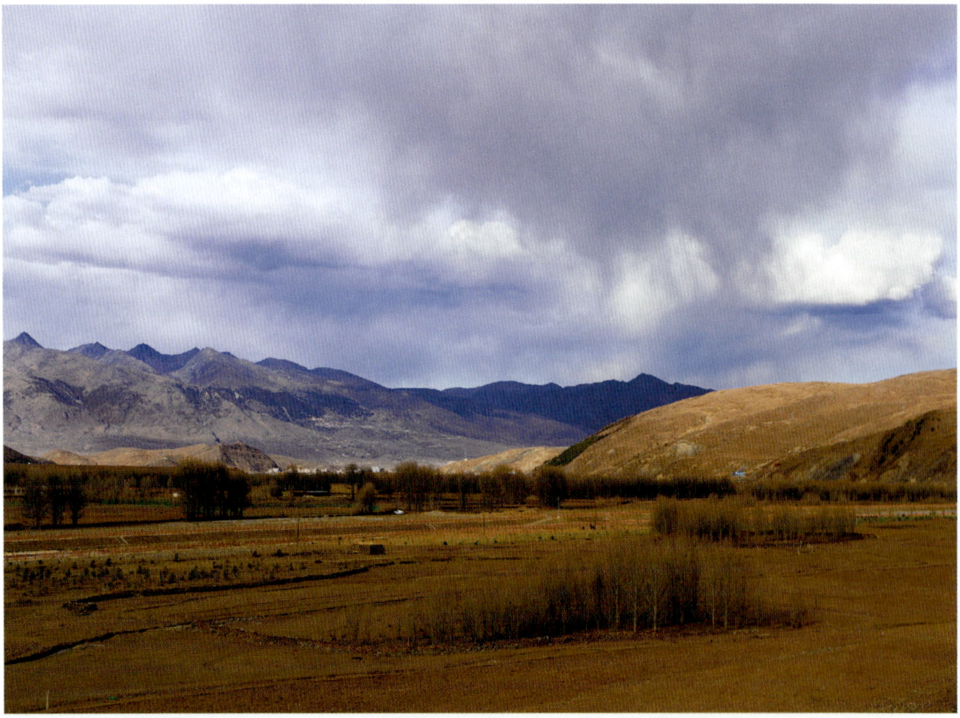

青藏高原美景

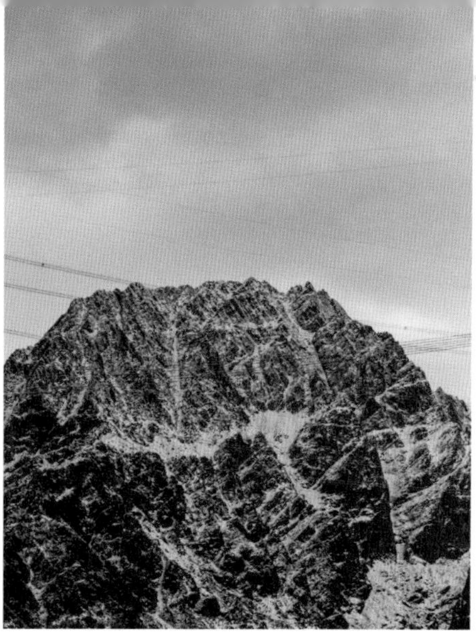

四川康定的雪山

高原特殊的自然环境特点造就了壮丽的景色和独特的生态环境，但同时也给进入高原的人群带来了一系列生理和心理挑战。高原，这个自然界的“健身房”，海拔越高，对人体的“训练强度”就越大。在医学领域，“高原”是指海拔 2 500 米以上，对机体产生明显生物效应的高原或高山地区。

根据不同海拔，高原对人体生理功能影响的不同，可将高原分为 4 种（如右侧所示）。

所以，当你决定前往高原时，记得先做好“热身”，了解自己的“体能”，选择适合自己的“训练强度”，然后再享受高原带来的独特体验！

高原密码

高原的分类

中度高原

海拔 1 500 ~2 500 米的地区，就像初级健身课程，对大多数人而言，只是轻微的生理“热身”，人体可能会有轻微的生理反应，如呼吸和心率轻微加快，但有些“易感体质”的小伙伴可能会提前感受到高原病的“挑战”。

高原

海拔 2 500 ~4 500 米的地区，就像中级健身课程，“训练强度”较初级课程明显加大，大多数人会感受到海拔升高带来的生理功能的明显变化，出现呼吸和心率加快、头痛、食欲减退、睡眠质量差等症状或体征，并且容易发生高原病。

特高高原

海拔 4 500 ~5 500 米的地区，生物效应显著，高原病的发病率和严重程度均很高，一般认为海拔 5 000 米以上的地区为生命禁区，就像健身房里的“高级健身课程”。

极高高原

海拔 5 500 米以上的地区，这个海拔不适合人类长期居住或工作。在这种极端高度，人体的生理功能会逐渐紊乱，可能会失去自我调节的能力，出现严重的高原病、显著的低氧血症。这里是“人类生存的极限”，就像健身房里的“终极挑战”。

第二节
高原的“怪脾气”

高原特殊的环境特点主要有低氧、寒冷、太阳辐射强、风大和干燥等。

大气压低，氧分压低

在关于攀登珠穆朗玛峰（简称“珠峰”）的电影或纪录片中，我们常常会看到这样的场景：登山运动员会背着氧气瓶，在攀登的同时需要吸氧。携带氧气瓶会增加负重，那么，不带行不行呢？答案是，对于大多数人来说是不行的。据喜马拉雅数据库记录，截至 2024 年 1 月，约有 224 人在没有使用氧气辅助设备的情况下完成了登顶珠峰，占所有登顶者的 1.9% 左右。

海拔增高，空气变得稀薄，大气压力也随之降低。尽管空气中氧气含量恒定为 20.95%，并不会随着海拔的变化而变化，但由于氧分压 = 大气压 × 氧含量，

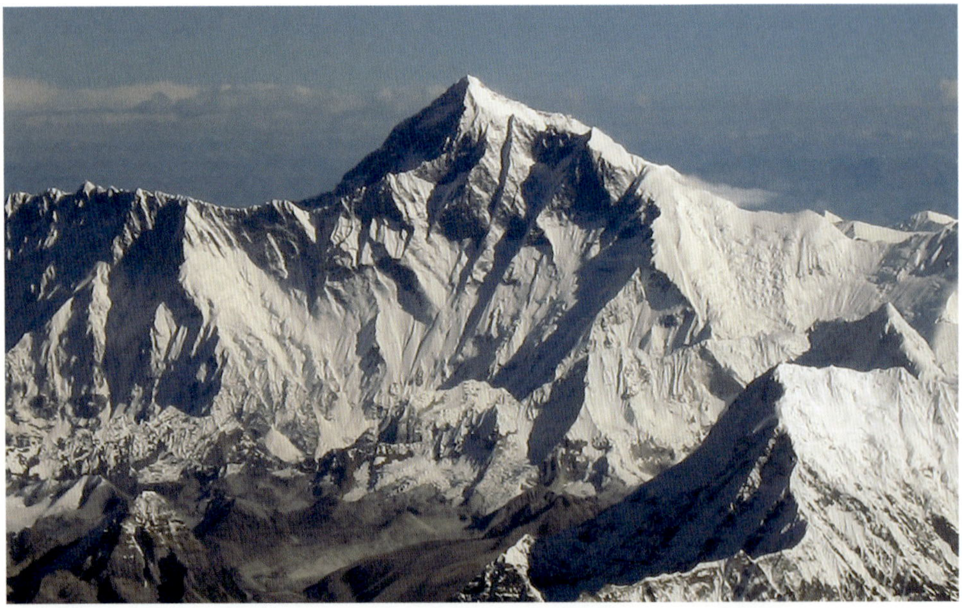

珠穆朗玛峰

因而当海拔增高时，氧气在空气中构成的那部分压力会相应地按比例降低，即氧分压下降。以珠穆朗玛峰峰顶为例，其氧气水平只有海平面的 27% 左右。氧气对几乎所有的生命过程是必需的，对人类这一高级动物尤其重要，人类就像鱼儿离不开水一样离不开氧气。高原上氧分压的降低使得人体每次呼吸得到的氧气量减少，机体获取氧气不足，进而产生一系列生理功能改变。可以说，氧分压降低是高原环境危害健康的最主要因素。

气温低，年温差小而日温差大

一个地区人们的服饰特点通常与该地区的气候环境密切相关。大家应该在电视上看到过藏族同胞身着藏装的情景吧？藏装这种服饰具有衣料厚重、结构肥大、袖袍宽敞等特点。藏族同胞在日间劳作时常脱掉一袖或双袖，将它们绑在腰间，晚上气温降低时则穿起或当作被子。那么，为什么藏族同胞会这样穿着呢？这与高原地区整体气温偏低，年温差小、日温差大的特点有关。

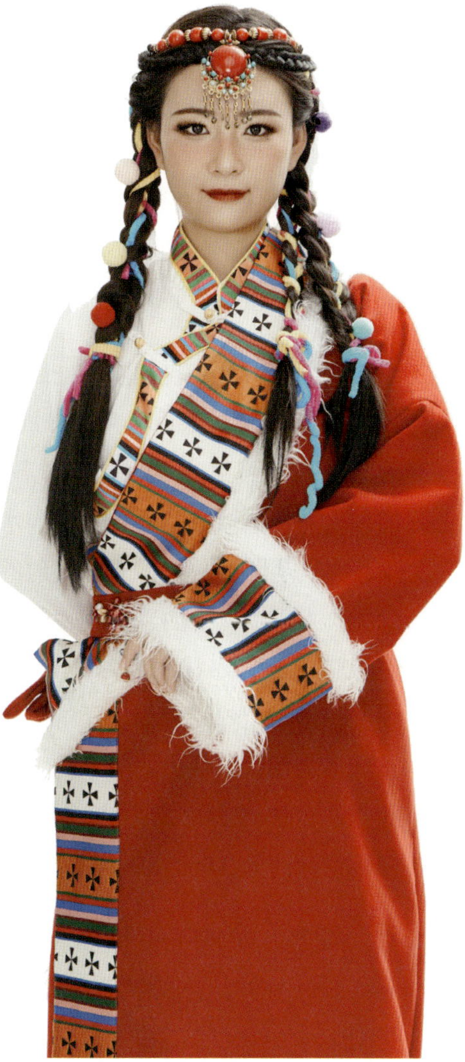

宽大的藏族服饰

高原地区的气温受海拔的影响显著。海拔增加，则气温降低，一般情况下，海拔每升高 1 000 米，气温下降 6℃。青藏高原因海拔高、远离海洋，受季风影响小，呈现明显的大陆性气候，年平均气温多在 10℃以下。从温差角度看，高原气温日变化大，年温差小。故有人把高原气候形容为“早上冰，中午晒，午后风，夜间寒”“年无炎夏，日有四季”。

太阳辐射强，日照时间长

大家在网上经常会看到题为“28 岁小伙骑行西藏，变 58 岁大叔”“网友骑行西藏变黑炭”的类似报道。那么，为什么会出现这样的情况呢？这与高原地区太阳辐射强、日照时间长有关。

太阳辐射是来自太阳的电磁波辐射。太阳辐射按其波长和生物学效应可以分为紫外线、可见光和红外线。随着海拔增加，空气愈稀薄，所含尘埃和水蒸气愈少，大气透明度愈大，太阳辐射的透过率增加，太阳辐射中的紫外线也随之增强。一般情况下，海拔每升高 1 000m，辐射强度就增加 10%。以纬度相近的拉萨市和重庆市为例，拉萨市的年平均太阳辐射量约为 7 000MJ/m^2，而重庆市的年平均太阳辐射量约为 3 000MJ/m^2。

因此，如果不想像新闻中的小伙子一样，你知道应该要做哪方面的准备了吧。

高原密码 · 日照时数

“日照时数”指的是一天内太阳直射光线照射地面的时间，通俗地讲，就是太阳一天中露脸的时间。日照时数主要受海拔高低、天气、昼夜长短以及大气污染程度等因素的影响。海拔增高会引起日照时数的增加，拉萨是我国日照强度最强的城市之一，年平均日照总时数约为 3 000 小时，而纬度相近的重庆年平均日照时数约为 1 150 小时，因而拉萨市又被称为“日光城”。高原地区日照时间长，是造成太阳辐射总量大的原因之一。

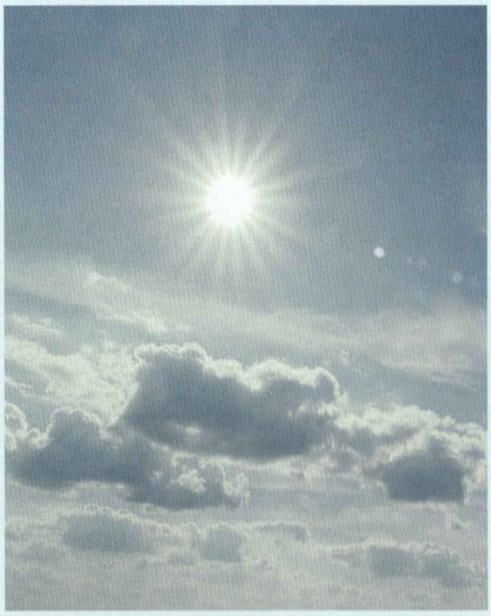

丰富的日照

风大，干燥

随着海拔的增加，气流的速度也增大。青藏高原是我国大风最多的地区之一，以西藏安多县（平均海拔 5 200 米）为例，对其 1987 至 2016 年的气象资料进行分析显示，年平均大风日数为 109 天，大风天气主要集中在 12 月至次年 5 月。此外，风还是高原寒冷的一个重要附加因素。随着风速的增大，皮肤表面的有效温度随之下降，这就是常说的“风促寒因素”。

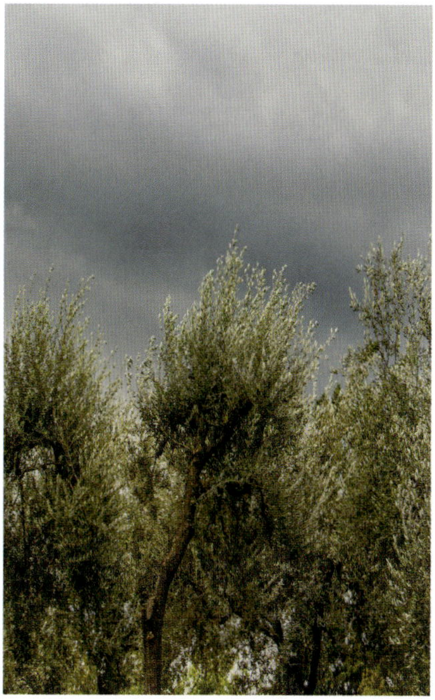

高原的大风

海拔愈高，空气愈干燥。一方面，由于大气压降低，空气中水蒸气的分压也降低，因而高原地区空气中的水蒸气含量减少；另一方面，高原地区不易受海洋湿气流影响，降水少，加之高原风大，日照时间长，导致水分蒸发快。因此，高原地区气候干燥，据测算，在海拔 3 000m 处，空气中水蒸气含量仅为海平面的 1/3（表 1-1）。

表 1-1　不同海拔下的相对大气压、相对空气密度、绝对湿度

海拔 /m	0	1 000	2 000	2 500	3 000	4 000	5 000
相对大气压力	1.000	0.881	0.774	0.724	0.677	0.591	0.514
相对空气密度	1.000	0.903	0.813	0.770	0.730	0.653	0.583
绝对湿度 /$g \cdot m^{-3}$	11.00	7.64	5.30	4.42	3.68	2.54	1.77

注：标准状态下大气压力为 1，相对空气密度为 1，绝对湿度为 $11g/m^3$。

第三节
高原对人体的影响

低氧是高原环境影响人体生理功能的最大环境因素，其表现特点、严重程度主要与海拔以及高原驻留时间有关。要了解高原低氧环境对人体生理活动的影响，关键在于理解氧气如何被细胞吸收并用于代谢。这个过程相当复杂，需要身体各系统和器官协同作用。具体来说，人体通过肺吸入氧气，依靠心血管和血液系统来分配和传输氧气，最终由细胞进行氧气利用。低氧对人体生理功能的影响主要包括以下几个方面。

对呼吸系统的影响

进入高原初期，人体最快、最明显的反应是呼吸加深、加快，表现为呼吸频率增加、呼吸急促，深呼吸的频率增多。这种由于低氧使肺通气量增加的现象称为低氧通气反应。人们进入高原后通常数分钟内通气量就会增加，并在数天或数周后进一步增加。如果再加上运动，就更有“气不够用”的感觉。但高水平的通气，需要消耗相当量的能量，使得机体呼吸耗氧增加。因此，随着人们在高原居住时间的延长及其他习服机制的建立，增加通气量这种代偿方式逐步被其他更经济的代偿方式所取代，如血液运氧和组织用氧能力增强。但不论人们移居高原多少年，其通气量总是高于同一海拔高原世居者的通气量。

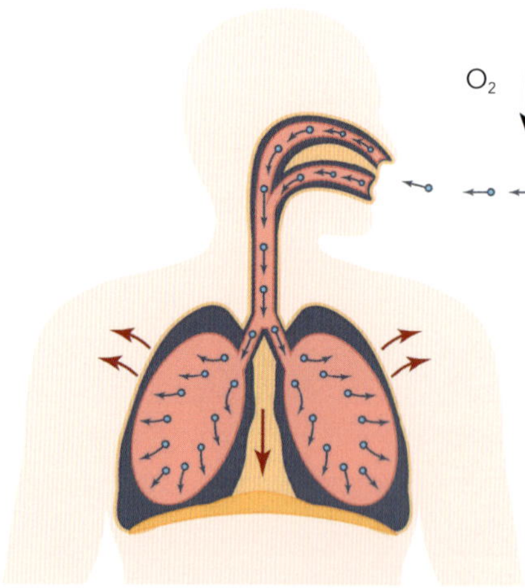

低氧通气时，人吸入的氧气分子减少，会刺激身体调整呼吸频率和呼吸深度，通过增加通气量让身体获得更多的氧气

初到高原，人体为适应低氧环

境，呼吸加深、加快，肺通气量增加，这有助于动员未参与换气的肺泡，增大呼吸面积，提高肺氧弥散量，增加动脉血氧饱和度。此外，随着海拔升高，空气密度降低，气道阻力减少，也能够促进肺通气量增加。平原人进入高原后，肺通气量的增加有三个阶段：初始急剧增加，随后因低碳酸血症和呼吸性碱中毒导致通气量部分抑制，最后肾脏代偿后通气量再次增强。长期居住高原的人通气量虽降低，但仍高于高原世居者。

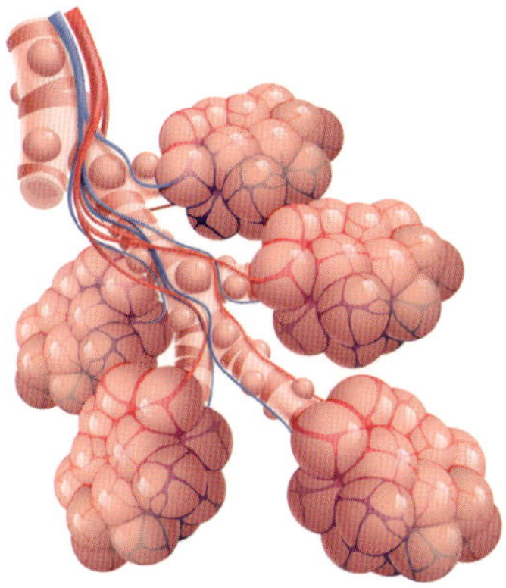

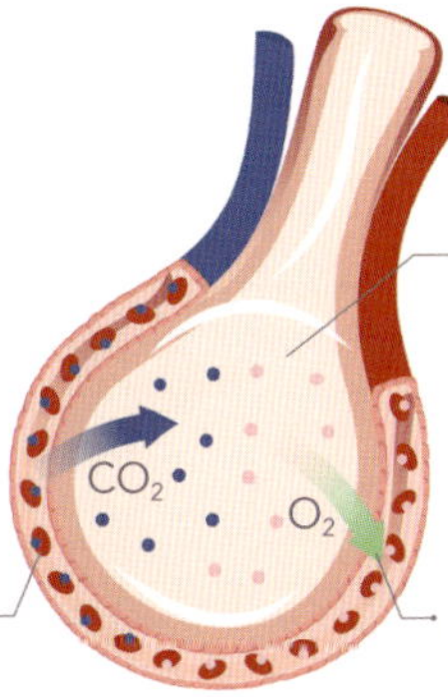

在我们的肺部，当携带二氧化碳的红细胞流经肺泡时，二氧化碳会从红细胞释放，进入肺泡，然后肺泡中的氧分子进入红细胞，这样就把通过呼吸运动吸入的氧气输送到全身各处

肺换气指肺泡与毛细血管之间进行气体交换的过程。氧的弥散效率主要受肺泡气 - 动脉血氧分压差、肺泡膜弥散面积、弥散距离的影响。高原环境下，尽管肺中氧的肺泡气 - 动脉血氧分压差下降，肺泡弥散膜面积增大和气 - 血接触时间的增加通常能维持或提高氧气交换量。然而，平原人进入高原后，肺弥散力增加是有限的，这与肺泡—毛细血管氧弥散梯度随海拔的增加而下降、血液黏滞度增加、心排出量降低等因素有关。此外，在极高海拔环境，肺弥散功能是降低的，原因可能与氧弥散梯度太低、血红蛋白与氧亲和力降低、呼吸频率过快等有关。

总之，高原环境对呼吸系统的功能会产生显著影响，人体通过调节呼吸深度和频率、增加肺泡弥散面积和改善通气血流比例来习服低氧环境。

对循环系统的影响

循环系统对低氧的反应是一个动态的过程，在人体暴露的几天、数周和长期暴露的数年中演变。心脏是维持血液循环的关键器官，具有适应机体代谢需求的储备功能。高原低氧对心脏泵血功能的影响主要体现在心输出量上，心输出量由每搏输出量和心率决定。人移居高原后，心率通常会增加，且随着海拔升高而增加，但随着时间延长，心率会逐渐减慢。每搏输出量在人进入高原初期可能会降

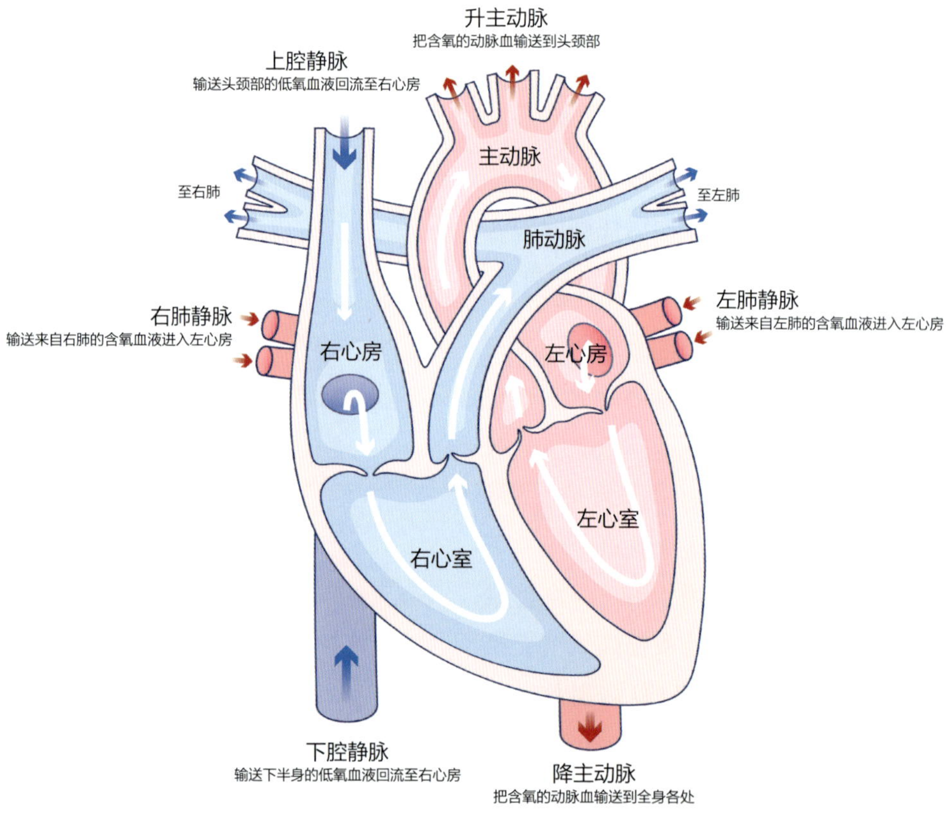

下腔静脉和上腔静脉分别把全身各处的低氧静脉血回流至右心房，通过右心室泵入肺动脉，然后低氧静脉血在肺泡中通过气体交换，排出二氧化碳，结合氧气分子，然后通过肺静脉把含氧血液回流至左心房，通过左心室泵入全身各处。人处于低氧环境时，心脏和肺脏的工作负荷会增加，长期会导致肺动脉高压形成和右心室肥厚，短期通过急性肺水肿威胁人的生命安全

低，尤其在海拔较高时，但随着时间延长，每搏输出量会有所回升，尽管可能仍低于平原水平。

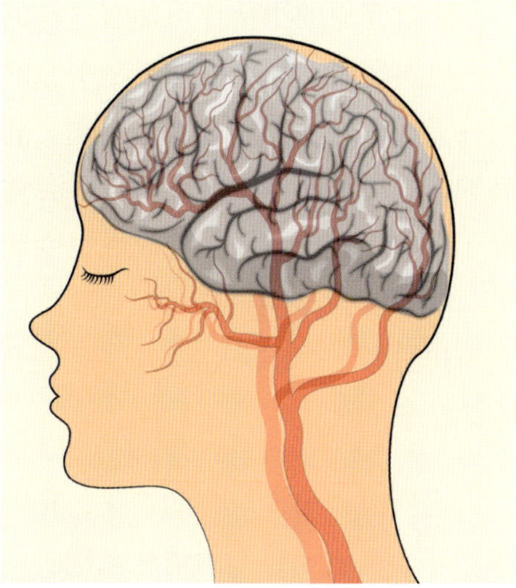

低氧环境下，脑血管会扩张，增加脑部的血流量，保证大脑对氧气的需求。不过，脑部血液流量增加会引起头痛、头晕等症状

高原低氧还会影响各组织的血液循环。心血管和脑血管会扩张以增加供血量，而皮肤、内脏等血管则会收缩。冠状动脉血流在人进入高原初期增加，但随着时间延长，会逐渐恢复至原有水平。尽管久居高原者的冠状动脉血流可能降低，但心肌毛细血管增生和心肌代偿性摄氧能力提高，使得心肌氧供保持平衡。脑循环在高原低氧环境下也会发生变化。初期，脑血流增加以保证脑组织的氧供，但随着时间延长，脑血流量会回落至接近平原水平。脑血流的增加有助于缓解脑组织缺氧，但也可能引起颅内压增高，导致头痛、头晕等症状，严重时甚至出现嗜睡、昏迷等，与急性高原病的发生密切相关。

对神经系统的影响

脑组织的能量代谢以有氧代谢为主，对氧的需求量较高，是机体对缺氧最敏感的组织。人们进入高原后，由于大气压降低，大气氧分压、肺泡氧分压和动脉血氧饱和度均随之下降，脑组织供氧减少，因此常出现神经 / 精神方面的变化，可以表现为包括感知觉、学习记忆等在内的认知功能的减退；或者表现为入睡时间延长、夜梦多、易惊醒等睡眠障碍；精细运动的协调功能受损以及包括抑郁、焦虑在内的情绪 / 情感的异常等，且随海拔的逐渐上升而加重。

对消化系统的影响

去过高原的小伙伴可能有这样的经历，初到高原，食欲相较于在平原的时候变差了，之前能啃 3 块大排骨，到了高原，一块都啃不动。此外，还会觉得肚子会有一些胀气，并且放屁也变频繁了。你可能会产生这样的疑惑，自己还是当初的那个“干饭人”吗？是不是自己吃坏肚子了呢？

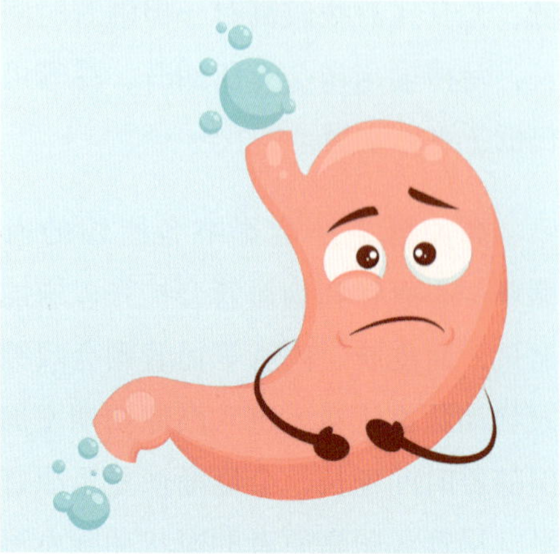

低氧环境下，胃肠道的血液减少，功能紊乱，会引起胃肠道胀气、消化功能下降

之所以会出现这样的变化，是因为高原环境影响了我们的消化系统。一方面，为了维护心、脑等重要器官的氧供应，机体的血流进行了调整和重分配，胃肠道微血管收缩，供血减少。另一方面，低氧也会导致中枢神经系统、内分泌系统功能紊乱。这些因素导致人进入高原初期消化道蠕动、分泌和吸收等功能障碍的发生。因而，进入高原初期，人往往会出现食欲减退以及体重明显减轻。此外，正常情况下，我们的胃肠道内含有一定量的气体，当进入低气压的高海拔地区，胃肠道气体会膨胀，并且，消化道蠕动的减慢使得食物在消化道内停留时间变长，从而增加肠道内细菌发酵的机会，产生更多的气体。因而，我们会感觉到胀气，排气次数自然也就增多了。

对血液系统的影响

血红蛋白是红细胞中的一种蛋白质，负责将氧气从肺输送到身体各部位。在高原环境中，人体会通过加速红细胞的生成来增加血红蛋白的总量，这一过程通常在人进入高原后的数小时内开始，最初是由于血液浓缩和脾释放储存的红细胞，随后则是由于骨髓中红细胞生成的增加。随着红细胞和血红蛋白的增加，血液的氧气运输能力得到提升，有助于满足身体在低氧环境下对氧气的需求。然而，这种适应性变化并非没有代价。当血红蛋白和红细胞数量过度增加时，会导致血液黏滞性增高，血流速度减慢，这不仅会增加心脏的负荷，还可能导致血液循环不畅，形成血栓，进而影响身体的正常功能。遗传、性别、年龄、健康状况等多种因素导致血红蛋白浓度升高程度和时间不一。

在高原低氧环境下，红细胞生成素（EPO）的合成与释放是调节红细胞生成的关键因素。EPO 主要由肾脏产生，低氧环境会刺激 EPO 的产生，进而促进骨髓中红细胞的生成。此外，性激素也对红细胞的生成有影响，雄激素可以促进 EPO 的合成并直接刺激骨髓造血，而雌激素则可能抑制红细胞的增生。因此，高原红细胞增多症在成年男性中更为常见，而在女性和儿童中较为罕见。

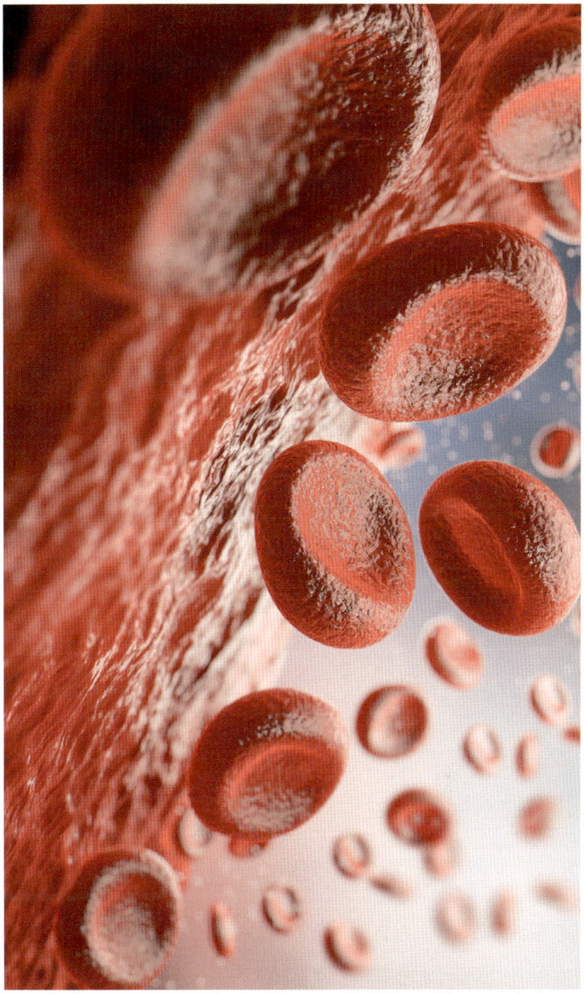

血液当中的红细胞是输送氧气和运送二氧化碳的重要细胞，这些生理功能都是依靠红细胞中一种称为血红蛋白的物质完成的。在低氧环境下，身体会刺激肾脏分泌红细胞生成素，生成更多数量的红细胞。这种生理调节有利的一面是可以让血液运送更多的氧气，不利的一面是增加心脏的负担。一些个体由于适应失代偿，会逐渐出现右心衰竭，导致疾病的发生

第四节
高原生存秘籍

在不同的海拔、登高速度、驻留时间下，人体自身调节机制也略有不同。高原环境下人体实现自身调节主要涉及器官、组织细胞、分子三个水平的调节机制。在器官功能水平上，初到高原，人体通过增强心肺功能来提高氧摄入，通过调节血流重分布来确保心脑等重要器官的氧供应；长期缺氧时，人体通过增强红系造血功能来提升氧摄取和携氧能力。在组织细胞水平，人体主要通过毛细血管增生、提高线粒体的数量并改善其功能、增强糖的无氧酵解等机制来提高组织、细胞对氧的利用能力。在分子水平上，主要通过激活缺氧诱导因子-1α（HIF-1α）信号通路调节与氧气运输和利用相关基因的表达应对低氧应激；此外，包括皮质醇、肾上腺素、去甲肾上腺素等在内的多种内分泌激素的表达和分泌也会发生明显改变以应对低氧应激。

高原世居人群的适应性变化

与外来者不同，高原世居人群由于长期生活在这种高海拔地区，已经进化出了多种不同于上述生理上的适应性变化。

血红蛋白浓度增加。为了应对低氧环境，高原世居人群的血液中血红蛋白浓度通常比平原居民要高。血红蛋白是一种负责氧气运输的蛋白质，其浓度增加有助于提高血液携带氧气的能力。

肺部通气量增大。高原居民的肺活量往往较大，呼吸频率和深度也有所增加。这有助于增加氧气的吸入量，以满足身体的需求。

红细胞生成增多。长期生活在高原环境下，人体会通过增加红细胞生成素（EPO）的分泌来促进红细胞的生成，从而提高血液携带氧气的能力。

心脏功能增强。高原世居人群的心肌可能会变得更发达，心率可能也会有所调整，以便更有效地泵送富含氧气的血液到全身各部位。

基因层面的变化。近年来的研究表明，某些特定基因变异与高原适应有关。例如，*EPAS1*、*EGLN1* 等基因在一些高原世居人群中显示出不同于低海拔人群的变异模式，这些变异可能帮助个体更好地适应低氧环境。

代谢调节。高原世居人群在能量代谢方面也可能存在一定的适应性变化，比如脂肪酸氧化能力增强等，以适应低温和低氧条件下的能量需求。

人体对高原环境的习服表现（表 1-2）

表 1-2　人体对高原环境的习服表现

初步习服	基本习服	完全习服
进入高原后的几天到一周左右	进入高原后的几周到几个月	进入高原后的数月至数年
◎头痛 由大脑缺氧引起 ◎恶心与呕吐 消化系统受缺氧影响 ◎疲劳和乏力 身体能量代谢受影响 ◎失眠 神经系统受到干扰 ◎呼吸急促 为了获取更多氧气，呼吸频率增加 ◎心率加快 心脏泵血速度加快，以输送更多氧气	◎红细胞数量增加 骨髓生成更多红细胞，以提高血液的氧气运输能力 ◎肺动脉压力降低 长期缺氧导致肺动脉压力增高，但随着适应，肺动脉压力会逐渐下降 ◎肌肉耐力提升 肌肉在低氧环境下逐渐适应，耐力有所提升 ◎免疫系统调整 免疫系统可能变得更加适应高原环境 ◎神经系统改善 认知功能和记忆力逐渐恢复正常 ◎消化系统改善 消化吸收功能基本恢复正常	◎红细胞生成平衡 红细胞数量趋于稳定，不再持续增加 ◎血压稳定 血压水平逐渐回归正常范围 ◎心血管系统优化 心脏和血管结构和功能进一步优化 ◎运动能力提升 身体对低氧环境的适应性增强，运动能力提升 ◎心理适应 心理状态趋于稳定，适应高原生活

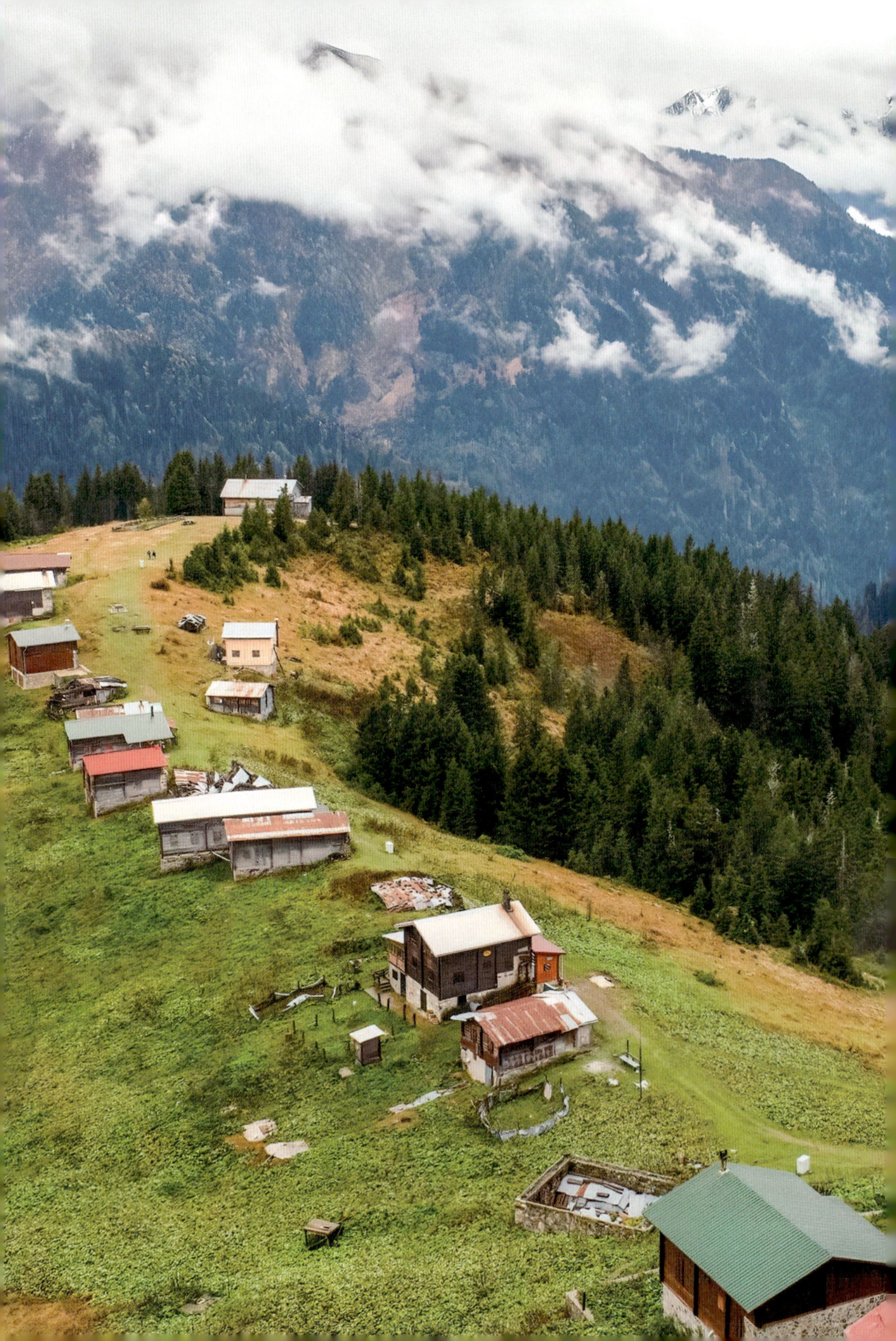

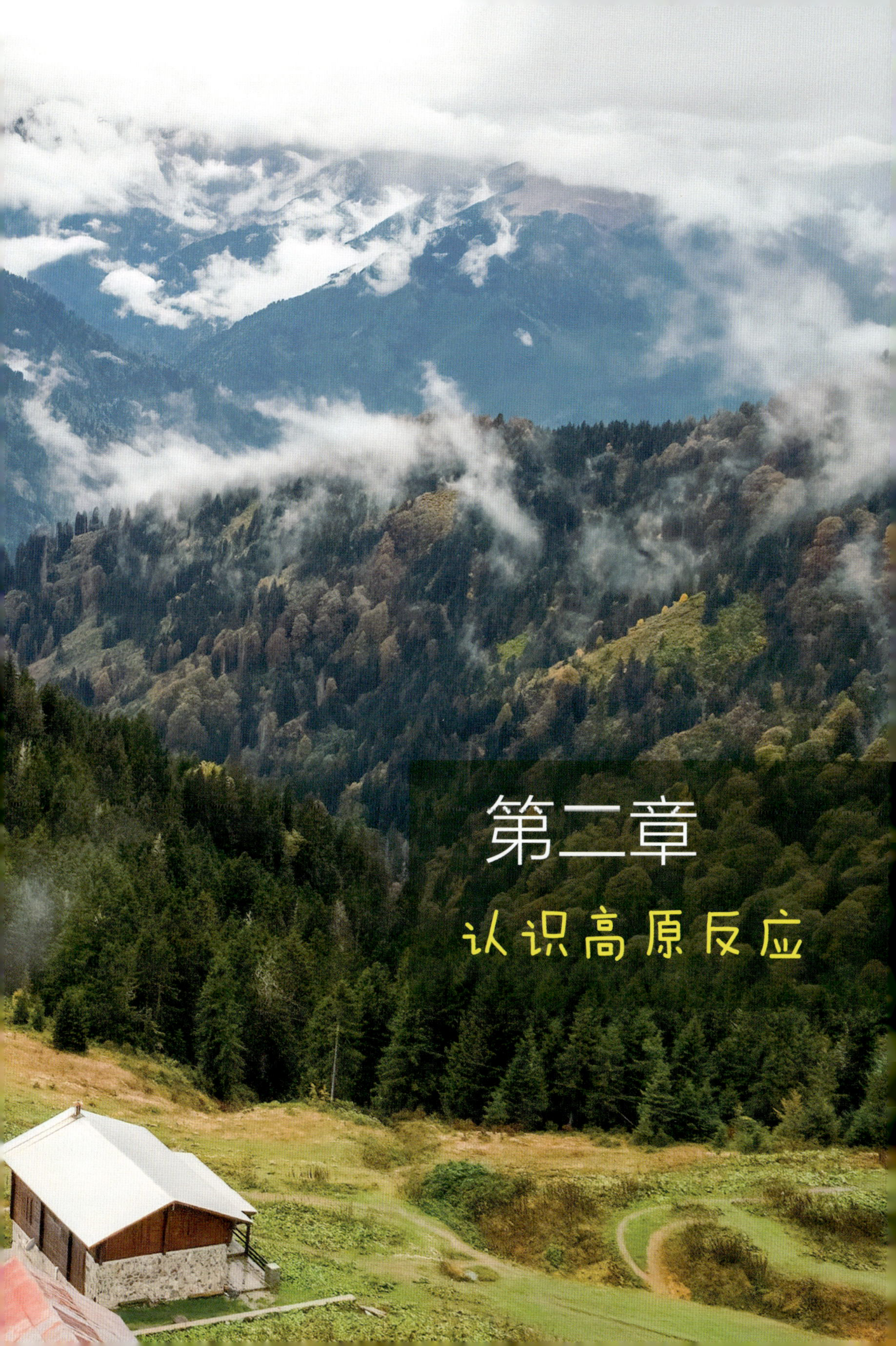

第二章

认识高原反应

第一节

高原反应是啥

年轻的摄影师小陈，一直对高原地区独特的自然风光和人文风情充满了无限向往。为了拍摄到那些震撼人心的画面，他不顾朋友的劝阻，背上行囊，踏上了前往高原的征程。初到高原，小陈就被眼前壮丽的景色所吸引。他兴奋地穿梭在各个角落，迫不及待地用镜头捕捉每一个精彩瞬间，全然忘记了自己身处高原环境。然而，没过几个小时，小陈就明显感觉到身体开始出现各种不适。他先是呼吸变得急促、心率加快、不敢快步走路；然后感到头痛、肌肉痛；到了夜晚，更是难以入眠，好不容易睡着后夜间又醒来好几次，第二天明显感觉睡眠不足。不仅如此，他的食欲也大大减退，吃什么都没胃口，同时还感觉腹部胀气不舒服。整个人变得疲惫不堪，精神萎靡，拍摄工作也不得不暂时搁置。咨询了医生，医生让他吸氧、休息、监测血氧饱和度、可以使用一些镇痛药和辅助睡眠的药物，还批评他不应该刚上高原就过度兴奋、大量活动，应该注意慢慢说话、慢慢走路，一切活动都尽量“小幅度”。小陈的经历让我们看到了高原对人体的影响并非微不足道。那么，高原究竟会对人体产生哪些具体的影响呢？是像小陈这样普遍出现身体不适，还是存在其他更为复杂的情况？什么样的身体感受是正常的，什么样的身体反应需要寻求医生帮助？接下来，让我们一同深入探寻高原与人体健康之间的奥秘。

高原环境具有气压低、缺氧、寒冷、风大、干燥、紫外线强等特点，随着海拔升高，我们呼吸的空气中的氧分压会逐渐降低，在海拔 4 000 米时，肺泡气氧分压降低到平原的 50% 左右，在喜马拉雅山顶，会降低到平原的 30% 左右。气温也会随着海拔升高而下降，海拔每升高 1 000 米，气温降低 6℃。随着海拔升高，空气中的水分含量也逐渐减少，与此同时，高原大风多，使得空气更加寒冷、干燥。高原的电离辐射、紫外线强度也是平原的 3 倍以上。以上这些环境特点，会对人体产生多方面的影响，人体为了适应这样的环境启动代偿机制。如果对机体的损伤性影响过重，或者失代偿，人体就会出现多种急性或慢性高原病。

对血氧的影响

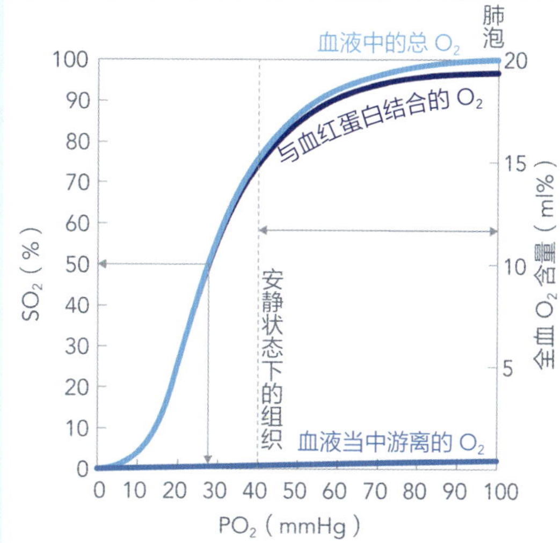

氧合血红蛋白解离曲线。血液中的氧包括两部分，游离氧和血红蛋白结合氧。血红蛋白氧饱和度是血液中氧合血红蛋白占总血红蛋白的比例，用于衡量血红蛋白与氧结合的程度，是评估呼吸循环功能的核心指标。正常动脉血氧饱和度通常为 95%～100%，低于 90% 就提示明显缺氧。从图中可以看出，血液当中的氧分压越高，血红蛋白氧饱和度相应也越高，但氧分压达到一定值以后，血红蛋白氧饱和度不会继续增加，而是维持在一个平台。当血液中的氧分压降低时，比如人在高原地区吸入氧气稀薄的空气，血红蛋白氧饱和度会下降，就会导致组织缺氧

高原缺氧首先会直接影响血液中的氧浓度，人体呼吸时，静脉血流经肺组织，接受肺泡弥散过来的氧，变成含氧量高的动脉血。血液中的氧由两部分组成，分别是物理溶解在血液中的氧，形成血氧分压（blood partial pressure of oxygen，PO_2），以及与血红蛋白结合的氧，表现为血氧饱和度（oxygen saturation，SO_2），由于这两个值呈 S 形曲线的对应关系，所以，我们知道一个值，就可以推测另一个值。正常时，血氧分压是 100mmHg，一般低于 90% 就提示明显缺氧。根据 S 形曲线的对应关系，人体血氧饱和度低于 90% 时，血氧分压已经降到 60mmHg 以下了。高原缺氧时，这两个数值均降低。通过便携式脉搏血氧饱和度监测仪，可以直观地看到血氧饱和度（SO_2）的下降，人们初入高原时血氧饱和度（SO_2）普遍会明显下降，常常低于 90%，如果低于 80% 应当及时吸氧，大部分人经过 3 天左右，在机体代偿机制起作用的情况下血氧饱和度能到 90%，如果持续血氧饱和度低，需要进行吸氧等医疗干预。大家若准备去高原，可以携带一个便携式脉搏血氧饱和度监测仪，便于随时监测。

对大脑的影响

大脑的耗氧量大，但能量储备少，是对缺氧最为敏感的器官，急性缺氧可引起头痛、思维能力降低、动作不协调、睡眠障碍等。人体长期处于高原环境下，头痛、动作不协调等症状会出现缓解，但会持续出现失眠、注意力不集中、记忆力减退、轻度抑郁等症状。

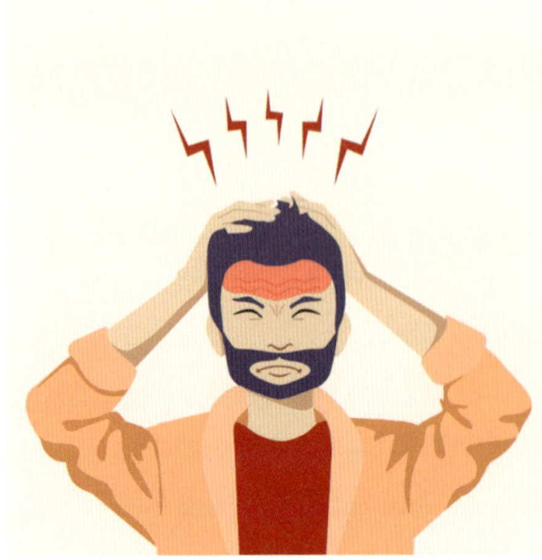

低氧容易引起大脑功能紊乱，出现头痛、思维能力下降、睡眠障碍等

对骨骼肌的影响

肌肉的耗氧量也很大，人在缺氧状态下，运动能力会显著降低，海拔每升高 1 000 米，运动能力降低 5% ~ 10%。在拉萨，人的运动能力大约是在平原时的 80%；在海拔 5 380 米的神仙湾，只有在平原时的 40% 左右。

对肺与心脏的影响

人们初入高原时，缺氧引起交感神经兴奋，导致呼吸加深、加快以及心率增快、增强来代偿缺氧。那么，是不是生活在高原的人，呼吸频率、心率一直高于平原的人呢？不是的，长时间如此，人体会产生呼吸肌疲劳，还会加重氧耗。于是，机体的代偿方式会调整为以提高肺动脉压力为主，当肺动脉压力升高时，就像给楼房供水的自来水压力升高，上肺的血流增多，通气血流比例增大，能够更好地利用氧气；同时，压力高了，血流速度增快，单位时间能进行氧合的血液也增多。但是，有代偿，就可能有代价，有 0.5% 的人，缺氧的肺承受不了急剧增加的肺动脉压力，会出现急性高原肺水肿等危重急症。人们常驻高原时，长时间的肺动脉压力增高会继发肺动脉肌层结构性增厚与右心室肥大，并逐渐走向右心衰竭，发生高原性肺动脉高压与高原性心脏病。

对血液系统的影响

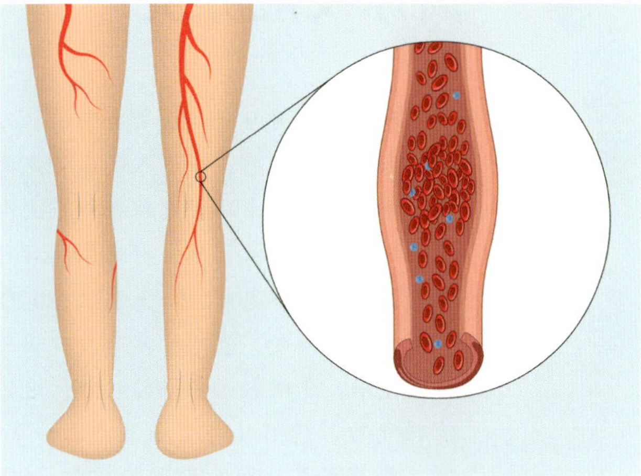

下肢深静脉血栓形成是急性肺栓塞的常见致病原因

除了心肺的代偿，人体在慢性缺氧时，在缺氧诱导因子作用下，还会刺激造血系统，产生更多的红细胞，去争取单位时间内携带更多的氧气，代偿的同时，也会带来代价。当红细胞过度增生，就会发生高原红细胞增多症，此时血液黏滞度增加，会加重心脏的负荷。此外，血液黏滞度增加还增大了形成血栓的风险，由于下肢静脉血液流速缓慢，高原红细胞增多症患者容易发生下肢深静脉血栓，这本身不算急症，但是深静脉血栓一旦脱落，回流到右心，再随着血流到达肺动脉，就会产生肺动脉栓塞，造成严重的甚至致命的缺氧。

对消化系统的影响

消化系统症状在人们进入高原后非常常见，表现为食欲减退，腹胀、便秘或腹泻、呕吐等多种情况。这与高原气压改变以及缺氧应激情况下神经内分泌调节降低了消化道血流等有关。

对皮肤和黏膜的影响

人体由于缺氧，皮肤、口唇会出现发绀。由于紫外线辐射增强，皮肤可能会变得更加敏感，容易出现日晒性皮炎等病症。由于干燥，不少人会出现鼻黏膜干燥、出血。

第二节

高原反应分类

小王和同伴8月9日从成都自驾前往日喀则珠峰大本营，从成都出发时，人没有不适感，一进入高原首先感到的是寒冷，其次是头痛、气短、眼睛发干，走路像是踩在棉花上，小王明白这是高原反应，想着晚上进入温暖的被窝里，好好休息后可能会好转。一路前行，随着海拔升高，夜间休息时，小王明显感觉气不够用，像被人卡住了脖子，躺下去憋得难受，直想坐起来大口喘气；同时头痛加剧，手脚发麻，行动受限，平时轻而易举的动作，这时做起来都无比艰难；说话特别消耗气力，想呕吐却又吐不出来，难受得辗转反侧，一动便气喘加剧，痛苦更甚；随后出现的咳嗽、咳痰和腹痛，更是让人想到了死亡。直到8月12日一路不适到了拉萨，经治疗才缓解。

当同样向往西藏的你，在踏上这片神奇的土地之前，是否清楚认识了高原反应？现在，我们就来一起了解什么是高原反应吧！

想象一下，你从低海拔的平原突然来到高海拔的高原，高原的空气稀薄，氧气分压较平原低，因而人体血氧饱和度低。你的身体，尤其是大脑和各个器官，需要一段时间来适应这种新的环境。如果适应不良，就会出现一系列不适症状，这就是高原反应（简称“高反”）。

简单来说，高原反应就是身体在高海拔地区因为缺氧而产生的一系列反应。它可不仅仅是感到有点不舒服那么简单，缺氧状态持续无改善，可继发肺水肿、脑水肿等病变，严重时甚至可能危及生命。

通常高原反应分为急性高原病、慢性高原病。急性高原病一般指由平原进入高原或由高原进入更高海拔地区后，人体在数小时至数天后对低气压、低氧不适应，引起代偿功能失调后，所表现出的一类高原疾病。而急性高原病又可分为轻型、重型，包括急性轻型高原病、高原肺水肿、高原脑水肿。慢性高原病指长期

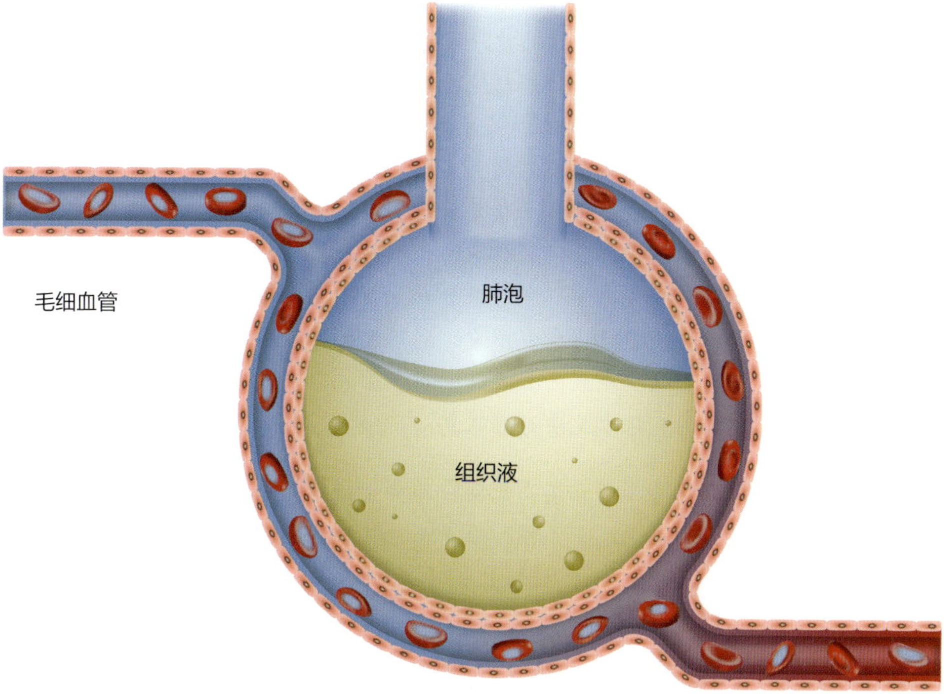

在高原缺氧环境中，人体的肺部血管为了适应这种低氧环境，会自发性收缩。然而，在一些个体中，肺部血管过度收缩，导致肺部血管里面的组织液渗入到肺泡中，影响肺泡的气体交换，进一步加重缺氧，引起恶性循环。急性肺水肿是一种重型高原病，若不及时治疗，会危及生命安全

居住在海拔 2 500 米以上的居民，以高原环境失习服所引起的独特临床综合征，可分为慢性高原反应、高原红细胞增多症、高原心脏病。

第三节

高原反应者的症状

李强是一位充满激情的户外运动爱好者，听闻高原地区有着震撼人心的壮美风光，便兴致勃勃地加入了一支高原徒步旅行团。刚抵达高原时，李强被眼前辽阔的天地所震撼，被清新的稀薄空气所包围，内心满是探索的兴奋与期待。然而，仅仅过了半天，一阵强烈的头痛袭来，他的脑袋仿佛被一股无形的压力紧紧束缚，太阳穴跳动的痛感让他愈发难忍。与此同时，他开始频繁地喘气，胸口发闷，即使原地站立不动，呼吸也变得急促而费力，好似无法吸足氧气。随着时间的推移，李强的不适感愈发严重。到了晚上，本应因疲惫而安然入睡的他却难以入睡，剧烈的心跳让他难以平静，同时伴随着恶心感，肠胃里翻江倒海，根本无法好好休息。

李强的这些不适正是高原反应的典型症状。那么，什么样的表现提示可能出现高原反应了呢？接下来，就让我们一起聊聊怎么判断自己是否“高反”？

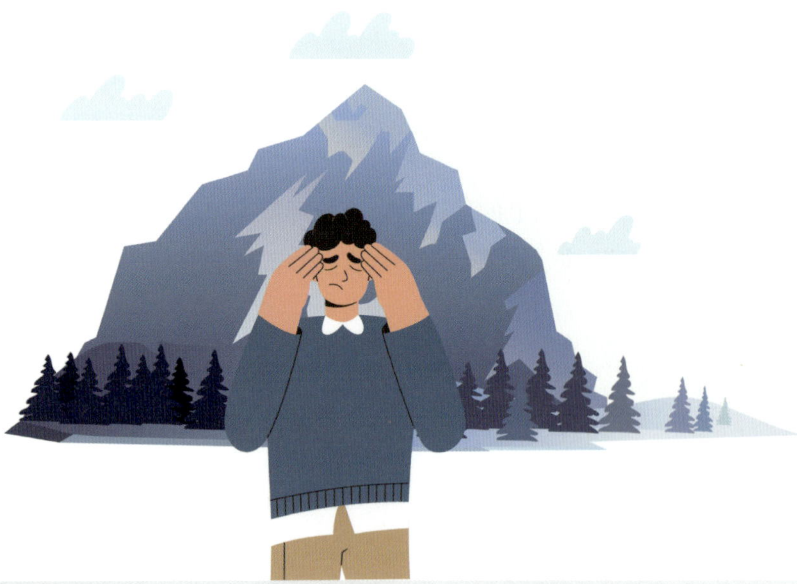

未适应高原环境的人群进入高原地区后，可能在 6 ~ 24 小时出现急性高原反应。患者多有头晕头痛、恶心呕吐、睡眠紊乱伴频繁觉醒等临床表现，此外还可出现心悸、胸闷、气短、口唇和甲床发绀等症状。若患者出现中枢神经系统症状，多与过量饮酒表现相似。多数患者在高原地区 24 ~ 48 小时，症状会逐渐缓解或消失，偶可持续一周或数周。但是少数患者可能病情较重，会发展成高原肺水肿、高原脑水肿。高原肺水肿类似于心力衰竭，主要表现为乏力、咳嗽、气喘、呼吸窘迫，轻微活动或者休息时可出现，卧位时更明显，体力活动后加重，严重时可咳粉红色泡沫样痰。高原脑水肿患者则表现为剧烈头痛和头晕症状，伴有意识障碍或者定向障碍，严重时可昏迷。高原肺水肿和高原脑水肿的发生率通常很低，不过一旦发生就要及时送医治疗，否则会造成严重后果，甚至危及生命。

慢性高原反应临床表现多种多样，症状可以是上述表现的小部分，也可以是大部分或全部，症状时隐时现，人返回低海拔地区后一般可消失，与急性高原反应的临床表现有较多的相似之处。

总之，高原反应莫慌张，轻微反应很正常，严重反应莫轻视，快找医生来帮忙！

第四节

高原反应的危险因素

有一位热爱冒险的年轻人，名叫杰克。他向往高原的壮丽美景和神秘风光，决定开启一段高原之旅。杰克满怀期待地来到了高原，一开始便被那辽阔的草原、巍峨的雪山和澄澈的天空所震撼。然而，随着时间的推移，他逐渐感觉到身体有些不适，呼吸急促，心率加快，头痛欲裂，仿佛身体在向他发出警告。杰克困惑不已，他不明白为什么自己会突然出现这些症状。后来，他遇到了一位经验丰富的向导。向导告诉他，这些症状很可能是由高原反应引起的。引起高原反应的危险因素有很多，比如快速上升到高海拔地区、身体疲劳、缺乏适应时间等。杰克这才意识到，自己在没有充分准备的情况下贸然来到高原，忽视了这些危险因素，增加了自己发生高原反应的风险。

接下来，我们可以进一步探讨高原反应的危险因素有哪些，让更多的人能够提前做好准备工作，更安全地享受高原之旅的美好。

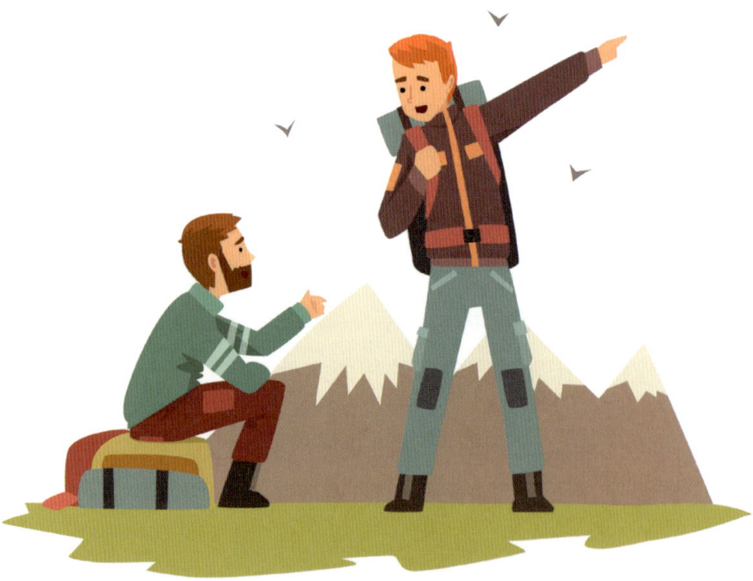

个体差异是高原反应的主要危险因素：谁更容易“中招”

高原反应的发生存在明显的个体差异。有的人进入高原后适应良好，没有任何不适症状；而有的人即使采取了预防措施，也可能出现严重的高原反应。这种差异主要与以下几种因素有关。

生理因素

年龄、性别、体重指数、基础疾病等都会影响个体对高原环境的适应能力。一般来说，青壮年适应能力较强，而老年人、儿童和孕妇适应能力较弱。肥胖者和基础疾病较重者更容易出现高原反应。既往有心脑血管疾病、呼吸系统疾病或其他慢性疾病的人更容易出现严重的高原反应。因为这些疾病已经损害了人体的生理功能，使他们在缺氧环境下更难适应。

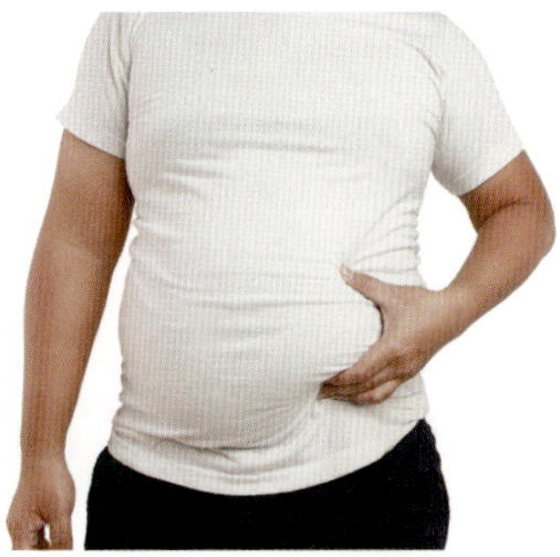

肥胖者的高原耐受能力差

遗传因素

一些人体内缺乏应对高原环境的基因，对高原缺氧的耐受性较差，更容易发生高原反应。

既往高原经历

有过高原经历的人，尤其是长期居住在高原地区的人，其适应能力通常较强。而初次进入高原的人群发生高原反应的概率较高。

心理因素

对高原环境有恐惧心理、焦虑情绪的人更容易出现高原反应。良好的心理状态有助于提高机体对高原环境的适应能力。因此，在选择进入高原时，大家一定要充分考虑个体差异，采取针对性的预防措施。

急进高原是高原反应的重要危险因素：警惕“急进”的隐形杀手

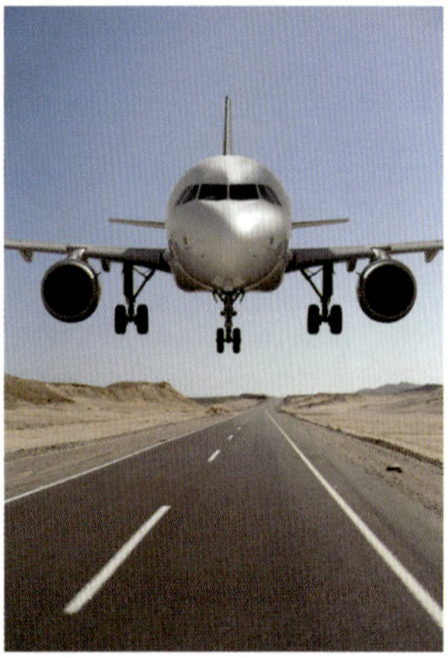

在所有交通工具中，飞机能快速上升海拔

进入高原地区时，不同的交通工具对人体适应高原环境的过程有着不同的影响，急进高原会诱发高原反应，主要由以下因素导致。

海拔是影响高原反应发生的最重要因素之一。海拔升高导致大气压下降，使得吸入气氧分压（PiO_2）呈指数级降低，人发生高原反应的风险就越大。人在海拔 2 500 米以上的地区就可能出现轻度高原反应，而到达海拔 3 500 米以上地区时，发生严重高原反应的风险会显著增加。

快速上升至高海拔地区是高原反应的重要诱因。身体需要时间来适应氧气的变化，海拔快速上升会导致身体无法及时调整，增加高原反应的发生风险。因此，建议大家在进入高原地区时，采取逐步上升的方式，给身体足够的适应时间。因此，选择合适的交通工具和路线非常重要。在条件允许的情况下，大家最好采取缓慢上升的方式，给机体足够的时间适应高原环境，这样可以有效降低高原反应的发生风险。

其他危险因素："迷雾下的陷阱"

除了个体差异和急进高原，以下因素也可能增加高原反应的发生风险。

高原活动强度。剧烈的高原活动，如登山、徒步等，会加重机体对缺氧的负担，增加高原反应的发生。

饮食和脱水。单一的食物种类如缺乏新鲜蔬菜和水果，容易导致身体缺乏维生素和矿物质，从而影响身体的适应能力。加之高原干燥，人容易脱水，这些都会降低机体抵御高原反应的能力。

睡眠质量。进入高原地区后，多数人睡眠质量通常较差，会出现失眠或睡眠不深的情况。睡眠不足会影响身体的恢复能力，增加高原反应的发生风险。因此，保持良好的睡眠习惯对于预防高原反应至关重要。

饮酒和吸烟。饮酒和吸烟会影响身体的血液循环和氧气输送，增加高原反应的发生风险。

总之，高原反应的发生存在多种危险因素，既有个体差异，也有环境因素的影响。大家只有充分认识这些危险因素，采取针对性的预防措施，才能确保高原旅行的安全和顺利。

高原密码

缺乏适应性训练

缺乏适应性训练是指人在进入高原地区之前，没有进行适当的身体锻炼和适应训练。身体若没有充分适应低氧环境，会对高原环境的适应能力下降，增加高原反应的发生风险。因此，大家在进入高原前，除了选择合适的交通工具和路线外，还要从饮食、运动、心理等多方面做好充分准备，尽量降低高原反应的发生风险。

第五节

练就“高原铁肺”

小李是某学校田径队的队员，7 月份学校组织假期高原夏令营，小李和同学们一起来到拉萨游学，参观了布达拉宫等高原名胜古迹，品尝了高原特色牦牛肉、酥油茶等特色食品。夏令营最后一天，学校组织大家参观了友好单位拉萨市第一中学，由于小李是学校田径队的运动员，夏令营的老师们组织了一场和拉萨市第一中学的 100 米比赛。在比赛前，小李做了充分的准备，但是遗憾的是，在这次 100 米的比赛中，小李的成绩是 15 秒 26，这与他平日在学校训练和其他比赛中 12 秒左右的成绩相距甚远。小李在比赛后特别懊恼，认为自己没有跑出好成绩，给学校和团队丢脸了，但体育老师并没有埋怨他，反而开导他，告诉他“我们是在高原比赛，从平原来到海拔 3 650 米的高原地区，尽管我们已经在高原适应了 5 ~ 6 天，但心肺机能降低显著，运动能力是明显受限的，运动成绩变差是科学规律，你回到学校后还是可以跑出 12 秒的成绩。”经过体育老师的开导后，小李心情好多了，但他又问出了新的问题：“什么是心肺机能？我回去后运动能力会受影响吗？”

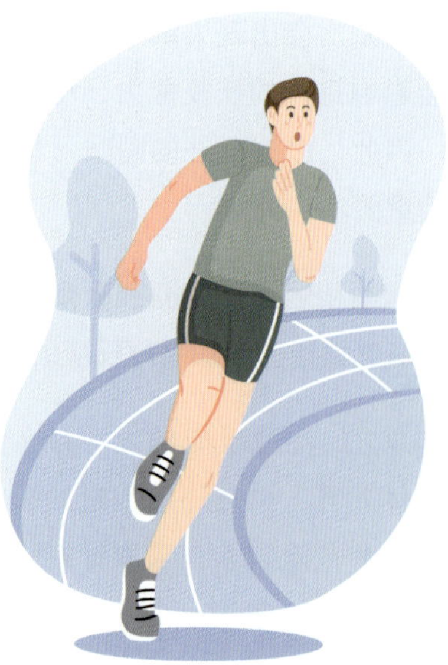

什么是心肺机能

心肺机能是一种“生命体征”，也被称为心肺适应性，是循环系统和呼吸系统协同向机体各组织中的线粒体提供氧气以产生机体进行体力活动所需能量的能力，反映了个体综合有氧运动能力以及体力作业能力，是对心血管系统、呼吸系统和骨骼肌系统协同能力的综合评价。心肺机能也被认为是判断生与死、健康与疾病、病情轻重缓急的最基本、最重要的指标。《美国心脏病学会杂志》曾经对超过 75 万人进行分析发现，心肺机能不佳比任何传统心血管疾病危险因素都危险，心肺机能越好，死亡风险越低。心肺机能也存在显著的性别差异，男性普遍高于女性，且在青年时期达到峰值，人体随着年龄增长心肺机能逐渐降低。运动与心肺机能密切相关，缺乏运动会让心肺机能日渐下降，也就是说，人们通过每周规律的身体活动，可达到中等水平的心肺机能，使死亡率风险降低约一半。具体而言，通过代谢当量反映心肺机能，每增加 1 代谢当量（MET），死亡风险降低约 14%。男性和女性的心肺机能达 14 代谢当量时，死亡风险最低，分别降低 76% 和 77%。目前国内外研究还没有发现心肺机能过高对机体有风险。

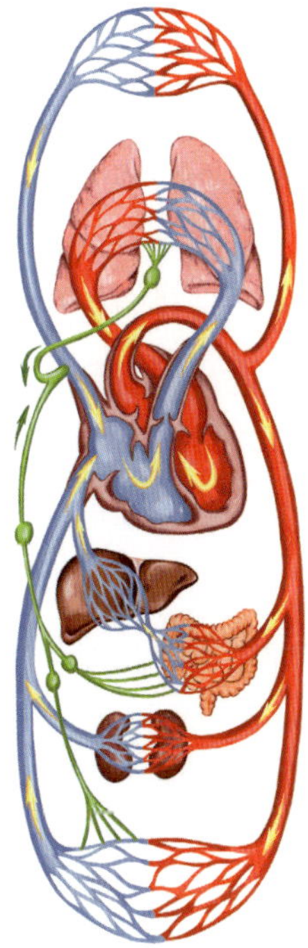

心肺机能是重要的生命体征

人们进入高原后心肺机能的变化特点

长期居住在低海拔地区的人们到高原后心肺机能普遍降低，主要表现为最大摄氧量（VO_2max）的下降，也就是最大运动能力和长时间运动耐力的降低，高原低压缺氧导致肺泡氧分压降低、血氧饱和度降低及机体可利用氧减少。最大摄氧量的降低表明高原体力作业能力下降，无氧阈值及呼吸补偿点提前，机体在高原运动时将更容易出现骨骼肌氧供需失衡和乳酸等酸性代谢产物蓄积，更早地通过呼吸代偿体内产生的酸性产物。在海拔 700 米以上，海拔每增加 1 000 米，心肺机能下降约 7%，在海拔 6 300 米以上高原将呈现更快的下降趋势。本章节作者团队的临床研究表明，人们进入高原后心肺机能降低程度也存在个体差异，且这个差异与缺氧诱导因子（HIF）信号通路的基因单核苷酸多态性有关，而给予心肌能量代谢优化药物能减轻高原缺氧对心肺机能的损伤并缓解高原疲劳症状，对急进高原需要开展运动和实施体力作业的人们具有潜在的保护作用。小李同学在这次夏令营中，来到了海拔 3 650 米的拉萨，心肺机能下降了约 20%，因此，作为田径运动员的小李在高原的 100 米比赛成绩比之前差了大约 2 秒。老师将上述人在高原上心肺机能的变化特点给小李讲了，小李也明白了自己运动成绩下降的原因，但是他却不知道怎么来评估自己的心肺机能水平？

怎么评估心肺机能

为了回答小李的这个问题，我们来学习一下心肺机能是如何检测的。心肺机能的评估方法主要包括心肺运动试验（CPET）、6 分钟步行试验和亚极限定量负荷运动试验（PWC170），其中心肺运动试验是目前国际上公认的金标准。通过心肺运动试验可获得准确的最大摄氧量、无氧阈值和呼吸补偿点等心肺机能参数，不仅可为健康人群提供运动参考和康复指导，也可作为筛选运动员、特殊环境作业人员的重要依据。通过心肺运动试验获得的心肺机能参数目前已被公认为众多心血管系统疾病全因死亡率的强预测因子和疾病转归的重要评估指标。6 分钟步行试验（6MWT）是另一种临床用于测定心肺功能的方法，即测定机体在 6 分钟内在平坦、硬地上快速步行的距离。通过 6 分钟步行试验评价运动过程中全身各系统全面完整的反应，包括肺、心血管、体循环、外周循环、血液、神经肌肉单元和肌肉代谢。6 分钟步行试验比心肺运动试验更加简便，但准确性不足，无法提供精准的运动参数数据。因此，我们可以通过心肺运动试验精准评估，也可以通过 6 分钟步行试验便捷地筛选。

如何提高我们的心肺机能

小李同学了解了如何评估我们的心肺机能，更加重视心肺机能，那怎样才能提高我们的心肺机能水平呢？老师告诉他："有氧运动、抗阻运动以及有氧 + 抗阻的运动组合和高强度间歇训练都可以提高我们的心肺机能。"老师还提醒小李同学，无论哪种运动方式，我们都要遵循规律，要循序渐进、持之以恒，从中低强度开始，逐渐增加运动的强度和耐量，从而实现提高心肺机能的目的。

小李同学对老师的讲解非常满意，也从比赛失利的阴影中走了出来。通过这次在西藏的夏令营活动进一步认识了神秘的高原，高原塑造了美丽的自然景观，但也会对人体产生意想不到的影响。

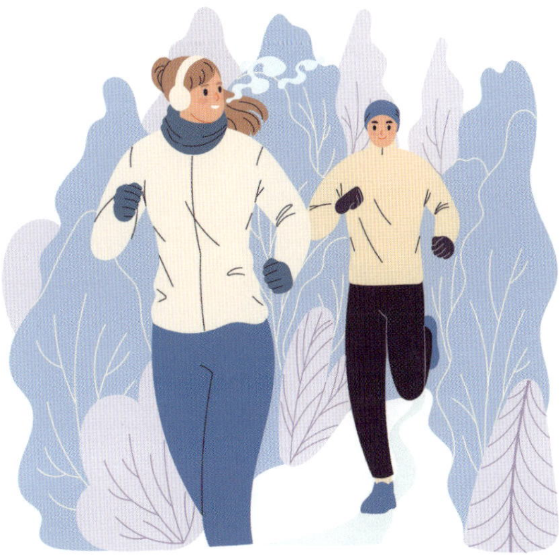

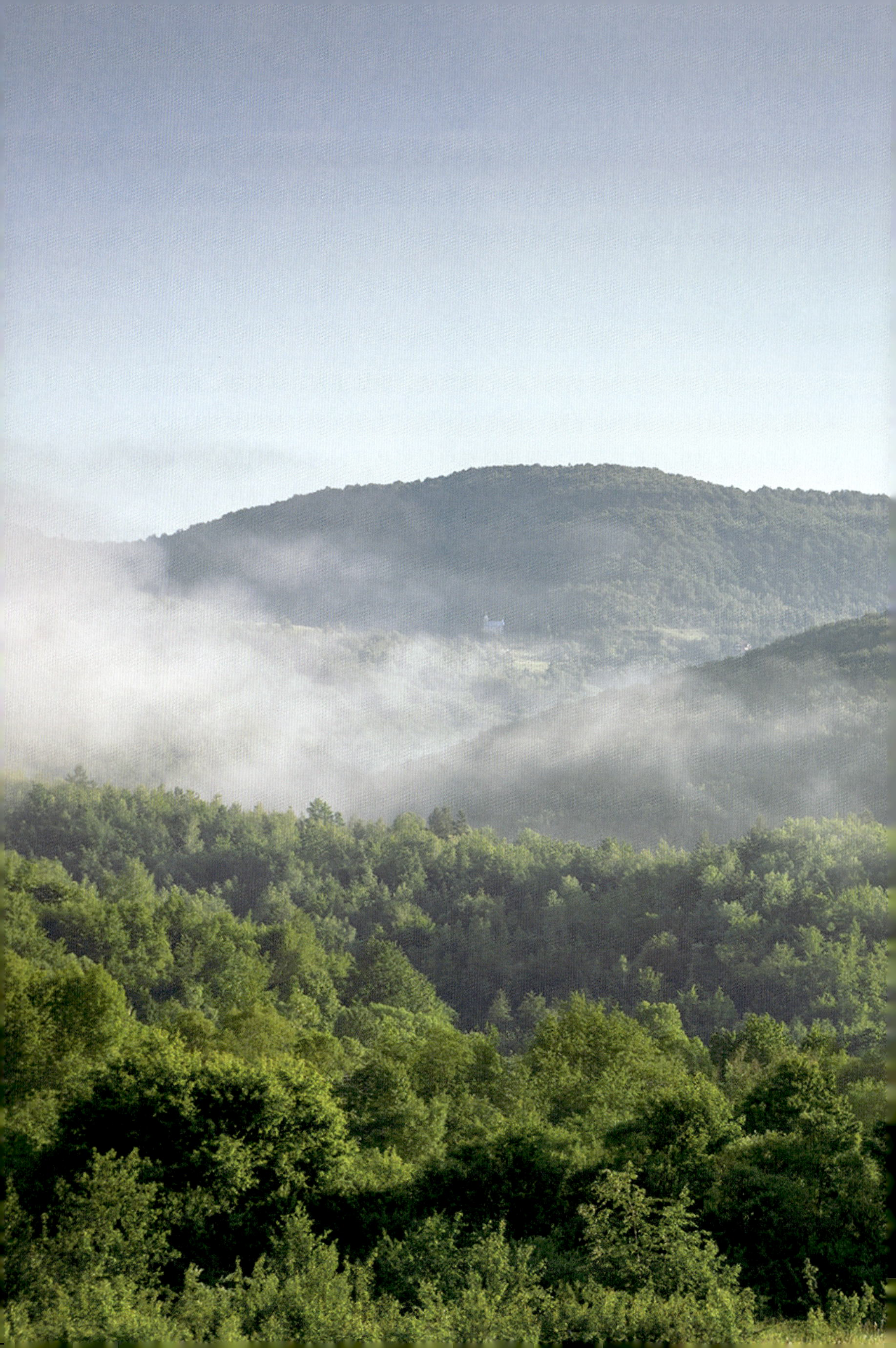

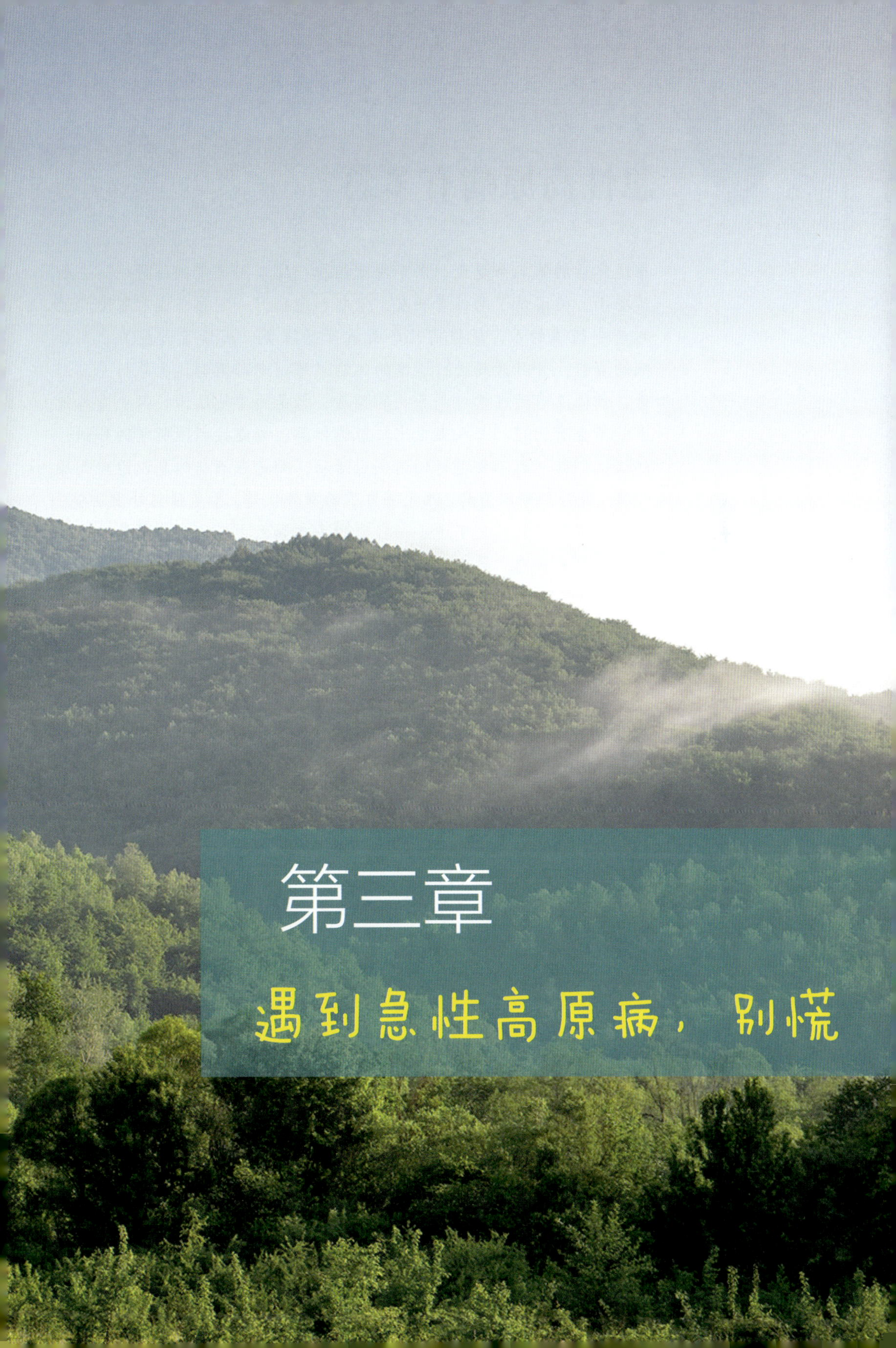

第三章

遇到急性高原病，别慌

第一节
急性高原病有多急

在退休后的第二个夏天，老李决定组织一次不同寻常的旅行——去西藏登山。他邀请了两位老朋友，老赵和老孙，一同参与这次冒险。老赵是个谨慎的人，他提前几个月就开始准备，阅读了大量关于高原病的资料，并且开始进行适度的体能训练。老孙则对这次旅行充满好奇，但他没有太在意对高原病的预防，只是简单地认为，只要身体健康就不会有问题。三人乘坐飞机抵达拉萨，老赵按照他所学的知识，建议他们第一天不要进行任何剧烈活动，而是在酒店休息以适应高原环境。老孙却不以为意，他觉得自己的身体很好，于是独自外出游览。当晚，老孙开始感到不适——轻微的头痛和乏力，他以为只是时差反应，没有太在意。第二天，三人计划去参观布达拉宫。在踏上宫殿的台阶时，老孙的头痛加剧，呼吸也变得急促。老赵注意到老孙的异常，建议他停下来休息，并给他吸了便携瓶装氧气。但老孙坚持继续，不想错过任何风景。下午，当他们回到酒店时，老孙的症状明显加重，他感到恶心，甚至开始呕吐。老赵意识到情况不妙，立即联系了酒店的医生。医生检查后，初步诊断老孙可能患上了急性高原病，并建议他们立即将老孙送往医院。

在医院，医生确诊老孙患上了急性轻型高原反应（AMS），并解释说，这是一种由于快速进入高海拔地区而出现的缺氧反应。医生强调，急性高原病包括AMS、高原肺水肿（HAPE）和高原脑水肿（HACE），它们的症状和严重程度各不相同，但都需要及时识别和治疗。

急性高原病的症状

急性轻型高原反应（AMS）

症状包括头痛、记忆与思维能力减退、失眠、多梦、呼吸深大、频率增加、心动过速，部分患者有发绀、血压升高等。AMS 的症状通常在到达新海拔地区 4 ~ 12 小时出现，且在第一个晚上后最为明显。

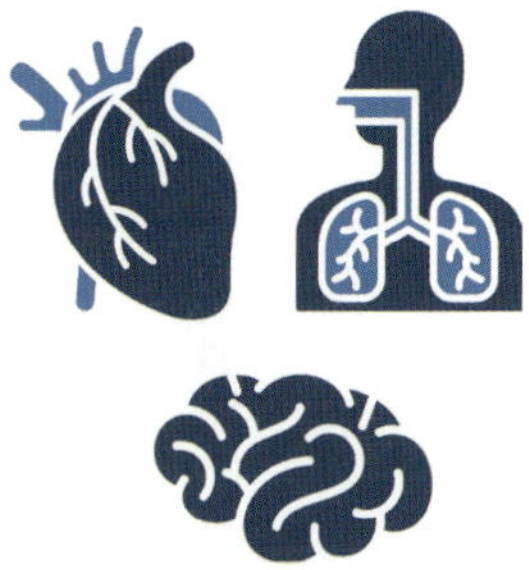

急性高原病多发生于心脏、肺和脑

高原肺水肿（HAPE）

症状与一般肺水肿患者相同，高原肺水肿患者表现为咳嗽、头痛、呼吸困难或发绀，少数暴发型患者表现为极度呼吸困难、烦躁不安或神志恍惚，咳大量粉红色泡沫样痰。

高原脑水肿（HACE）

症状包括剧烈头痛、精神异常、神志恍惚以及顽固恶心、呕吐，重者昏迷。

急性高原病的危险因素

既往高原病病史、居住在海平面或海拔非常低的地区、过快上升到海拔过高的地区、过度劳累、在海拔太高的地方睡觉。青年人，肥胖男性，进入高原速度快、海拔高、居住时间长、患有上呼吸道感染、既往有心肺疾病的人。

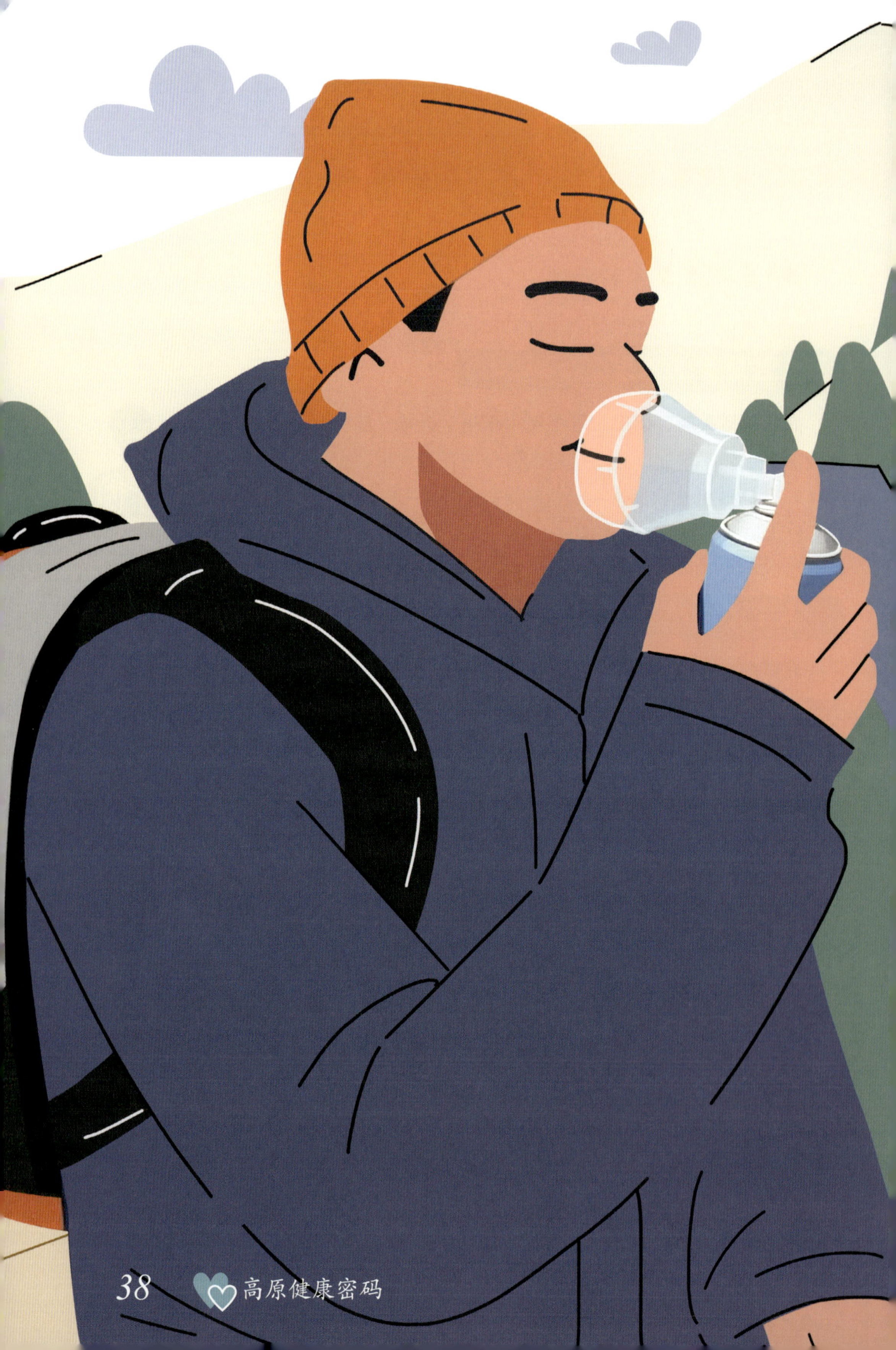

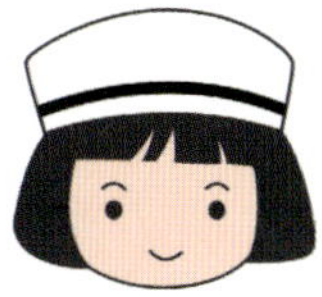

高原密码

急性高原病的预防措施

1 适应性训练

大家在进入高原前应适当开展大运动量、耐力型锻炼，如长跑、负重运动等，以增强心肺功能。

2 阶梯习服

建议采取阶梯习服的方式，大家在到达高海拔地区前，先选择适当的中间高度进行习服。

3 避免诱发因素

大家进入高原早期应避免剧烈运动，合理安排训练；注意防寒保暖，防止感冒；合理膳食，保证充足营养，多吃碳水化合物，多吃新鲜蔬菜，增加维生素的摄入；保证充足的饮水量，每天饮水 3.5 ~ 4 升；严禁酗酒、减少吸烟；保证充足的睡眠。

4 合理用氧

吸氧可显著改善人体在高原的缺氧状况，是预防和治疗急性高原病的有效措施。

5 药物预防

人在需要攀爬至海拔 3 000 米以上时，建议每天爬升速度不超过 300 ~ 500 米，每爬升 1 000 米休息一天。如果不能阶梯上升，于攀登前 24 小时预防性服用乙酰唑胺。

6 健康教育

加强心理干预，消除紧张、恐慌的心理；注意休息，避免劳累；禁烟酒；给予高糖、高蛋白、高维生素饮食；避免受寒感冒。

第二节

轻型高原反应：高原初露锋芒

5月的微风中，大学校园里的梧桐树摇曳着翠绿的叶子，毕业的气息渐浓。在这个充满告别与期待的季节里，小明和小王，两位即将告别校园的室友，正兴致勃勃地规划着他们的大学毕业旅行——一次前往神秘而壮丽的高原的旅程。他们梦想着在高原的蓝天白云下，感受那份远离尘嚣的宁静与自由。然而，摆在他们面前的第一个难题便是如何安全而舒适地抵达高原，以及如何面对可能遭遇的急性轻型高原反应。小明和小王知道，高原旅行并非简单的背包之旅，它需要充分的准备和对高原环境的深刻了解。他们开始研究高原反应的相关知识，特别是急性轻型高原反应的症状和预防措施。

他们了解到，急性轻型高原反应的症状如头痛、失眠、乏力、恶心和呕吐可能是身体对高原环境的初步反应，这些症状虽轻微，却不容忽视，因为它们可能是更严重高原病的前兆。在深入研究后，小明和小王发现高原反应的发生与个体的适应能力、海拔上升速度、海拔等因素密切相关。他们决定采取缓慢上升的策略，以减少身体对高原环境的不适。他们计划一旦感到不适，就立即休息，让身体有时间适应；如果症状严重或持续不缓解，便下降至低海拔地区，以减轻高原反应的影响。正是通过这次旅行前的详细学习和规划，小明和小王充分知晓了急性轻型高原反应是高原旅行中的隐形挑战，需要前往者认真对待。

接下来，他们把重要的旅行经验分享给我们，希望大家正确认识急性轻型高原反应，并能够以安全和健康作为旅行中最重要的考量。

开篇有惊喜，先看看高原到底有什么神秘之处

高原地区自然环境恶劣，缺氧、寒冷、冬季漫长、昼夜温差大。海拔越高，大气压越低，氧分压也越低，缺氧越严重；低气温，海拔每升高 1 000 米，气温降低约 6℃，昼夜温差大，会影响肌肉、关节及神经系统的功能，一年四季均可发生冻伤；气候干燥，雨水少，大风多，体表、呼吸道水分丢失大大增加，容易造成鼻子、嘴唇、手脚皮肤干裂；太阳辐射强，海拔高、水汽少、污染少，光透过率高，积雪可将 90% 的紫外线从地面反射回去，强烈持久的太阳辐射可损伤皮肤和眼睛，引起日光性皮炎和眼炎等。

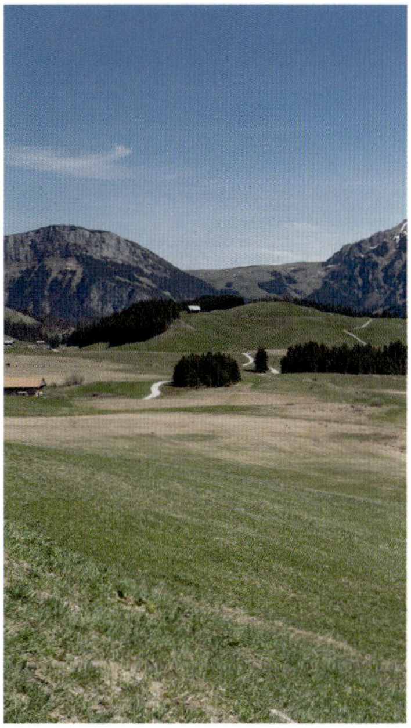

高原地区独特的地理环境和气候是各种高原病发生的环境因素

从平原进入高原后，人体会发生一系列生理反应，以适应高原低氧环境，这个过程在医学上称为习服。人类对高原环境有很强的习服适应能力，通过习服，大多数人可在高原正常工作和生活，保持身体健康。

凡事皆有原因，让我们认识一下什么是急性轻型高原反应

定义。急性高原病（acute mountain sickness，AMS）是指长期生活在低海拔地区的人快速进驻海拔

2 500 米以上的高原后，或久居高原者进入海拔更高地区，机体在短时间内受缺氧、低气压等高原环境因素影响，出现头晕、头痛、恶心、呕吐、睡眠障碍、食欲减退、乏力、心慌等症状。这些症状通常在人到达高原后数小时至数天内出现，多数情况下在1~3天缓解。

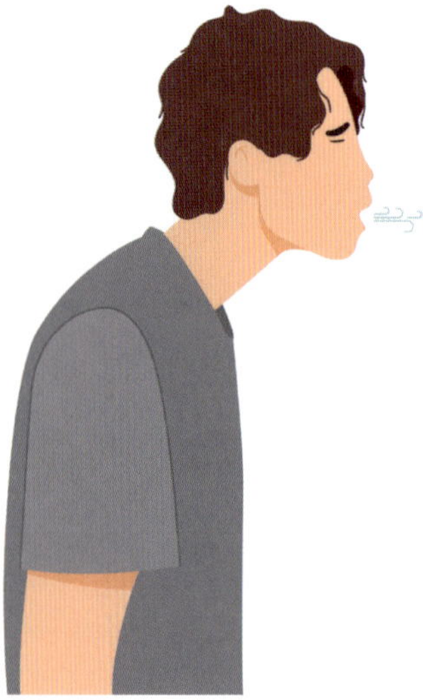

胸闷、气促是常见的高原反应症状

临床表现。头晕、气促、胸闷、头痛、失眠、食欲减退、腹胀、便秘、恶心、呕吐、心慌、倦怠、口唇及甲床发绀、眼花、面部及下肢水肿等。一般经过 3 ~ 10 天的高原适应，症状可逐渐消失，少数患者需要进行治疗才能恢复健康。头痛、头晕为最初常见症状，余下依次为气促、心慌、恶心、食欲减退、呕吐、睡眠障碍等。血氧饱和度多在 85% 以下，表现为口唇、指（趾）端发绀，心率在 100 次 / 分以上，部分人员血压有轻度异常。

血气检查。低氧血症。

心电图检查。轻度异常，常见窦性心动过速，少数窦性心律不齐和 / 或 ST 段改变。

心脏超声。心功能可有轻度改变。肺动脉压轻度增高，右心室轻度扩大，心输出量轻度下降。

肺功能及胸部 X 线片检查。无明显变化。

一切有章法，要擦亮眼睛正确判断

依据病史和临床表现综合判定。其诊断标准为人们由平原进入高原或由高原进入更高地区出现的一系列症状及体征，经过在高原短期适应或经过对症治疗，其症状及体征显著减轻或消失。

评分诊断。主要是根据头痛、呕吐及其他症状（如头晕、恶心、心慌、气短、胸闷、眼花、失眠、嗜睡、食欲减退、腹胀、腹泻、便秘、口唇发绀、手足发麻等）来进行评分，根据评分结果可分为基本无反应、轻度反应、中度反应和重度反应。这需要医疗机构专科医师来判定。

治疗有依据，科学施治让健康无忧

AMS 一般不需要特殊治疗，适当休息，多饮水，进食清淡、易消化食物，多摄入高糖、高维生素、高碳水化合物，不暴饮暴食，不饮酒，经吸氧、休息数日可自愈。对病情较重者，给予吸氧和对症处理，可服用红景天、复方党参片、乙酰唑胺、唑吡坦、扎来普隆来提高机体对低氧耐受的能力，用于改善睡眠有较好的效果，且具有明显的预防 AMS 的作用，后两种药品似乎均不抑制健康年轻人的通气反应。出现急性高原反应者，轻症 1 ~ 2 周可自愈，其间根据病情就诊，如症状较重则需要转至有一定救治经验的医疗机构就诊。

高原密码

预防有规律，做足功课会事半功倍

预防要做到控制日常活动量，避免过度疲劳，给予吸氧、止痛等对症治疗以缓解不适反应。

①采取阶梯性进入高原的方式，因人而异，采取个体化适应策略。

②避免过度劳累，注意防寒保暖，食用易消化的食物，补充维生素和水，低流量吸氧。

③服用红景天等药物预防。成功适应往往表现为症状消失及睡眠改善。如果海拔再次增加，则需要进一步适应。每隔 3 ~ 4 天建议休息 1 天，大家一旦出现高原反应症状，应立即停止上升高度。

简单归纳如下。

①保持良好心态。

②防寒保暖，避免感冒。

③阶梯登高。

④低氧适应性训练。

⑤进入高原后前 2 天，避免剧烈活动及做重体力活动。

⑥注意饮食，不要吃得过饱。

⑦药物预防，包括红景天、复方党参片、参芪花粉片等。

第三节

高原肺水肿：呼吸的拦路虎

汽车沿着蜿蜒曲折的山路盘旋而上，车窗外，景色从郁郁葱葱的山林逐渐过渡为裸露的岩石和稀疏的草甸。游客小周怀着对高原壮美风光的无限憧憬，踏上了这片海拔 3 500 米以上的土地。起初，轻微的头痛和呼吸急促并没有打消她的兴致，她以为这只是初到高原的正常反应，未经过休整，第 2 天便跟着旅行社前往羊卓雍措、纳木错、大昭寺等多处游玩。然而，当天晚上，她身体情况急转直下。小周开始感到极度的呼吸困难，每一次呼吸都像是在拉扯肺部，胸口仿佛被一块巨石紧紧压住，她的嘴唇也在短时间内变得青紫，同时咳嗽剧烈，咳出少许粉红色泡沫样痰。同行的伙伴们惊慌失措，赶紧将她送往附近的医疗站。医生们迅速展开诊断和救治，最终确诊小周患上了典型的“高原肺水肿”。

这片高原，以它美丽却又危险的一面，给小周上了沉重的一课，也让人们再次警惕起高原反应可能带来的致命威胁……那么，什么是“高原肺水肿”呢？和急性轻型高原反应的区别在哪里？预后如何？且听我们继续讲解。

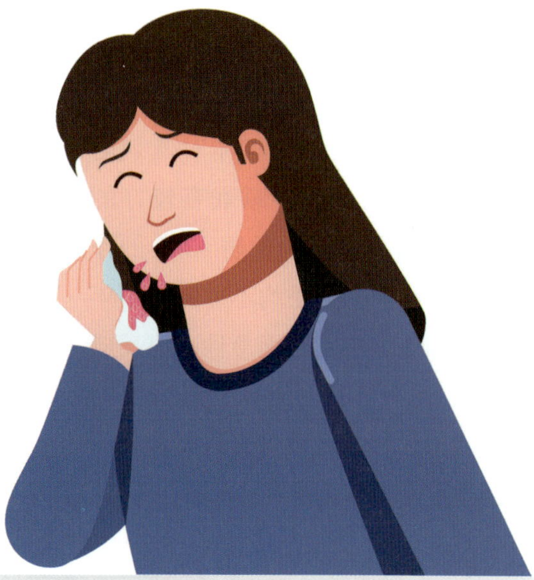

高原肺水肿的定义

高原肺水肿是指人近期从平原进入高原（目前，医学上将高原定义为海拔 2 500 米以上的地区，本文所指的高原均是医学所指的高原）或者从高原进入更高海拔的高原，因为高原缺氧导致机体损伤，造成机体出现一系列临床表现的高原特殊疾病。

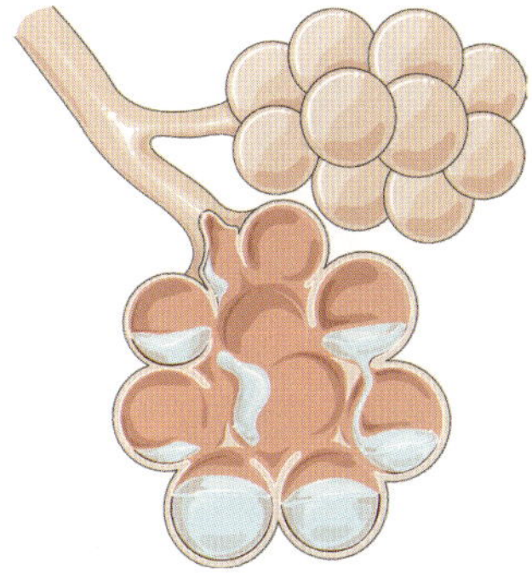

急性肺水肿时，肺泡内充满液体，患者极度呼吸困难，咳粉红色泡沫样痰

高原肺水肿患者常见的临床表现有哪些

症状有头痛、呼吸困难、典型的咳黄色水样痰或粉红色泡沫样痰，检查见发绀或面色土灰，肺部有大、中型湿啰音及痰鸣音等。

高原肺水肿和一般性急性肺水肿有哪些区别

第一，发病原因不同。高原肺水肿，顾名思义是人由平原地区进入高原地区之后出现的一种肺水肿现象，核心因素是缺氧；而肺水肿的发生通常由某些基础疾病导致，比如心肌病或者严重的心脏瓣膜病导致的心源性肺水肿，核心因素是心力衰竭。第二，预后不同。高原肺水肿，及时发现，及时吸氧以及进行药物治疗，同时脱离高原地区之后，这

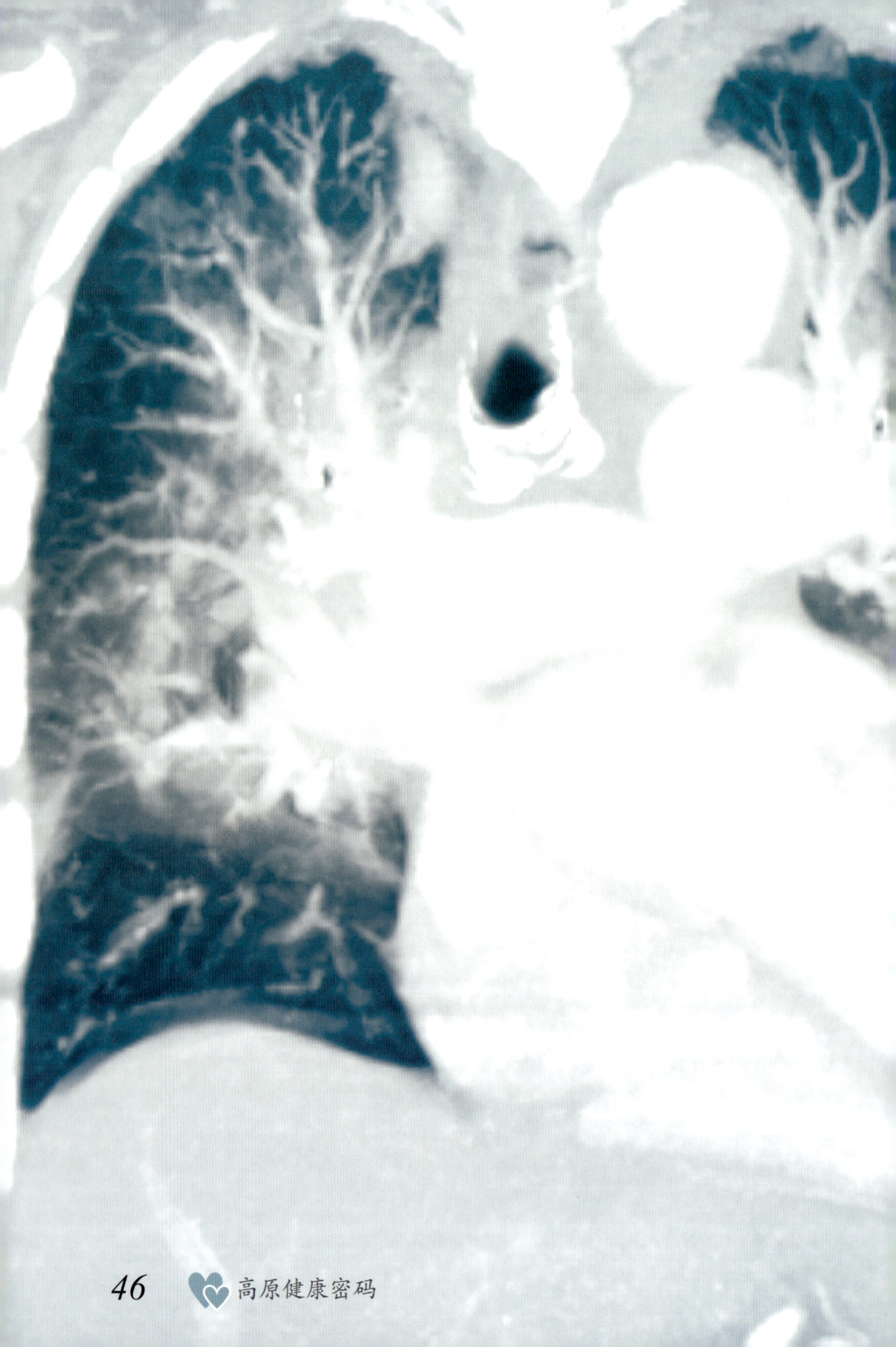

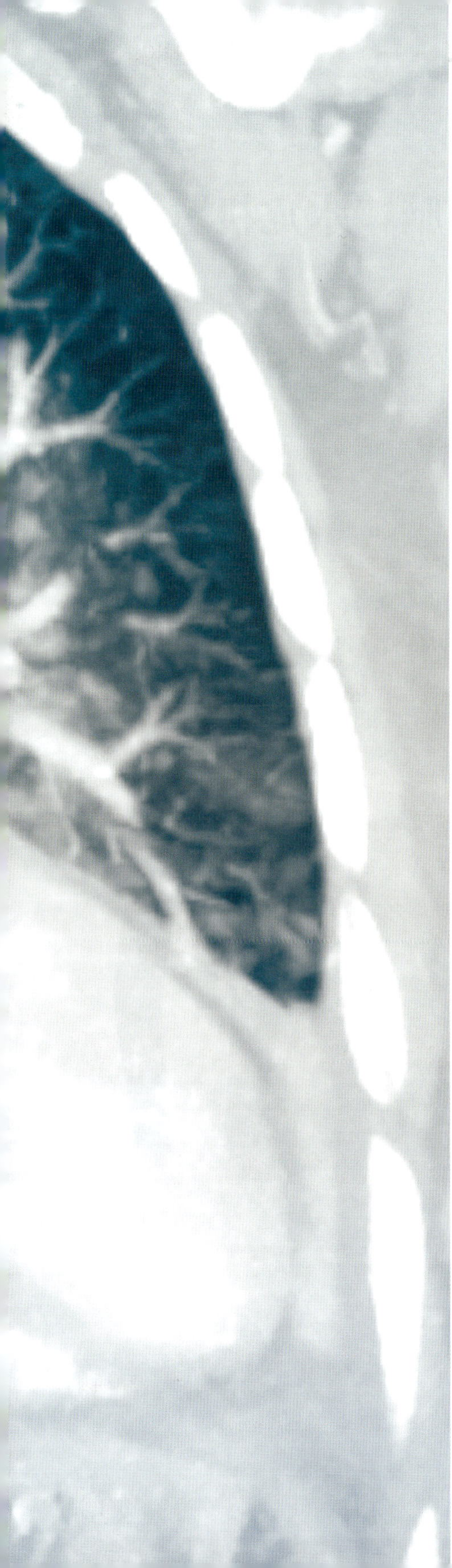

种肺水肿预后良好，不会复发，一般也不会影响健康；而器质性心脏病一类的疾病引起的肺水肿，即使规范治疗，之后仍然会有慢性心力衰竭存在。

高原肺水肿患者经治疗症状缓解后就不用继续治疗了吗

高原肺水肿虽然凶险，但是根据我们的临床经验，只要患者及时用药，患者解小便后，症状会立刻缓解，会给某些患者错误的引导，我的高原肺水肿已经“治愈”了，某些患者会提出中止后续治疗或者出院继续高原旅行，这个时候肺部还有较多的液体，复查胸部影像可以诊断。高原肺水肿一般治疗周期在 4～5 天，部分稍微严重的患者甚至达到 7 天左右，一经用药症状就缓解可能是通过“降低肺动脉压力、利尿减少渗出”后改善了肺泡通气情况，并不是疾病真正的治愈。当被诊断为高原肺水肿时，大家应该积极配合治疗，不要自我感觉身体状况好转就中止治疗，这样可能会耽误病情。

左图为一例急性肺水肿的 CT 影像

第四节

高原脑水肿：大脑“水危机”

近年来，随着工作压力增大，部分人逃离都市喧嚣、前往高原旅行已经逐渐引领时尚。然而，面对高原这种特殊的环境，大家若不经充分准备，盲目进入，身体很容易出现各种高原反应，这不，张先生就经历了“脑水肿”。

张先生是一名热爱户外运动的青年男性，在经历了长时间的城市生活后，突发奇想决定前往西藏，来一场说走就走的徒步旅行。当他抵达海拔超过 3 500 米的营地后，开始感觉有点头晕、恶心、视物模糊，但是他并未引起足够重视，没有采取任何措施，继续进行高强度的徒步活动。当张先生结束旅行回到深圳市家中后，发现头晕、恶心、眼花的症状没有一点好转，反而有所加重，于是前往当地医院就诊，医生给他做了头部磁共振成像（MRI）检查，发现张先生竟然得了“可逆性后部脑病综合征”。经过医生对病史的全面询问，最后得出结论，这是由于张先生去了高原地区，患上了高原脑水肿，可逆性后部脑病综合征是由高原脑水肿引起的，好在经过治疗，他头晕及恶心症状明显好转。只是去了一趟西藏，怎么会得这样的病呢？下面给你普及一下高原脑水肿的相关知识。

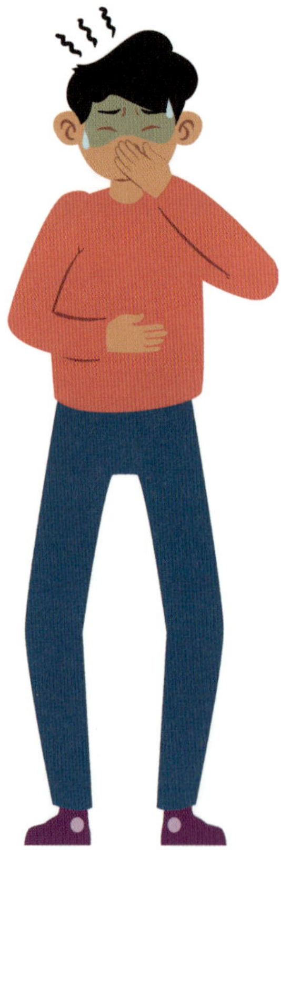

什么是高原脑水肿

高原脑水肿是急性高原病中最危险、病情最重的一种，它是由急性缺氧引起中枢神经系统功能严重障碍而表现出各种神经系统损害综合征。

高原脑水肿通常发生在海拔 2 500 米以上，海拔越高，发生概率越大。我们知道，大脑重量只占全身重量的 2%，但其耗氧量却占人体总耗氧量的 20%～25%，所以中枢神经系统，尤其大脑皮层对缺氧最为敏感。因此，当人处于高海拔地区时，空气中氧气含量急剧降低，导致大脑处于严重缺氧状态，从而引起大脑一系列损害。病变早期，高原脑水肿会引起我们的中枢神经系统活动兴奋和抑制两个过程发生紊乱，晚期则会发生低氧性脑充血、脑水肿，甚至发生脑出血及细胞变性和坏死，若不及时进行干预，很容易导致不可逆的后果，严重者可发生死亡。

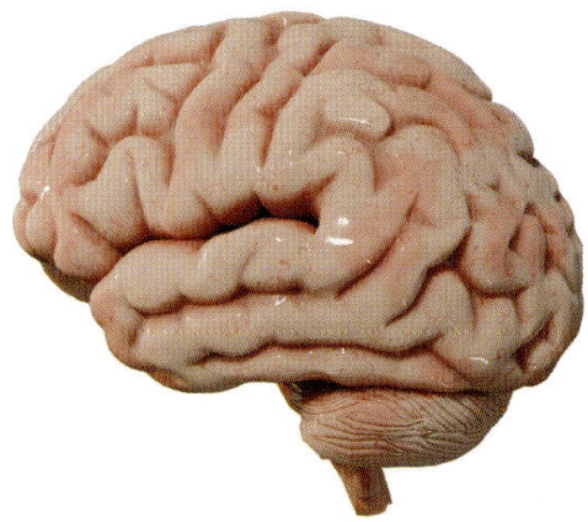

大脑是容易受到缺氧损坏的器官之一

高原脑水肿的危险因素有哪些

高原缺氧是发生高原脑水肿的最根本原因。另外，上呼吸道和肺部感染以及劳累、剧烈运动、晕车、饥饿、情绪异常、气候恶劣、寒冷、发热等均可加重缺氧而诱发此病。

高原脑水肿患者的临床表现

高原脑水肿发病急，大多数人会先有急性高原反应症状，比如头晕、头痛、失眠、嗜睡、眼花、眩晕、疲劳、胸闷、气促、食欲减退、恶心、呕吐、腹胀、腹泻、鼻出血、手足发麻、关节疼痛等。同时会有不同程度的发绀、面部或四肢轻度水肿，血压轻、中度升高，多发生在抵达高原 24 ~ 72 小时。

高原脑水肿若不及时救治，任由其持续发展则会出现明显的精神神经症状。最早表现兴奋性增强，比如患者好动不安、劲头十足、喋喋不休、好争斗、想入非非、语无伦次、步态蹒跚、状如醉酒。值得一提的是，高原脑水肿患者还会出现各种各样的离奇精神症状，有的登山队员在海拔 8 390 米处产生幻觉，口中不断吆喝，手做着牵拉什么东西的动作，别人问他时，回答说他正在赶山羊。也有的患者出现精神错乱，比如某登山队员在登上海拔 6 900 米时，表情可笑、视线不定、不听命令、发出怪声，夜间突然走出帐篷卧在雪地中。

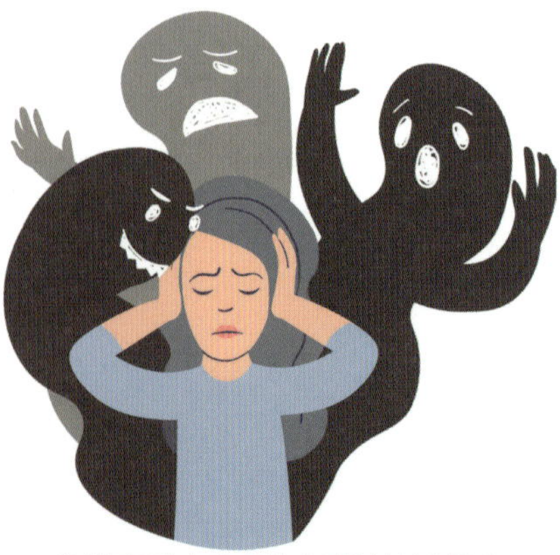
急性高原病患者若出现精神神经症状，要警惕高原脑水肿

到后期，高原脑水肿患者会出现典型症状——剧烈头痛。患者主诉头痛如裂，呈跳痛、胀痛或刺痛状，疼痛部位在额部、枕部、颞部或全头部。同时大部分人会出现频繁的恶心呕吐，呈喷射状。此时若不及时处理，大脑皮层会转入抑制状态，患者郁郁不乐、少言寡语，表情淡漠，神情恍惚，嗜睡、昏迷甚至死亡。

高原密码

怎么做可以预防高原脑水肿

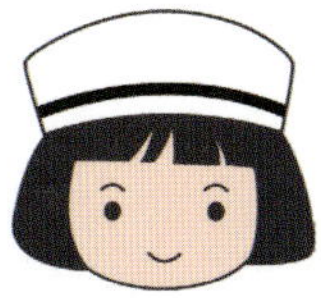

1 海拔缓升，逐步适应

海拔缓慢上升。到达高原的速度越快，越容易出现急性高原脑水肿。因此，阶梯适应很重要，逐步进入高原最安全。大家避免在1天内直接从低海拔地区进入海拔2 750米以上的地区过夜，并且进入高原地区后，过夜地点的海拔每天上升应当<500米，且每上升1 000米需要休息停留至少1天以适应。此外，白天在高海拔活动后，夜间则应该在相对较低的海拔地区过夜。

2 服用药物加速适应

可以考虑使用乙酰唑胺等药物加速机体对高海拔环境的适应。

3 初入禁止饮酒

大家进入高海拔地区的2天内避免饮酒。

4 适度运动

大家进入高海拔地区的2天内不宜剧烈运动，仅可进行轻度运动锻炼。

5 保证睡眠

大家在高原活动期间，应保持充足的睡眠；在进入更高海拔地区前的一个月内，在海拔2 750米以上的地区过夜2晚以上可以促进人体对高原环境的适应。

6 合理饮食

饮食上以营养全面、高蛋白、高维生素、低脂低盐饮食为主。多食用鱼、瘦肉、蛋、豆制品、香菇、大枣等。少吃或不吃辛辣刺激、烧烤、腌制等食物。平时有规律喝咖啡、茶、苏打水等含有咖啡因的饮料，大家在进入高海拔地区前或在旅途中无须停止饮用，因为突然停用则可能产生类似于高原反应的症状。

7 随时监测，及时就医

随时监测自己的身体状况，出现不适症状应及时休息和处理，严重时立即就医。

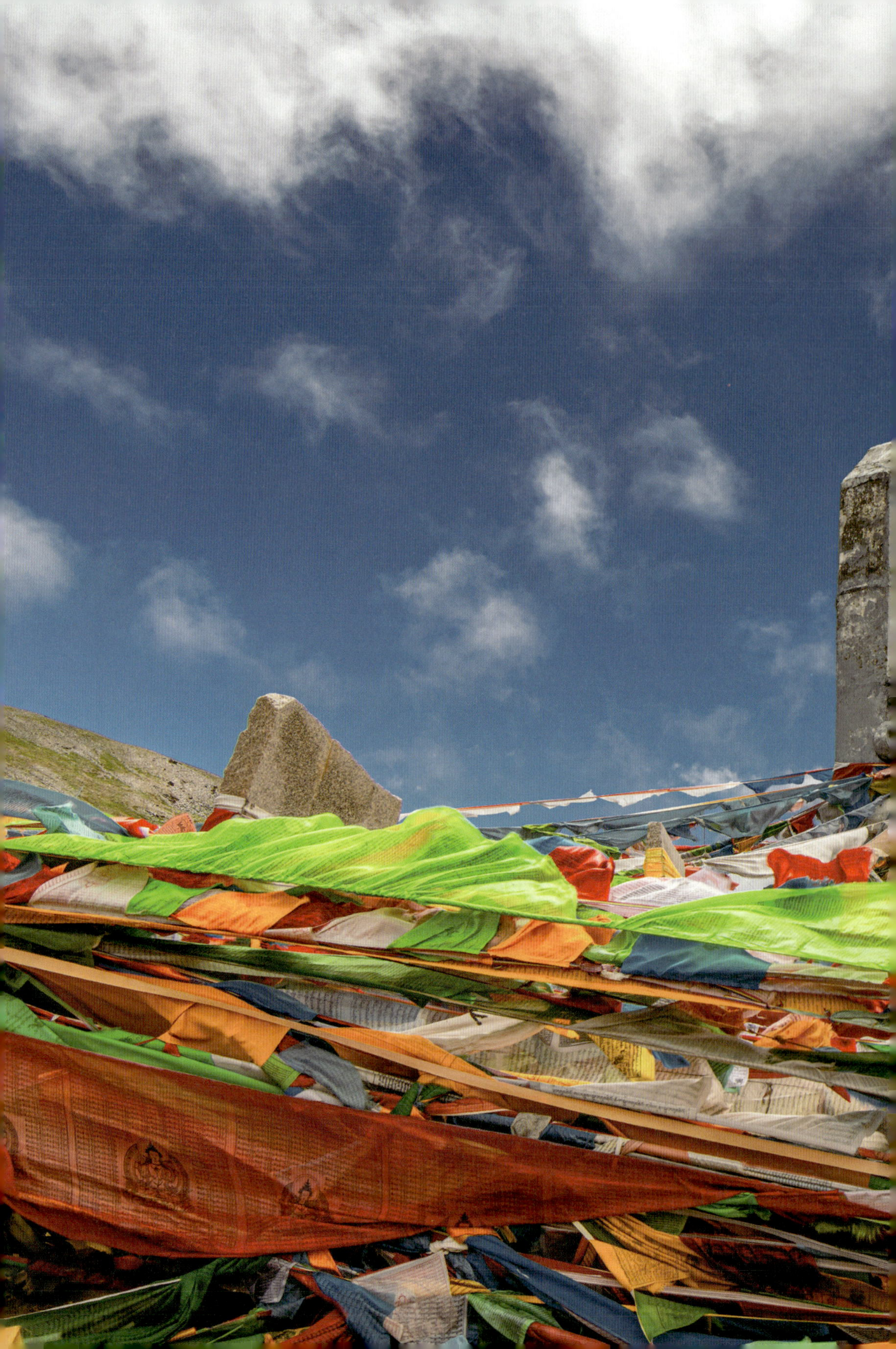

第四章

慢性高原病，长期抗战

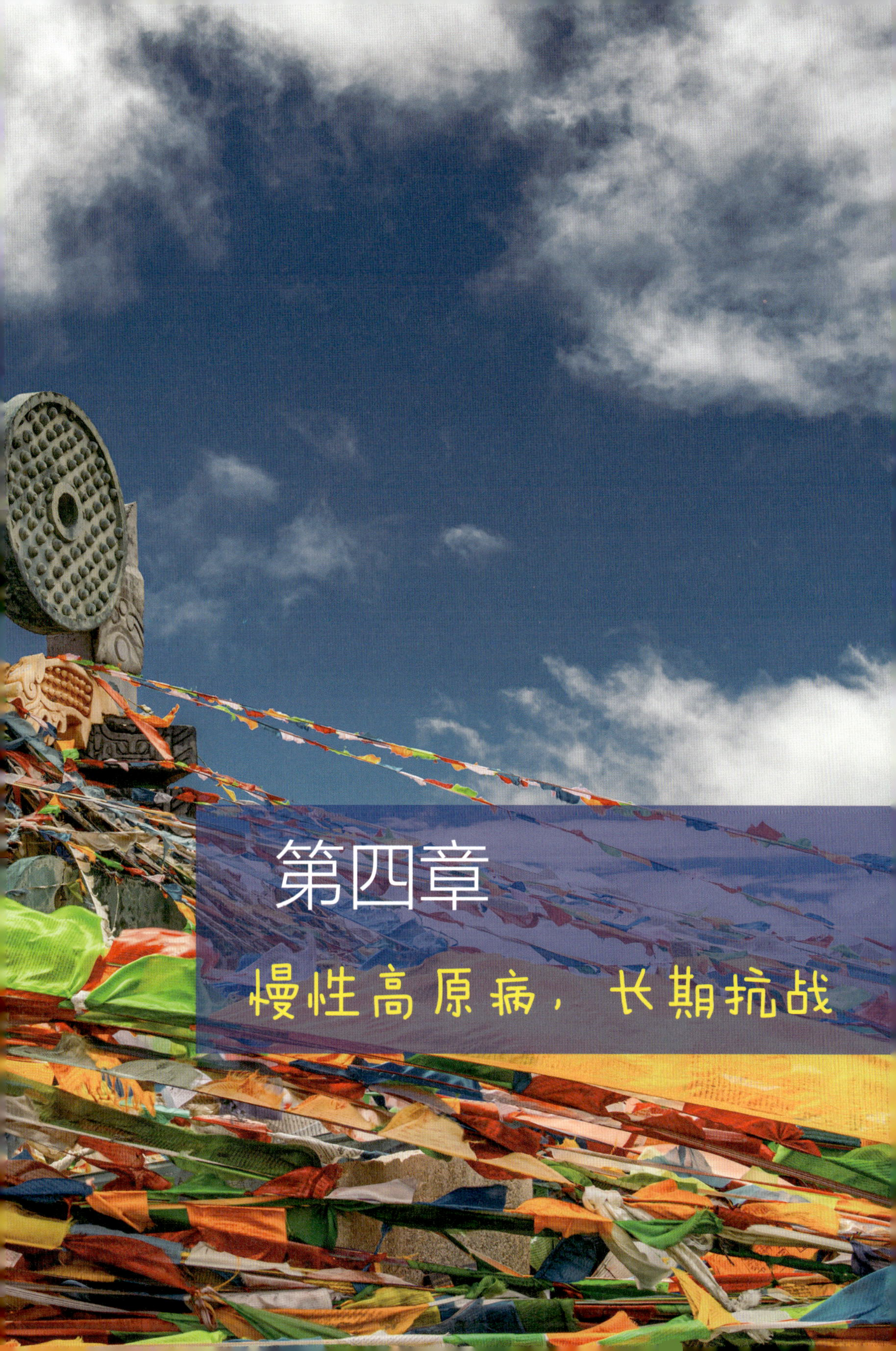

第一节
慢性高原病是啥

老张是一位43岁的工程师，在高原地区已经生活了好些年，当初为了西藏那曲市建设，他义无反顾地从家乡来到了这片海拔4 100米的土地上。起初，老张觉得自己身体挺适应，就是偶尔有点气喘、乏力，他想着可能是干活累了，休息休息就好。可随着时间推移，这种情况不但没有改善，还越发严重了，他常常感到头痛、头晕，食欲减退，整个人疲惫不堪，晚上睡觉也很困难，工作效率明显下降。经过体检，医生发现老张的血压和心率都在正常范围内，但面部和嘴唇却出现了严重的发绀现象。进一步检查显示，血红蛋白浓度215g/L，肺动脉的第二声音增高且有分裂，血液的比容高达72%（正常值一般在40% ~ 50%），而白细胞计数正常。心电图结果表明右心室肥厚，胸部X线检查显示肺动脉段突出，右心室也出现了中度扩大。最后，进行右心导管检查，结果显示肺动脉的收缩压为52mmHg，舒张压为26mmHg，平均压为40mmHg，而右心房的平均压为7mmHg。医生告诉老张，他被初步诊断为慢性高原病中的混合型，即同时存在高原红细胞增多症和高原性心脏病的表现。老张也纳闷了，周围和他情况类似的人还不少，身体怎么在这待久了会出现这么多问题呢？

其实啊，他们所面临的这些情况很可能和“慢性高原病”密切相关，这是一种容易被长期在高原生活的人们忽视却又实实在在影响健康的病症。

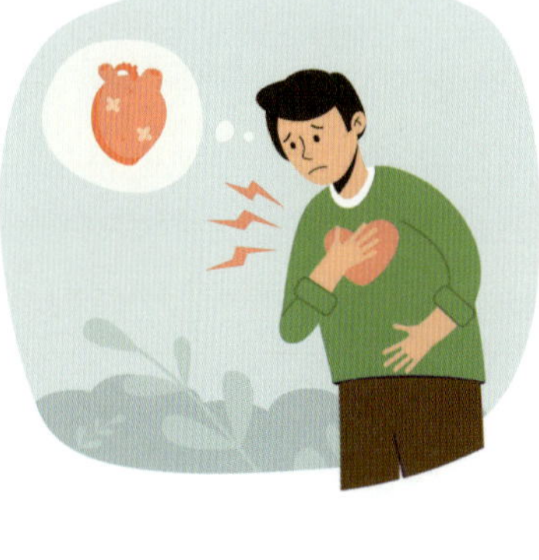

慢性高原病（chronic mountain sickness，CMS），顾名思义，是一种长期生活在高原地区的人群常见的疾病。它通常发生在那些长期处于高海拔环境中的人群，特别是生活在海拔2 500米以上地区的居民或长期驻扎的工作者，缺氧环境会导致一系列病理生理变化和临床症状。这种病症的发生主要与遗传、个体的适应能力及海拔等因素有关。慢性高原病的症状多种多样，常见症状包括头痛、失眠、疲劳、呼吸困难、食欲减退等。

患有此病的人往往感到自己在高原环境下失去了正常的生理调节能力，严重时甚至会影响日常生活和工作。

慢性高原病的前世今生

1925 年，Carlos Monge M. 首次在秘鲁医学院报告了一位位于海拔 4 300 米地区的红细胞增多症患者。3 年后，他又公布了一系列在高海拔地区红细胞计数显著升高的病例，这些病例最初被称为 Monge 病。到了 1935 年，Bruce Dill 领导的国际探险队在英文期刊上介绍了一例慢性高原病的案例。1942 年，Hurtado 详细描述了 8 名慢性高原病患者的情况，分析了他们在高海拔地区的症状及血液学变化，以及他们返回低海拔地区后的情况。

20 世纪 50 年代，中国人民解放军开始进驻西藏，这引起了大家对高原病的广泛关注。军事医学科学院等机构开始进行流行病学调查和防治措施的研究。进入 60 年代，中国开始筛选抗缺氧药物，研发出以复方党参为代表的多种急性高原反应药物，并开展了低氧生理学和高原作业生理学的研究。70 到 80 年代，中国科学家深入研究了高原病的发病机制、生理学评价以及驻藏部队的适应能力等，同时也完成了高原国防和重大工程施工人群的医学保障任务。90 年代后，科学家们在高原病防治、提高高

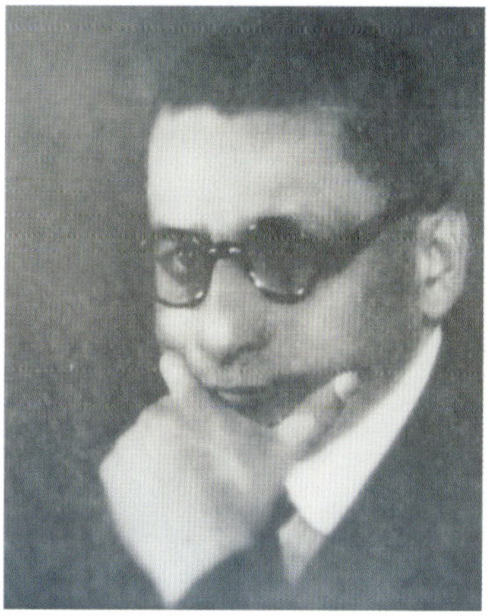

高原医学的先驱 Carlos Monge M.

原作业能力以及适应机制等方面取得了显著成果，特别是将分子生物学理论引入高原医学，推动了军事高原环境医学的发展。青海省科学技术重大贡献奖的获得者，格日力教授对高原医学研究做出了杰出贡献，2004 年，在青海召开的第六届国际高原医学与低氧生理学大会上，中国科学家参与制订了首部国际慢性高原病的预防、诊断和治疗标准——“青海标准”，这一标准在高原医学研究领域得到了广泛应用，尤其在慢性高原病的诊断和治疗中发挥了重要作用。

高原病的“慢性”特质

慢性高原病和急性高原病完全不同，慢性高原病就像是一场慢慢展开的马拉松，而不是短跑冲刺。它的症状往往在高原生活几个月甚至几年后才会逐渐显现，很多人可能都没意识到自己已经被高原病悄悄缠上。比如，王大爷是一位退休老人，他年轻时在青藏高原工作了几十年，退休后回到家乡享受宁静的生活，以为自己终于摆脱了高原病的困扰，能够尽情享受低海拔的生活。然而，几个月后，他开始感到胸闷气短，去医院检查时，医生告诉他：“大爷，您这是慢性高原病！”原来，王大爷在高原生活了那么久，身体已经适应了高海拔的环境，突然回到低海拔地区，身体的适应机制发生了变化，才引发了这些症状。

慢性高原病的“高招”应对

慢性高原病患者在脱离高原环境后，针对症状会逐渐减轻，肺动脉压也会恢复正常，这说明离开高原是有效治疗方法。不过，针对不同类型的慢性高原病，需要不同的治疗方式，比如高原红细胞增多症可能需要静脉放血或药物干预，而高原性心脏病则可能需要针对心脏功能进行支持治疗。

对于重症患者，首先要尽快搬到海拔较低的地方，这样可以减轻身体的压力。同时，夜间可以使用低流量吸氧（1～2L/min），帮助身体缓解缺氧状态，提高氧饱和度。如果条件允许，进行高压氧治疗效果会更好。患者还需要注意休息，避免过度劳累，维持规律作息，适当降低劳动强度，以减轻身体负担。

在药物治疗方面，可以使用一些改善血氧饱和度的药物，比如乙酰唑胺或醋酸甲羟孕酮，以缓解高原缺氧的症状。抗凝血药如阿司匹林和华法林也很重要，它们能预防血栓形成，并促进红细胞的正常代谢，但使用时需要监测凝血功能，避免出血风险。对于合并肺动脉高压的患者，可以考虑使用内皮素拮抗剂波生坦片或西地那非，这些药物能降低肺小动脉的压力，改善肺循环。此外，丹参制剂等其他药物也有助于改善微循环，预防血栓和栓塞，而高原性心脏病患者可能需要用到强心药、利尿药和降低肺动脉压的药物（需要到专业医疗机构就诊，遵医嘱用药）。

慢性高原病的“奇招”应对

静脉放血治疗是一种临时的治疗方法，可以快速降低体内多余的红细胞，改善氧气供应，适合症状严重的高原红细胞增多症患者（请在专业医疗机构就诊）。

慢性高原病的“高效”科普

慢性高原病虽然是“高冷”的存在，但并非无法战胜。了解和预防慢性高原病是一场持久的“高原战斗”，更为重要的往往是心态的调整。面对高原反应，我们无须过度焦虑或恐慌。保持乐观积极的心态，不仅能够在一定程度上减轻不适的症状，更有助于身体的自然调节机制发挥作用。用平和的心态看待这些挑战，适应的过程会更加顺利。

高原密码

应对慢性高原病的“自发”招数

保持健康的生活方式很重要。

- □首先，多吃水果和新鲜蔬菜，这样可以补充身体所需的维生素，同时要注意饮食均衡，避免营养不良或超重。
- □其次，适度运动也不可忽视，比如散步或慢跑，有助于提高身体素质和免疫力，但要避免剧烈运动，以免给心脏增加负担。
- □最后，保持积极乐观的心态，避免过度紧张和焦虑，适时释放压力，才能更好地应对生活中的挑战。除了运动，饮食调节也是非常重要的。高原地区的食物往往缺乏足够的营养元素，尤其是维生素和矿物质。适当增加营养摄入，特别是铁和维生素B族有助于改善体内的氧气运输能力，从而缓解高原病的症状。

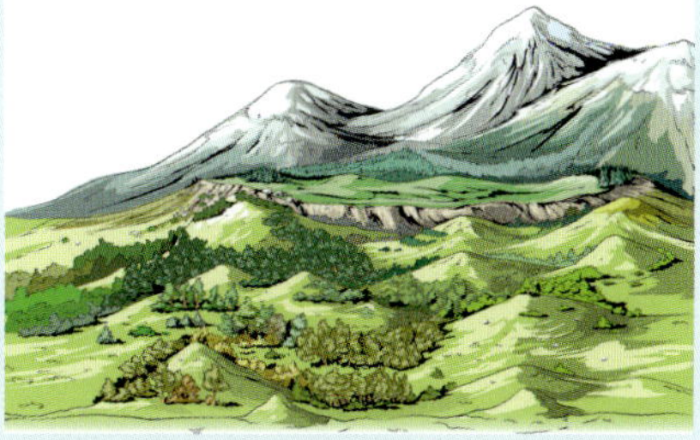

第二节

高原性心脏病：心脏的挑战

海拔 4 000 米的青海果洛，那片离天空很近、离繁华很远的地方，老张已经坚守了 30 余年。果洛，这片广袤而又神秘的高原大地，有着令人窒息的美景，却也隐藏着一个悄无声息的“健康杀手”——高原性心脏病。

老张 30 年前刚到果洛的时候，就像一只闯进了新领地的小鹿，对一切都充满了好奇与兴奋。湛蓝如宝石般的天空仿佛触手可及，广袤无垠的草原像绿色的海洋，成群的牦牛和羚羊在其间自在地穿梭，那景色，简直绝了！他满心欢喜地投入工作中，觉得自己像是被上天选中来征服这片土地的英雄，心想：“这地方简直就是我的舞台，我定能大显身手。”

然而，随着时间的推移，老张的身体开始出现了一些变化。起初，他只是觉得爬楼梯时气喘吁吁，晚上睡觉也不安稳，平躺着呼吸困难，只能蜷缩着身子。后来，他发现自己的脚踝和腿部逐渐出现了水肿，按压后会出现凹陷。有一次，老张和同事们去野外考察，没走多远，他就感觉心率加快，头晕目眩，脸色苍白。同事们赶紧把他扶到一旁休息，他心里那个郁闷啊，自己的身体怎么就变得这么脆弱了呢？

老张心里越来越慌，像热锅上的蚂蚁。他赶紧跑到当地医院去检查。医生给他做了心电图、心脏彩色多普勒超声（简称“心脏彩超”）、血常规、胸部计算机断层扫描（CT）等一系列检查，最终医生告诉他，这些症状都是高原性心脏病在作祟。老张这才意识到，高原性心脏病这个“小怪兽”已经悄悄地找上了他。

高原性心脏病的定义

简单来说，高原性心脏病就是长期生活在高原地区海拔 2 500 米以上的人，由于高原低氧环境的影响，心脏出现了一系列结构和功能的改变，从而引发的一种心脏病。一般来说，如果在高原地区居住一段时间后（通常是半年以上），出现了心慌、气短、胸闷、乏力、劳力性呼吸困难、咳嗽、水肿等症状，同时伴有心脏扩大、心律失常、肺动脉高压等心脏病变的表现，那可就要警惕高原性心脏病的“来袭”了。

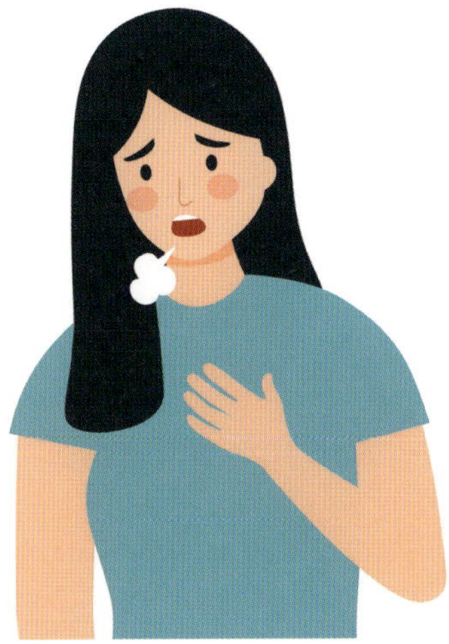
久居高原的人出现呼吸困难不要误认为是缺氧，要警惕高原性心脏病的发生

高原性心脏病的发病机制：一场身体内部的“混乱派对”

高原性心脏病的发病机制可以概括为以下几个方面。

低氧环境。高原地区的氧气含量比平原地区低得多，身体为了应对低氧状态，会启动自我调节机制。肾脏中的肾小管周围间质细胞在低氧诱导因子（HIF）的作用下，红细胞生成素（EPO）的分泌增加，导致红细胞数量增多。红细胞增多会使血液变得黏稠，增加心脏的负担。长此以往，心脏会变得肥厚，功能下降，最终引发高原性心脏病。

血管的“压力山大”与重塑。低氧还会直接作用于肺部血管的平滑肌细胞，引起肺血管收缩，导致肺动脉压力升高，即“肺动脉高压”。为了应对这种压力，血管壁会增厚和变硬，进一步加重心脏的负担。长期的肺动脉高压会导致右心室肥厚、扩张，最终可能引发右心衰竭。

神经内分泌改变。低氧环境会刺激交感神经系统，使其处于兴奋状态，释放大量儿茶酚胺类物质，如去甲肾上腺素和肾上腺素。这些物质会使心率加快，心肌收缩力增强，但长期的交感神经兴奋会导致心肌细胞代谢负担加重，心肌耗氧量增加，最终引发心律失常。此外，低氧还会激活肾素 - 血管紧张素 - 醛固酮系统（RAAS），导致血压升高，进一步加重心脏的负担。

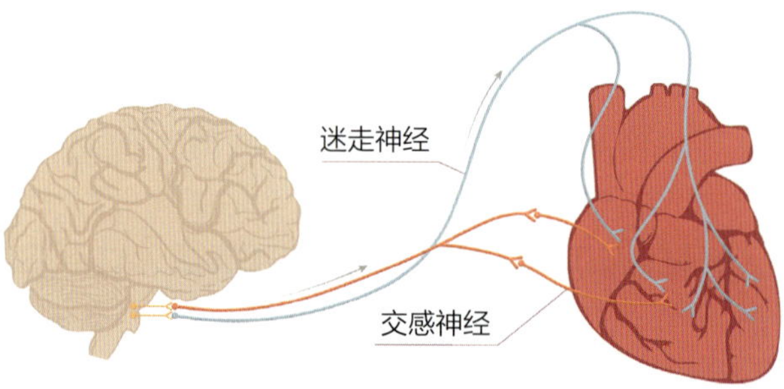

缺氧会兴奋交感神经，升高血压，增快心率，加重心脏负荷

炎症反应与氧化应激。低氧环境会触发身体的炎症反应，释放多种炎症因子，如肿瘤坏死因子 -α（TNF-α）、白细胞介素 -6（IL-6）等。这些炎症因子会直接作用于心脏组织，引起心肌细胞的损伤和凋亡，导致心肌纤维化。同时，低氧状态下，细胞内的线粒体会产生更多的活性氧（ROS），导致心肌细

胞的氧化应激损伤。炎症反应和氧化应激共同作用，进一步加重心脏的损伤。

高原，那片离天空更近的神奇土地，以其壮丽的景色吸引着无数人前往探寻。然而，在其稀薄的空气和特殊环境背后，却隐藏着对人类健康的潜在挑战，高原心脏病便是其中较为严峻的一种。对于那些向往高原生活、工作或旅行的人来说，应采用科学的知识和健康的生活方式，提前做好预防准备，在面对可能出现的健康问题时，才能更加从容地应对，守护好我们的心脏，在高原这片神奇的土地上留下美好的回忆，守护好自己的生命健康。

高原密码

高原性心脏病的防治措施

□预防为主：未雨绸缪的“护心术”

①适应高原：大家前往高原地区时，应逐渐适应低氧环境，避免快速上升；可以在海拔较低的地方停留一段时间，让身体逐渐适应，然后再慢慢向高海拔地区前进。

②健康生活：保持健康的生活方式，戒烟限酒，合理饮食，控制盐的摄入，多吃新鲜蔬菜和水果。

③适度运动：选择适合高原的运动方式，如散步、慢跑、瑜伽等，促进血液循环，增强心脏功能。但要注意运动强度，避免过度劳累。

□治疗为辅：对症下药的“救心丸”

①药物治疗：医生会根据患者的具体情况开具相应的药物，如血管扩张剂、抗心律失常药等，帮助缓解症状。

②氧疗：大家可通过吸氧提高血液中的氧含量，减轻心脏负担；可以在医院进行吸氧治疗，也可以在家中使用便携式制氧机。

③定期复查：大家应定期到医院复查心电图、血常规、心脏超声等检查，了解心脏的变化，及时调整治疗方案。

第三节

高原红细胞增多症：血液“增兵”

在一个阳光明媚的周末，社区医师小丽带着一颗温暖的心，踏上了前往医院的路途。她的目的是探望朋友小祁，小祁因工作原因长期驻扎在高原地区，患上了高原红细胞增多症。见面后，小祁讲述了自己在高原上的生活，起初工作的几年里，他的身体逐渐适应了这种高海拔环境。然而，生理上的调整并未能完全解决缺氧的问题，长此以往就患上了高原红细胞增多症。尤其在病情严重时，即便辅助吸氧，他的血氧饱和度也难以达到正常水平，他时常感到胸闷、气短，甚至影响日常生活。听到这里，小丽不禁想起了自己曾短暂前往高原旅游的经历。那时，她也经历了高原缺氧，但不同的是，她只要吸氧，过一会儿不适感就会随之减轻，血氧饱和度也能恢复正常。

于是，小丽利用这次机会，向小祁详细讲解了高原红细胞增多症的相关知识，也更加敬佩他在高原环境中长期工作的勇气和乐观态度。小丽深知这种病症对于长期生活在低海拔地区的人来说或许陌生，但小丽决定分享这段经历，让更多人了解并关注这一高原特有的健康问题。

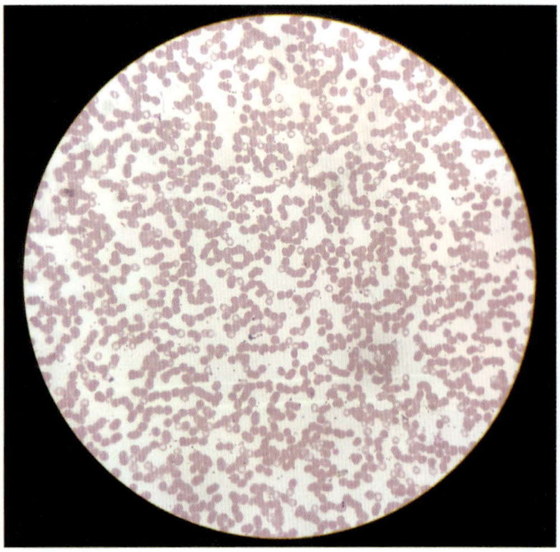

长期居住高原的人群面临着低氧环境的挑战，身体会启动一系列适应性机制去更好地适应环境。这时身体悄然发生着一场微妙的“变革”，其中就隐藏着一种鲜为人知的高原疾病——高原红细胞增多症。

什么是高原红细胞增多症

想象一下，当你站在海拔 2 500 米以上的高原上，呼吸着稀薄的空气，身体为了获取更多的氧气，就会开始一场“自救行动”。这时，红细胞这位“氧气搬运工”就会开始加班加点地工作，数量逐渐增多。但有时候，红细胞增多会超出正常范围，由此就形成了高原红细胞增多症。简单来说，高原红细胞增多症是由高原低氧环境引起的红细胞过度增生的一种慢性高原病。

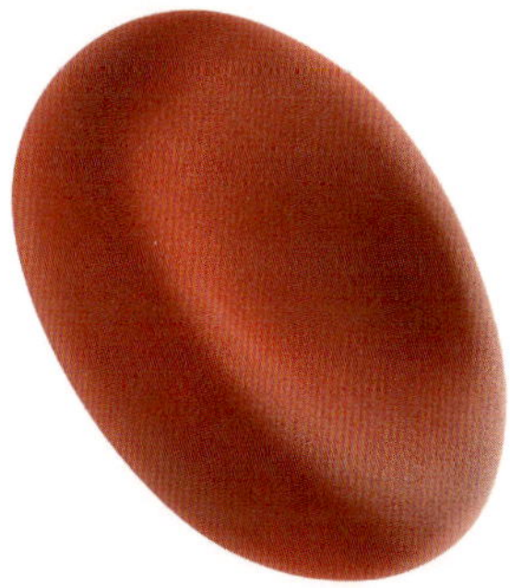

红细胞增多症是红细胞数量病理性增加

高原红细胞增多症患者的症状有哪些

高原红细胞增多症的常见症状包括：头痛，就像脑袋里装了个小锤子，时不时敲打一下；呼吸困难，也成了你的新标签，走两步就像刚跑完马拉松，总感觉气不够用，要大口喘气才行；同时可能会有一种乏力感，让你感觉自己变成了软脚虾，明明没做什么，却感觉身体被掏空；你的睡眠也可能变得异常“精彩”，不是失眠就是多梦。另外，高原红细胞增多症还会让你出现多血面容，口唇、面颊、耳朵边缘，甚至指甲床都略带青紫色，这种持续的低氧血症会对健康造成影响，严重者甚至引发血栓、心力衰竭等继发性身体损伤。

为什么会患高原红细胞增多症呢

慢性低压性缺氧是罹患高原红细胞增多症的根本原因。但同时也存在其他诱发因素，比如长期大量吸烟会阻碍氧气传递，减少组织摄氧量，从而加重低氧血症；肥胖人群在高原地区更容易出现呼吸不畅，影响氧气摄入，进而诱发红细胞增生过度；阻塞性睡眠呼吸暂停综合征等也会影响人在夜间睡眠时的氧气供应，导致组织缺氧，进而诱发高原红细胞增多症。

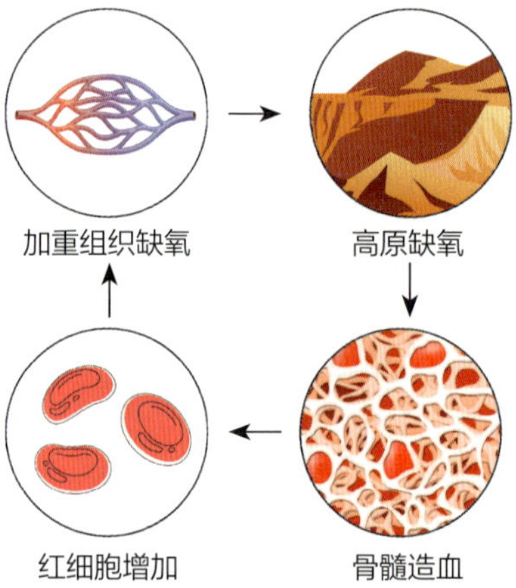

高原缺氧刺激骨髓生成更多的红细胞。红细胞增多一方面可以携带更多的氧，缓解缺氧，另一方面造成血液黏稠度增加，加重缺氧，后者容易形成恶性循环

为了应对持续的缺氧挑战，机体会启动一系列复杂的生理机制来增加红细胞的生成。其中，一个重要的机制是红细胞生成素的显著增加。这种激素在肾脏中合成并释放，直接作用于骨髓，强力刺激红细胞生成，旨在提升血液的携氧能力。然而，在高原低氧环境中，红细胞生成素持续高水平分泌，刺激红细胞生成的同时又抑制了红细胞的自然衰亡，导致红细胞数量异常增多。当然，这种高原低氧环境可能还通过影响红细胞细胞膜的性质、酶活性等间接地延缓红细胞的衰亡过程。

综上所述，高原红细胞增多症的病理过程是一个恶性循环。组织缺氧，机体刺激红细胞生成增多，而红细胞增多又会使血液黏稠度增高、血流减慢，导致全身各器官组织灌流减少，进一步加重组织缺氧。这种“缺氧—红细胞增多—加重缺氧—红细胞进一步增多—缺氧”的恶性循环不断加剧，最终导致高原红细胞增多症的发生和发展。

高原红细胞增多症很常见吗

我国地域辽阔，高原众多，地形复杂多样。其中，青藏高原以其独特的地理环境和气候特征，成为高原红细胞增多症较为流行的地区。我国人群流行病学研究表明，西藏拉萨（平均海拔 3 650m）和阿里地区（平均海拔 4 500m）世居藏族群众的患病率分别为 1.9% 和 5.2%。而从内地移居至西藏山南（平均海拔 3 700m）的 15～45 岁人群患病率高达 25.8%，且男性发病率高于女性。由此可见其在不同人群中发病率差异显著，虽然世居藏族群众也会患病，但发病率明显低于移居汉族人群，主要特征为红细胞计数、血红蛋白水平显著增高，动脉血氧饱和度降低。2004 年，第六届国际高原医学与低氧生理学大会将女性血红蛋白浓度≥19g/dL、男性血红蛋白浓度≥21g/dL 作为临床高原红细胞增多症诊断的标准。所以，高原红细胞增多症已经严重影响到高原人群的生活质量，成为高原地区突出的公共健康问题。

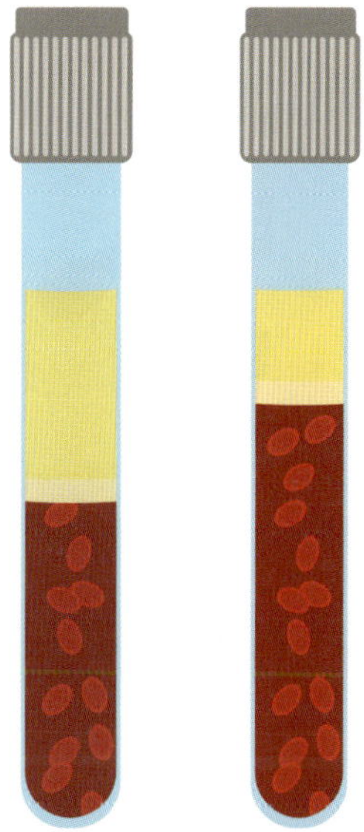

红细胞增多症患者的红细胞数量增加，血红蛋白浓度增加

如果患有高原红细胞增多症，该怎么办

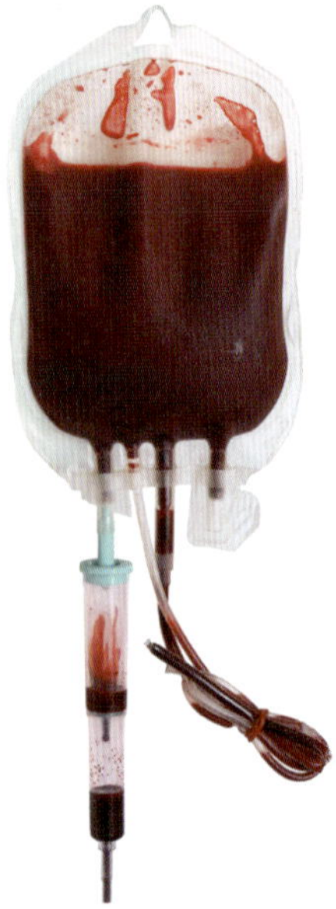

分离血液中过多的红细胞，保留其他血液成分可以治疗红细胞增多症

面对高原红细胞增多症，我们不必过于恐慌，治疗的首要策略是缓解红细胞增多及血红蛋白水平升高带来的危害，并建议尽早脱离高原环境。但对于高原世居人群和移居人群来说，目前对于高原红细胞增多症的治疗，临床还缺乏有效的方式。而藏医的“放血疗法”有一定的治疗效果，但是反弹快，对于严重的高原红细胞增多症患者而言，还是没法达到理想的治疗效果。青海大学高原医学研究中心团队近期发现，红细胞单采术可以增长治疗周期且有一定的治疗效果。该疗法是一种治疗性血细胞分离术，它可以将患者血液中多余的红细胞进行分离的同时保留其他血液组分如白细胞、血小板等正常细胞不受损害，并回输体内。同时，我们可以采取一些措施来缓解症状和预防病情恶化，比如使用便携式氧气瓶或制氧机进行氧疗，提高血氧水平；并且在日常生活中定期进行血常规、血生化、心电图和超声心动图等检查，监测病情变化；必要时可以在医生指导下使用阿司匹林、氯吡格雷等药物降低血液黏稠度，预防血栓形成，也可以使用羟基脲、环磷酰胺等药物降低红细胞数量，减轻心脏负荷。

健康人群还能去高原地区旅游欣赏美景吗

不用担心，去高原地区我们可以逐步适应，缓慢上升。如果你计划前往高原地区，在前往高原

之前，可以进行一些体能训练，增强心肺功能。大家尽量采取逐步上升的方式，避免直接从低海拔地区迅速进入高海拔地区。每上升一段高度，建议大家停下来适应几天，给身体足够的时间来调整；同时，保持良好的心态，对高原环境有正确的认识和预期。人们进入高原后由于空气干燥和呼吸频率增加，身体容易脱水。所以，多喝水可以保持体内水分充足，这不仅有助于血液循环，还能减轻高原反应的症状。大家在高原上活动时，要量力而行，避免过度劳累。过度劳累会加重身体负担，影响身体的恢复和适应。同时，良好的睡眠对于身体恢复和适应至关重要，尽量保持规律的作息时间，创造一个安静、舒适的睡眠环境。最后，我们要注意饮食的均衡和营养的摄入。多吃富含维生素和矿物质的食物，虽然红细胞增多是由高原环境引起的，但适量补充铁剂或富含铁的食物有助于红细胞的正常生成和功能发挥。

总之，高原红细胞增多症虽然是一种高原病，听起来有些可怕，但别担心，只要我们了解它的症状、原因和应对方法，就能更好地保护自己的健康，有效地减轻症状并预防其发生。大家在享受高原美景的同时，也要记得关注身体的信号，及时采取措施，让高原生活更加安心愉快！

第四节

在高原时的血压异常：血压“过山车”

李华一直对高原充满向往，渴望亲身体验那份神秘和壮丽。终于，李华踏上了他的高原之旅。他兴奋地呼吸着高原清新的空气，欣赏着四周雄伟的山脉和广阔的草原。然而，随着时间的推移，李华开始感觉到身体有些异样。他时常感到头晕目眩，心率也似乎变得不规律起来。起初，他并没有太在意，以为只是高原反应的正常现象。但随着症状的持续加重，李华开始感到担忧。他决定去当地的医疗站寻求帮助。医生经过仔细检查后，告诉李华，他现在的血压高达156/92mmHg，这让李华感到困惑：自己原本没有高血压的呀，怎么在高原待了一段时间后血压升高了呢？同时李华也对返回平原后血压是否能恢复正常感到焦虑。医生耐心地告诉李华，这种现象其实并不少见，我们称之为“高原血压异常”，只要正确对待，是可以明显缓解的。

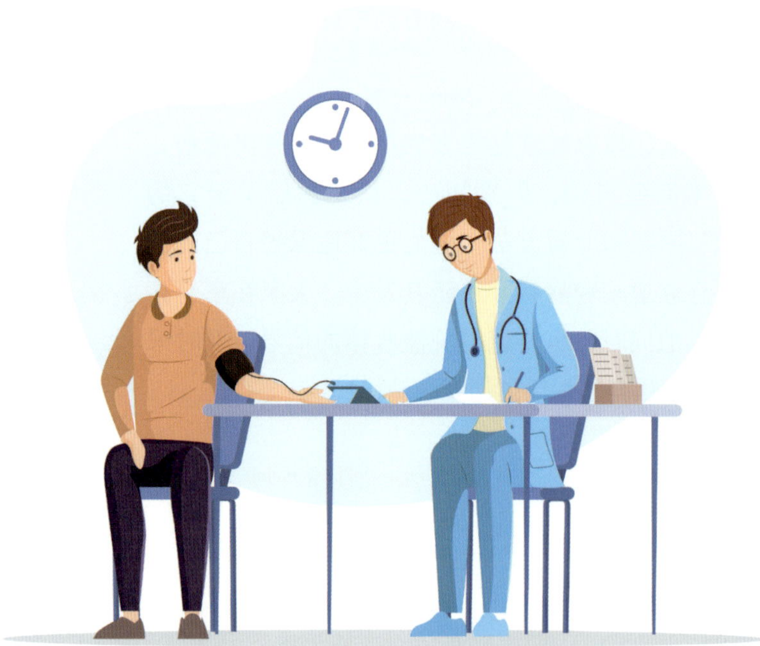

高原血压异常是慢性高原病的一种临床类型，是指移居高原者血压持续高于或低于正常值，返回平原后不经特殊治疗血压恢复正常，重入高原后血压异常又出现的一种综合征，常发生在海拔 2 500 米以上的地区。高原血压异常的发病诱因与海拔、气候特点、移居高原时间长短、精神状态、个体差异和劳动强度等因素有关，分为高原高血压和高原低血压。

什么是高原高血压

定义

高原高血压是指患者在平原地区血压正常，移居高原后血压持续升高，收缩压≥140mmHg 和 / 或舒张压≥90mmHg，常以舒张压升高为特点，并伴有高血压的症状。该类患者返回平原后血压恢复至正常水平，排除原发性高血压和其他原因所致高血压，可诊断为高原高血压。

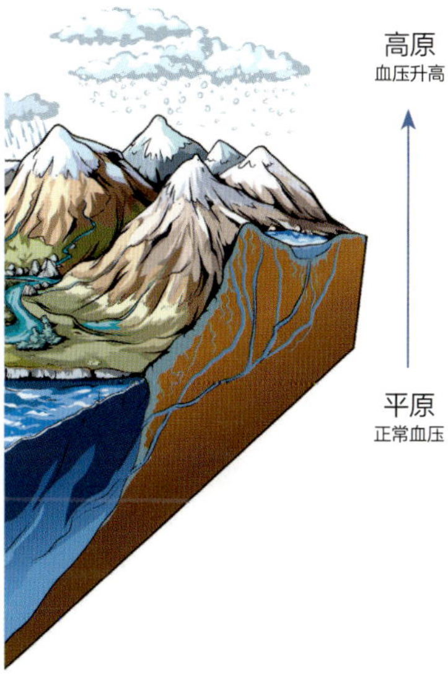

高原高血压的特点是血压在高原地区升高，在平原地区恢复正常

发病机制

人们从平原到达高原初期，由于高原气压低，氧分压也相应降低，长期慢性低氧可引起体内血液重新分布，心、脑等重要脏器血流量增加，肾脏血液灌注相对减少，可激活肾素 - 血管紧张素 - 醛固酮

系统，促进水钠潴留，从而使得血压上升。血液黏滞度增高、交感肾上腺活性增强、一氧化氮代谢异常、高尿酸血症等因素都可能会导致血压升高。此外，精神高度紧张、焦虑、睡眠质量差等，也是诱发高原高血压的重要因素。

临床表现

高原高血压患者的症状较多，一般症状为头痛、头晕、心悸、乏力、易怒、失眠、多梦，也可出现眼花、耳鸣、手足发麻、恶心、呕吐等。部分患者有下肢或颜面浮肿、口唇发绀等症状。

治疗

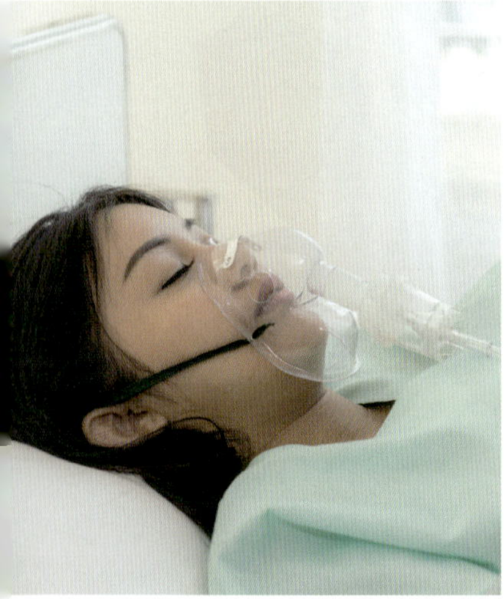

高原高血压治疗的重点是吸氧

氧疗。在高原高血压急性发作时，可以采用吸氧的方式来提高血液中的氧含量，降低心脏负荷，利于降低血压。

药物治疗。血压升高显著、症状明显者，可以服用药物进行降压治疗，如钙通道阻滞剂、β受体阻滞剂、血管紧张素转换酶抑制剂、利尿药等。此外，藏药如红景天、绿萝花、西红花、罗布麻叶等，均可以作为治疗高血压的常用药物，但均需要在医生的指导下服用。

一般治疗。高原高血压患者可以通过饮食调理、日常生活管理等方式改善高血压的情况。在饮食上，应尽量避免高盐、高油的食物，清淡饮食，多吃富含维生素的蔬菜和水果；在日常生活中，戒烟限酒，保持平稳的心态，避免过度紧张、焦虑等情绪。同时，还需要注意避免剧烈运动，以免因过度运动加重病情。

脱离高原环境。对于病情严重治疗效果不佳的患者，应及时离开高原，转移至低海拔地区或平原进行相应的治疗。

什么是高原低血压

定义

高原低血压是指久居和世居高原者，血压降低，收缩压＜90mmHg，舒张压＜60mmHg，多以收缩压降低为主，舒张压正常或稍低，女性较男性发病率稍高。对于外来进入高原的人群要诊断高原低血压，必须是在平原血压正常，到高原后血压逐渐降低，并出现低血压症状才能诊断。

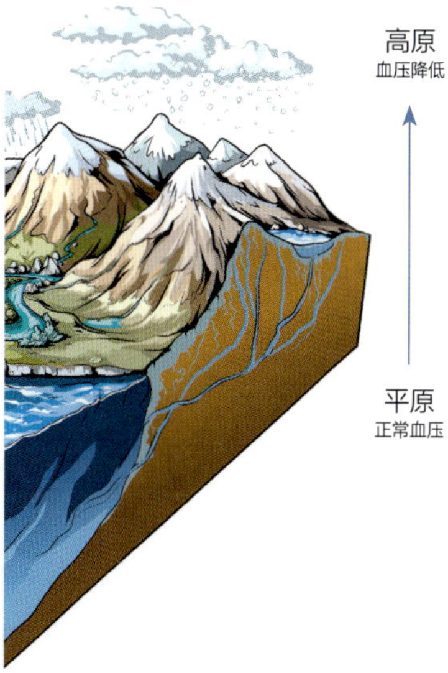

高原低血压的特点是血压在高原地区降低，在平原地区恢复正常

发病机制

身体因长期缺氧引起自主神经功能紊乱，迷走神经张力增加，为保证组织获得更多的血液，会出现毛细血管增生，小血管扩张，平时不开放的侧支循环也开放流通。其结果是心排血量降低，外周血管阻力和收缩压下降，舒张压下降不如收缩压明显。此外，还有可能是身体长期缺氧引起小血管平滑肌张力降低，毛细血管开放增多，进而引起血压降低。

临床表现

常见症状有发作性头晕、耳鸣、乏力、食欲减退、心悸等症状，晨起或站立过久时上述症状较明显。部分患者可有失眠、记忆力减退、手足发麻和轻度浮肿等症状。

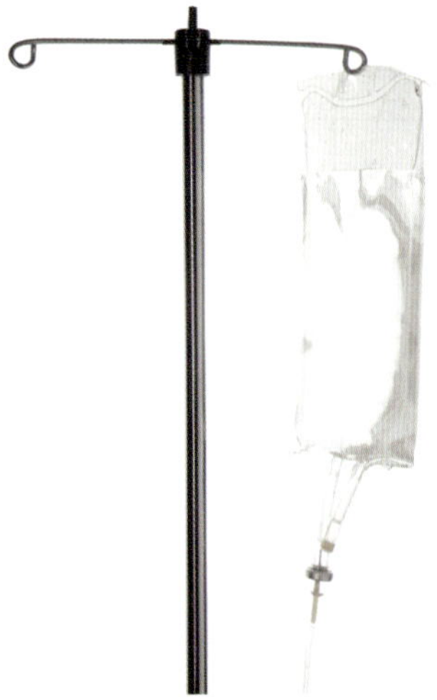

顽固性低血压患者可以给予升压药物治疗或转移到平原

治疗

轻症患者。症状较轻的患者无须特殊干预，重要的是保持健康的生活方式。建议合理调整饮食结构，保证充足的营养；适度进行身体锻炼，但应避免剧烈运动，以维持稳定的血压。

中症患者。对于血压过低且症状较为明显的患者，需要卧床休息并吸氧，以减轻身体负担。药物治疗方面，可服用一些增强心肌收缩力，促进心排血量的升血压药。病情较为严重的患者可短期使用糖皮质激素，可以起到快速缓解症状的效果。使用任何药物前，务必遵循医生的建议。

重症患者。若病情较重，治疗效果不佳，可转移至低海拔或平原地区治疗。

血压异常的患者是否可以去高原呢

问：高血压患者可以去高原吗？

答：可以。如果患者血压控制良好，且长期稳定在正常范围内，在咨询医生并做好充分准备的前提下，可以考虑去高原，但需要密切监测血压。

问：高原环境会对高血压患者有什么影响？

答：首先是高原地区氧气含量低，人体为了适应这种环境，会通过加快心率、升高血压来增加氧气输送，这可能导致高血压患者血压进一步升高，加重心脏和血管的负担。其次是高原地区气候寒冷、干燥，昼夜温差大，寒冷会刺激人体血管收缩，外周阻力增加，从而导致血压波动增大，使血压更加难以控制。最后，一些高血压患者可能同时存在其他的健康问题，如肥胖、心肺功能不全等，这些都会降低身体对高原环境的耐受性，增加在高原地区发生健康问题的风险。

问：低血压患者可以去高原吗？

答：如果患者病情轻微，且血压相对稳定，在咨询完医生，充分准备的前提下可以去高原。但如果患者低血压情况比较严重，有明显的低血压症状，不建议去高原。因为高海拔地区低压、低氧的环境会导致患者身体血液循环减慢，进而加重低血压患者的病情。

问：病情严重的低血压患者什么时候可以去高原呢？

答：建议病情严重的低血压患者先到医院完善相应的检查，明确低血压的病因，并进行相应的治疗，待血压恢复正常后再考虑去高原。

高原密码

高血压患者出发去高原前需要做好哪些准备措施以及需要注意什么？

高血压患者去高原存在一定的风险，必须谨慎对待，要充分考虑个人身体状况和高原环境的特殊性，做好充足的准备和预防措施。

- □咨询医生。高血压患者去高原前务必先咨询医生的意见，医生会结合患者的具体病情、血压控制情况、身体适应能力等综合因素，给出合理的建议。
- □备好药物。高血压患者应遵从医生的建议，调整相应的抗高血压药，更好地应对高原环境对血压的影响。同时，要确保携带足够的抗高血压药，并按时服用。
- □合理饮食。高血压患者应避免高盐、高油食物，以清淡饮食为主，多吃富含维生素和膳食纤维的蔬菜水果，适量饮水，戒烟限酒，以减少血压的波动。
- □适应环境。高血压患者到达高原地区后，不要急于活动，一般建议先在海拔相对较低的地方停留1～2天，逐渐适应高原环境后再前往更高海拔的地区。其间要密切关注自己的身体反应，尤其是血压、心率等指标的变化。
- □应急准备。高血压患者应携带便携式血压计，方便随时测量血压。同时，要准备一些应对高原反应和高血压的紧急药物，如硝苯地平、硝酸甘油片等。如果在高原地区出现严重的头痛、头晕、呼吸困难、胸痛等症状，应立即到医院就诊。

第五节

慢性低氧损伤：人体“催熟器”

多杰大叔长期工作在青藏高原平均海拔 4 800 米的地区。他在 45 岁左右的时候，就开始出现比较明显的高原早衰特征。他的脸上布满了深深的皱纹，皮肤黝黑且干燥得像破旧的树皮。近期，大叔经常感觉心慌气短，干不了重活。这让他感到力不从心，心里很失落，他是家里的顶梁柱，自己怎么能倒下呢？他多少有些着急，于是决定和妻子商量一下。多杰大叔的妻子，拉姆阿妈长期居住在高原上的一个小村庄，海拔约 3 800 米。这些天，阿妈的视力下降得很厉害，视线也变得模糊。眼睛问题成为她生活中不便的重要难题，阿妈还患有较为严重的骨质疏松，轻微的碰撞就可能导致骨折。在早上做酥油奶茶时，她也觉得气喘得厉害，随着季节变化，经常出现感冒，这让她感到很苦恼。另外，阿妈感觉自己经常忘记重要的事情，说了前句忘了后句，十分苦恼。夫妻两人商量后，决定去自治区三甲医院看看，问问医生。

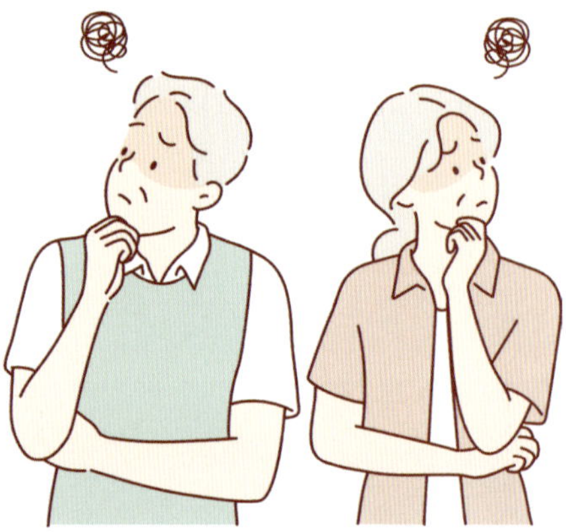

高原衰退症（俗称“高原早衰”）是长期生活在海拔 3 000 米以上人群的“身体透支”现象，主要由两方面原因导致：①缺氧：高原氧气只有平地的 60%，心脏和肺像两台 24 小时超载的抽水机，累到衰竭；②紫外线暴晒：阳光毒辣到晒一天顶平原三天，脸和手黑得像焦炭，但当地人因寒冷裹着厚衣服，身体实际吸收的阳光不足，导致严重缺钙（骨头脆如风干的树枝）。更麻烦的是，身体为了多获取氧气会疯狂生成红细胞，血液黏得像熬过头的酥油茶，最终引发心慌气短、爬坡喘不上气、记忆力变差、腰腿一碰就疼、皮肤干裂脱皮等症状。看似矛盾的“太阳毒辣却缺钙”，其实是因为紫外线晒伤了暴露的皮肤，而厚重的衣物又挡住了身体

其他部位合成维生素 D（补钙关键），双重伤害叠加，加速了身体衰退。

高原"肌"秘：别让早衰悄悄爬上脸

先说说皮肤这个身体的"门面担当"吧。紫外线像个疯狂的画家，在脸上肆意涂抹，晒斑如同调皮的小兵，一个个冒了出来。皱纹呢，就像皮肤被岁月这把无形的刻刀提前雕刻，眼角的鱼尾纹好似展开的小扇子，额头的抬头纹也像一道道沟壑，让皮肤变得松弛又粗糙。

紫外线可不是简单地晒黑皮肤，还会直接钻进皮肤深层，把胶原蛋白和弹性纤维这些让皮肤 Q 弹的"小卫士"一顿暴揍。没了它们的支撑，皮肤可不就松松垮垮，皱纹也像小爬虫一样悄悄爬出来了。而且高原上气候干燥得像沙漠，皮肤里的水分就像开了闸的水库，"哗哗"地往外流。细胞们在这种缺水的环境里就像渴坏了的小鱼，都没法好好工作，新陈代谢也跟着变慢。这就好比一个工厂里的工人都消极怠工了，生产出来的"产品"（新的皮肤细胞）质量能好吗？于是，皮肤粗糙、暗沉这些问题就都找上门了。再说说高原的低氧环境。身体为了在这种缺氧状态下正常运转，会把更多的血液分配到重要器官，皮肤分到的氧气和营养物质就少得可怜。这就像一个大家庭

高原密码

预防要记住下述三件事。

①每年抽血查"血稠度"。

②冬季补鱼肝油强健骨骼。

③嘴唇发紫或忘事严重时立刻下山就医。

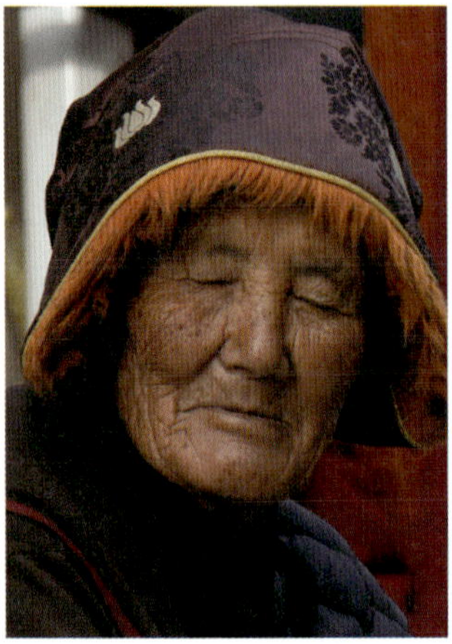

长居高原的皮肤早衰

里，资源有限，皮肤这个“小可怜”只能饿肚子，没法好好维持自己的活力，可不就提前衰老了嘛。

高原早衰的成因主要与高原特殊的环境因素密切相关。强烈的紫外线辐射是导致皮肤早衰的“元凶”之一。高原地区空气稀薄，大气层对紫外线的削弱作用减弱，使得大量紫外线可直接照射到皮肤上。长时间的紫外线暴露会破坏皮肤中的胶原蛋白和弹性纤维，导致皮肤失去弹性、皱纹增多、松弛下垂，还会引发色素沉着，形成色斑。干燥的气候也是重要因素。高原地区空气湿度低，皮肤中的水分容易大量流失。皮肤缺水会使细胞代谢减缓，皮肤变得粗糙、暗沉，角质层增厚，进而加速皮肤的衰老进程。

那咋预防呢？

护肤就像是给我们的脸蛋筑起一道坚固的城墙。

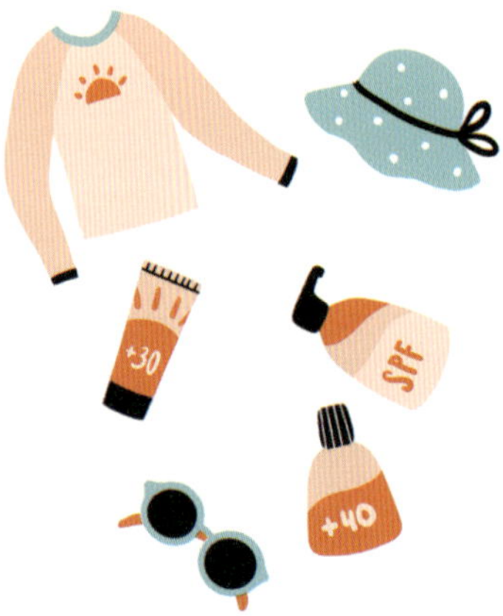

高原地区做好各种防晒能预防早衰

防晒绝对是头等大事！那可是这场抗衰战役的先锋官。高原的紫外线那叫一个厉害，所以高倍数的防晒霜是必不可少的，就像给皮肤穿上一层“隐形防护服”。大家出门前半小时，要仔仔细细地把防晒霜涂满全脸和颈部，可别漏了耳朵这些小角落。而且，这防晒工作可不能偷懒，每隔几个小时就得补涂一次。物理防晒也得跟上。宽边的遮阳帽就像一个移动的小凉棚，能把紫外线挡得严严实实。还有那大大的太阳镜，不仅能让你看起来时尚又酷炫，还能保护眼睛周围娇嫩的皮肤，不让紫外线有机可乘。防晒衣也是个好东西，它就像一个贴心的小卫士，紧紧包裹着身体，把紫外线都隔绝在外。

保湿可是护肤的重头戏。高原的空气干燥得像个大“抽水机”，会把皮肤里的水分都抽走。这时候，就需要用保湿产品来给皮肤“喂水”。富含透明质酸的保湿精华，就像是皮肤的“小水库”，能把水分牢牢锁住。大家可每天早晚用滋润型的面霜，给皮肤来一场“补水盛宴”。定期敷保湿面膜也很重要，就像给皮肤做一场“水润 SPA”，让皮肤喝饱水，恢复弹性。除了外在的护肤，内在的调养也不能少。

饮食就像身体的“燃料补给站”。多吃抗氧化的食物，那可是对抗自由基这个“小恶魔”的秘密武器。蓝莓就像一个个小小的“抗氧化战士”，里面丰富的花青素能把自由基打得落花流水。还有绿茶，它含有的茶多酚，也是抗氧化的一把好手。坚果也是好东西，富含维生素 E，能让皮肤细胞更加健康。

高原早衰：认知世界的“迷雾”

嘿，朋友们！当我们谈论高原早衰，可别光盯着脸上多了几条皱纹、皮肤变得有点松弛，其实在我们脑袋瓜里，一场“悄无声息的变革”也在悄然上演呢！

当高原早衰悄然降临，它就像一场不期而至的大雾，逐渐弥漫在我们认知的天地间，让一切都变得朦胧而又充满挑战。

你想啊，在高原这片神奇又有点“调皮”的土地上，氧气就像个爱捉迷藏的小精灵，总是不容易被我们的身体抓住。大脑这个超级精密的“司令部”，对氧气那可是相当依赖。一旦遭遇高原早衰的“偷袭”，认知功能就像被施了魔法的小机器人，开始有点“不听使唤”了。先说记忆力吧，这些人以前是超棒的“记忆大师”，什么事情都能像拍照一样清晰地印在脑海里。可高原早衰一来，嘿，就像相机的存储卡突然出了故障，好多事情都变得模糊。如出门老是忘记带钥匙，刚刚想好要去超市买啥，一转身就忘得一干二净，大脑仿佛变成了一个漏勺，那些原本该牢牢抓住的记忆碎片，就这

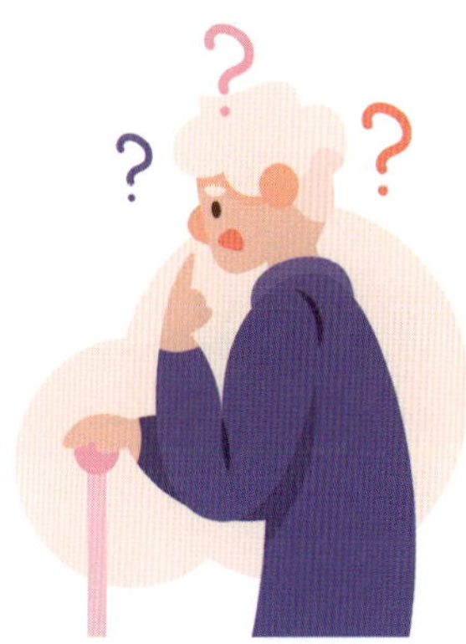

健忘是大脑功能衰退的早期表现之一

么稀里哗啦地漏掉了，是不是超级恼人？

注意力也开始“开小差”。这些人以前能安安静静地专注于一件事情，无论是看一本有趣的书，还是完成一项工作任务，都能心无旁骛；但现在呢，就像有只无形的小手在不停地拉扯你的思绪，一会儿被窗外飞过的小鸟吸引，一会儿又琢磨着刚刚路上看到的那朵奇异的小花。大脑像是变成了一个热闹的游乐场，各种杂念在里面横冲直撞，想要集中精力简直比驯服一群调皮的小猴子还难。

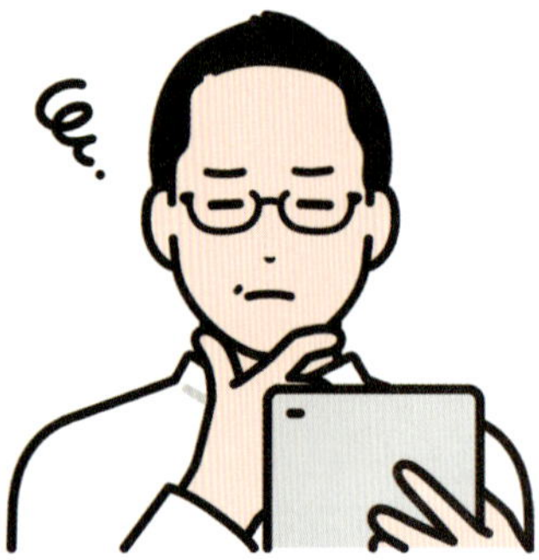

思维迟缓是大脑功能衰退的早期表现之一

想象一下，曾经思维敏捷如同灵动的飞鸟，在知识的天空中自由翱翔，可高原早衰却像是给这飞鸟的翅膀拴上了沉重的石块。思维速度更像被绑上了铅块，变得慢吞吞的。以前脑子转得飞快，大家和朋友聊天时妙语连珠，遇到问题能迅速想出各种点子。可如今，面对一个稍微复杂点的问题，大脑就像陷入了泥沼，半天也找不出个清晰的思路来。就好像原本是一辆风驰电掣的跑车，突然变成了慢悠悠的老马车，那种力不从心的感觉，真的会让人有点小沮丧。大脑仿佛也被那恶劣的高原环境影响，反应速度变得迟缓。就好似一台原本高性能的电脑，因为硬件的老化而运行卡顿。这些人面对复杂的问题，以前能迅速理清思路，如今却像是陷入了迷宫，要花费更多的时间和精力去思考、去分析，那种曾经信手拈来的清晰认知感变得遥不可及。记忆力也仿佛成了调皮的精灵，总是在和我们捉迷藏。曾经铭记于心的事情，无论是重要的知识点、熟悉的人脸，还是昨天刚放下的钥匙，如今都像指缝间的流沙抓不住——记不住长相、想不起名字成了家常便饭，甚至对着镜子时，连自己的皱纹都恍惚觉得陌生。

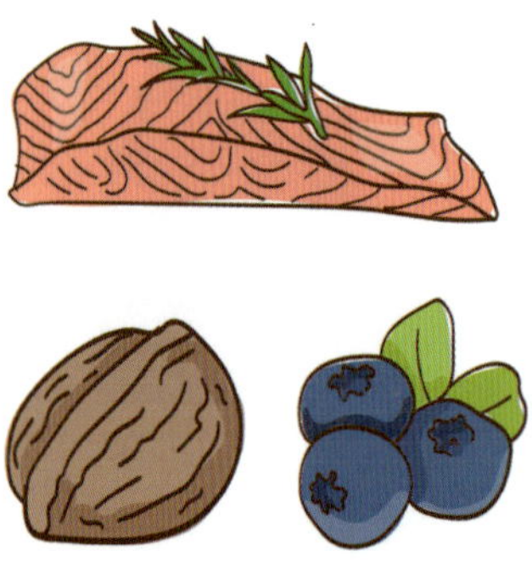

一些食物能够缓解大脑早衰

不过别担心，咱可不是只能乖乖束手就擒。针对高原早衰对认知的这些“捣蛋”行为，咱们有超级厉害的应对策略。

先从吃的方面入手。大脑就像一台高级电脑，需要优质的“燃料”保证其高效运转。多吃点比如三文鱼这种富含 ω-3 脂肪酸的食物，大脑就有了“能量棒”。还有核桃，别小瞧这皱巴巴的小家伙，它就像一把把小钥匙，能帮助打开大脑细胞之间沟通的“大门”，让信息传递得更顺畅。蓝莓也不能少，满满的抗氧化剂就像一个个勤劳的小卫士，在大脑里四处巡逻，把那些破坏认知功能的自由基统统赶跑。

运动也是必不可少的“秘密武器”。大家可别整天懒洋洋地窝着，出去走走，来一场高原上的漫步之旅。在散步的过程中，大脑就像被春风吹拂的湖面，会重新泛起活力的涟漪。或者尝试一下瑜伽，在一呼一吸之间，给大脑来一场深度的“氧气浴”，让那些被缺氧困扰的神经细胞重新焕发生机。

睡眠更是重中之重。大脑在睡眠中就像一个忙碌的“维修工厂”，会把白天受损的细胞修复好，整理杂乱的思绪。充足的睡眠就像给大脑定了严格的“美容觉时间表”，让它在夜晚能舒舒服服地“闭关修炼”，第二天才能精神抖擞地指挥我们的身体去战斗。

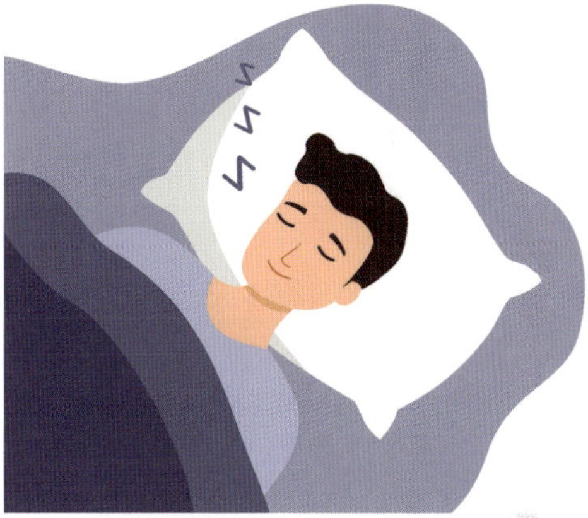

良好的睡眠有助于身体修复

高原早衰：心脏的“沉重负担”

咱们先来说说高原早衰是怎样在心血管系统里“搞事情”的吧。正常的心血管系统就像是一个高效的物流网络，心脏如同一个动力强劲的“泵老大”，血管则是四通八达的“运输管道”，血液就像忙碌的“快递员”，不辞辛苦地为身体各个器官输送营养物质和氧气，确保生命的正常运转。然而，高原早衰一来，这原本井然有序的系统就像遭遇了一场“超级大堵车”。

由于高原环境本就空气稀薄，再加上早衰的影响，心脏不得不加班加点地工作，就像一个勤劳的快递员被迫接了远超负荷的订单。它拼命地搏动，试图把足够的血液泵送到全身各处，但长期的高负荷运转使得心肌变得像过度拉伸的橡皮

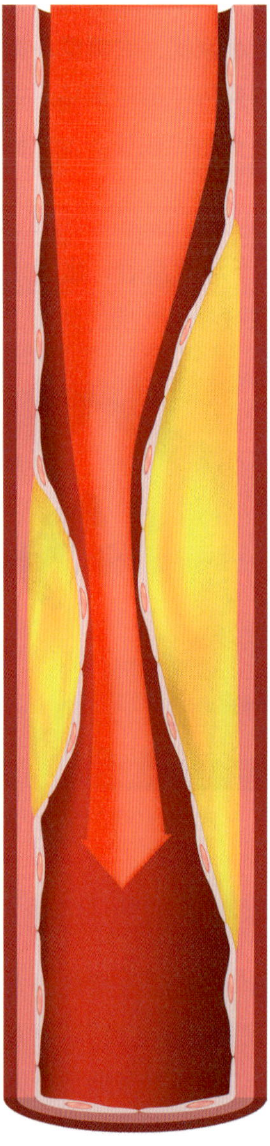

动脉粥样硬化是冠心病、脑血管意外、外周动脉疾病等心脑血管疾病的发生机制

筋，弹性逐渐下降，而且还可能会出现心肌肥厚，就好比原本精致小巧的泵，因为过度使用而变得肿大笨拙。这样一来，心脏的收缩和舒张功能都会受到影响，泵血效率大打折扣，身体的各个器官会因为得不到充足的血液供应而“闹脾气”。

血管呢，也好不到哪里去。原本光滑的血管内壁像是被调皮的小怪兽用爪子划得坑坑洼洼，血液在这样的血管中流动时，也更容易形成血栓。就如同河道中淤积的泥沙，血栓会阻碍血液的正常流动，这就为胆固醇等脂质物质提供了“藏身之所”，它们聚集在一起形成斑块，使血管变得狭窄，血液流动的通道就像被堵住了一半的河道，血流变得缓慢而艰难。而且这些斑块还不稳定，就像一颗颗随时可能爆炸的“小炸弹”，一旦破裂，会引发血栓形成，瞬间堵塞血管，这可就相当于物流网络中的主干道被彻底截断，更可怕的是，可能会导致严重的心脑血管疾病如脑卒中、心肌梗死等。

心脏这个“泵老大”在高原早衰中首当其冲——原本光滑的血管壁像老化的橡皮胶管逐渐硬化，内壁还被氧化损伤“小怪兽”抓出坑洼，胆固醇趁机躲进裂隙形成斑块，如同河道里淤积的泥沙。这使得血管通道从平坦大道变成布满石块的崎岖山路，心脏不得不从优雅的舞者变身肌肉鼓胀的大力士，拼命搏动才能推动血液艰难前行。长期超负荷工作让心肌像过度拉伸的橡皮筋，逐渐出现肥厚变形（就像精致的小水泵肿成笨重铁疙瘩），泵血效率大减，连带着全身器官都因缺血开始“抗议”。更危险的是，血管里那些不稳定的斑块如同埋藏的“小炸弹”，一旦破裂就会引发血栓，彻底堵塞通道，顷刻间切断心脑供血，心肌梗死、脑卒中等致命危机一触即发。

血压也像个调皮的孩子，在高原早衰的影响下变得“喜怒无常”。血管弹性变差，心脏泵血困难，身体为了重要器官的血液供应，会本能地升高血压，就像给血液流动加了一把劲。但长期的高血压就像一把双刃剑，一方面它能暂时维持血液的灌注，另一方面也是加重了血管和心脏的负担，形成了恶性循环，让心血管系统陷入了更深的困境。

不过呢，咱可不能眼睁睁地看着心血管系统在高原早衰的“魔掌”中苦苦挣扎，得赶紧拿出应对秘籍，和它来一场“保卫战”。

饮食调整就是这场“保卫战”中的重要“战略”。多吃一些富含不饱和脂肪酸的食物能够帮助降低胆固醇水平，减少那些脂质在血管壁的沉积，使血管保持通畅。还有坚果，像杏仁、核桃之类，它们就像是给心脏提供能量的“小电池”，坚果中富含的营养物质能增强心脏的功能，让心脏搏动得更有力。同时，要减少盐的摄入，盐吃多了就像给身体灌了很多盐水，会使血压升高，加重心血管系统的负担。把那些高盐的零食统统扔到一边，让味蕾去适应清淡的美味，这可是对心血管系统的一种“温柔呵护”。

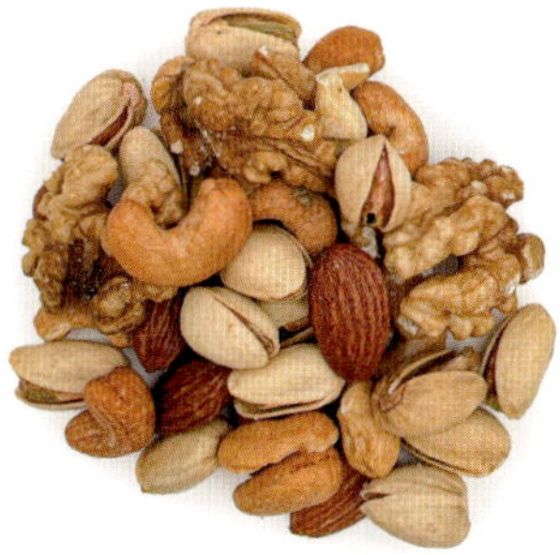

坚果利于血管健康

运动锻炼则是增强心血管系统“战斗力”的“秘密武器”。别以为在高原上就只能躺着不动，适当的运动就像给心血管系统进行了一场“特训”。可以选择一些比较缓和的运动方式，比如散步。每天在高原的蓝天、白云下悠闲地散散步，就像是带着心血管系统进行了一次轻松的旅行。在散步的过程中，心脏会有节奏地搏动，血管里的血液也会欢快地流淌，可促进有效的血液循环，增强心脏泵血的功能，保持血管壁的弹性。如果身体条件允许，大家还可以试试瑜伽，在一呼一吸之间，调节身体的气血运行，让心血管系统在宁静与平衡中得到锻炼和修复，就像给它做了一次深度的“心灵按摩”。

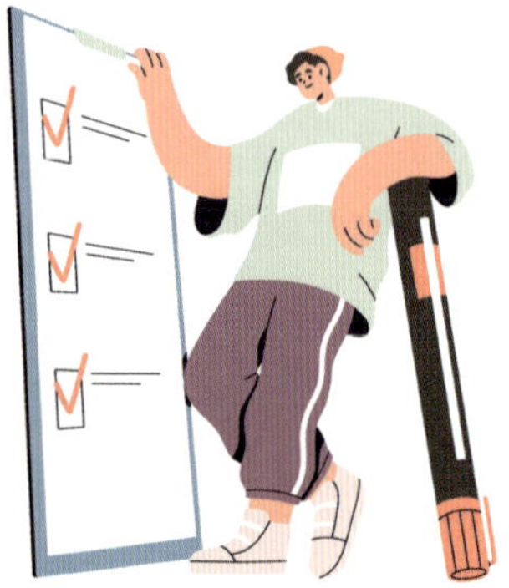
定期体检利于早期发现心血管疾病

定期体检那可是这场“保卫战”中的“侦察兵”。就像定期派出去的小卫士，去检查心血管系统有没有出现异常情况。通过体检，大家可以及时发现血压、血脂、血糖等指标的变化，以及心脏和血管的潜在问题。一旦发现了“敌人”的踪迹，就能迅速采取措施，把疾病扼杀在萌芽状态。如果发现血脂有点高，就可以及时调整饮食和增加运动量；要是发现血管有轻微的斑块形成，医生也能给出专业的治疗建议，如服用一些他汀类药物来稳定斑块，防止它“兴风作浪”。

大家在高原生活，保持良好的心态也是至关重要的。压力和焦虑就像心血管系统的“毒药”，会让心脏搏动得更快，血管收缩得更小。所以要像高原上的牦牛一样，沉稳而淡定。可以听听悠扬的藏族民歌，让那空灵的歌声带走心中的烦恼；也可以和当地的朋友一起跳跳舞，在欢快的节奏中释放压力，让心血管系统在轻松愉快的氛围中保持健康。

高原早衰：消化道的“难言之隐”

高原环境本就特殊，低压、低氧、强紫外线以及干燥的气候等因素交织在一起，为高原早衰的滋生提供了“温床”。而消化系统作为维持生命活动的关键系统之一，在高原早衰的“攻击”下也难以幸免。

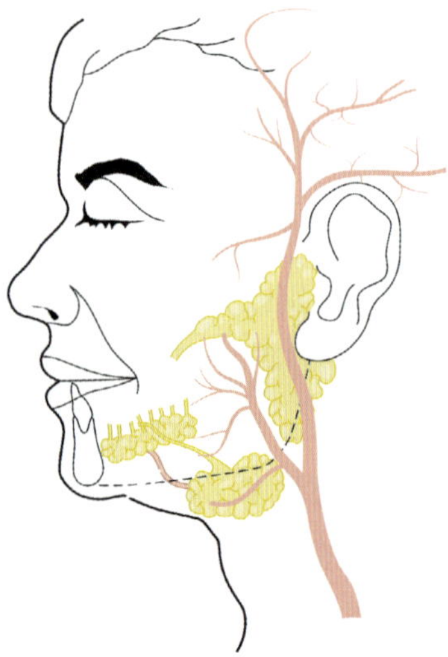
唾液分泌减少会影响初步消化和口腔健康

对于口腔而言，高原早衰可能导致唾液腺功能减退。想象一下，唾液腺就像是口腔的“小喷泉”，源源不断地分泌唾液来滋润口腔、帮助消化食物。但在高原早衰的影响下，这个“小喷泉”变得动力不足，唾液分泌减少。这不仅会使口腔变得干燥，还会影响食物在口腔内的初步消化。食物不能充分地被唾液湿润和分解，就像一辆汽车缺少了润滑油，在后续的消化“旅程”中就会面临更多的困难。而且，干燥的口腔环境容易滋生细菌，引发口臭、龋齿等问题，给我们的社交和生活带来诸多不便。

食管在高原早衰的进程中也面临挑战。食管的蠕动功能可能会减弱，就如同一条原本活力满满的“运输管道”，现在却变得慵懒无力。当我们吞咽食物时，食管不能有效地将食物推送至胃部，食物在食管内的停留时间延长。这可能会导致吞咽困难、胸骨后不适等症状，仿佛有个小疙瘩卡在胸口，让人十分难受。长期下去，还可能增加食管炎、食管憩室等疾病的发生风险。

胃是消化系统的重要“加工厂”，高原早衰对它的影响也不容小觑。胃黏膜在这种特殊环境下更容易受到损伤。低氧状态可能导致胃黏膜的血液循环不畅，就像农田里的灌溉系统出了问题，土地得不到充足的水分滋养。胃黏膜变得脆弱，胃酸的刺激就会更加明显，从而引发胃痛、胃胀、反酸等不适症状。而且，胃的消化功能也会下降，食物在胃内不能充分消化，会影响营养的吸收，身体得不到足够的养分，就像一辆汽车没有足够的燃料，难以维持正常的运转。

小肠作为营养吸收的主要场所，同样受到高原早衰的干扰。小肠绒毛是小肠吸收营养物质的“小触手”，在高原早衰的影响下，小肠绒毛可能会萎缩、变短。这就好比是一个原本密密麻麻的“刷子”，现在变得稀疏了，吸收面积大大减少。营养物质不能有效地被小肠吸收，就会随着粪便排出体外，导致人体出现营养不良、体重下降等情况。长期的营养不良会进一步削弱身体的抵抗力，使身体更容易受到各种疾病的侵袭。

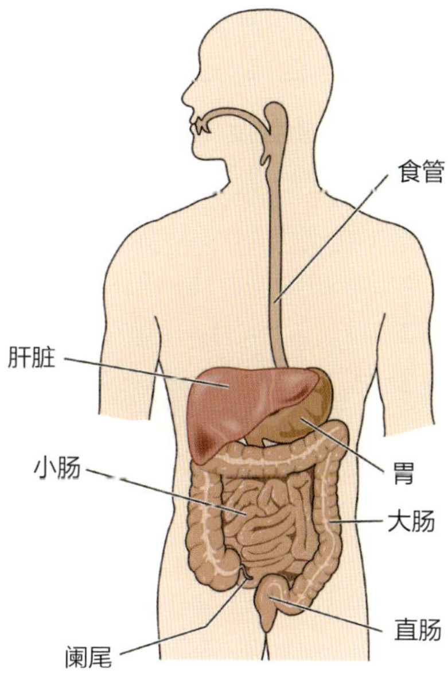

高原环境会影响整个消化系统的功能，包括食管、胃和肠道

大肠的功能也会发生改变。肠道的蠕动节

律被打乱，变得不规则。便秘或腹泻交替出现。便秘时，由于粪便在大肠内停留时间过长，水分被吸收，排出困难；腹泻时，肠道又像失控的“水龙头”，无法正常吸收水分，导致粪便稀薄。无论是便秘或腹泻，肠道内的微生态平衡受到影响，有益菌数量相对减少，有害菌可能大量繁殖，进一步加重肠道功能紊乱。

高原早衰：呼吸系统的“噩梦”

高原早衰是怎么在呼吸系统里“兴风作浪”的呢？正常的呼吸系统就像一台精密的空气净化器兼氧气加工厂，有条不紊地工作着。可一旦高原早衰掺和进来，就像来了个调皮捣蛋的“坏精灵”，把一切都搅得乱七八糟。

在高原早衰的影响下，呼吸系统面临着诸多挑战。呼吸系统也无法逃出高原早衰的“魔掌”。肺在高原本来就像个气喘吁吁的“风箱”，努力地吸入稀薄的氧气。而高原早衰一来，肺就像个老旧的吸尘器，吸力越来越小。呼吸肌也变得软弱无力，以前轻松的呼吸现在变得像爬山一样艰难，稍微活动一下就上气不接下气，仿佛被无形的大手捏住了气管，每一口呼吸都成了一种“奢侈”。肺，这个呼吸系统的“核心工厂”，首当其冲受到影响。你看啊，肺里的肺泡原本是一个个饱满的“小气球”，快乐地进行着氧气和二氧化碳的交换。由于长期处于低氧环境，肺组织的弹性纤维会发生变化，就像原本富有弹性的橡皮筋逐渐失去弹性变得僵硬老化。这使得肺的扩张和收缩能力下降，肺活量减少。每次呼吸时，肺能够

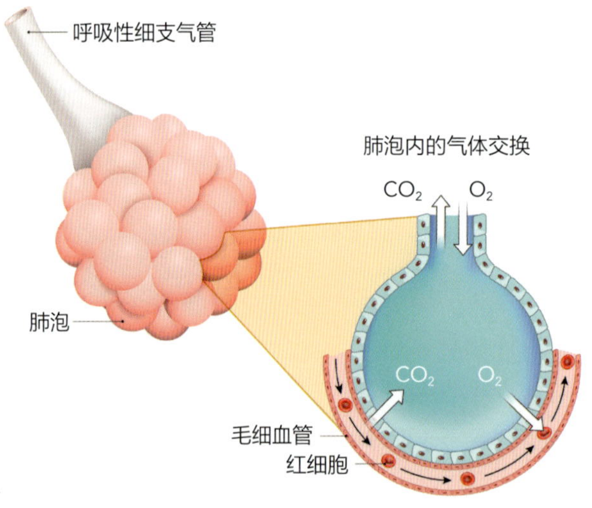

肺泡是进行气体交换的场所。通过气体交换，氧气进入毛细血管，二氧化碳被排出体外

吸入和呼出的气体量明显降低，导致人体获取的氧气量不足。但在高原早衰的作用下，肺泡就像被放了气，弹性越来越差，有的甚至还会破裂或者融合。这就好比是原本高效的生产车间，设备开始老化损坏，生产效率直线下降。每次呼吸时，能交换的氧气量明显减少，人就像被捂住了嘴巴，总是感觉缺氧，稍微一动就气喘吁吁，仿佛刚跑完一场马拉松。例如，扎西这位长期在高原生活的牧民，原本年轻时能轻松地在草原上放牧、劳作，受高原早衰的影响，他逐渐感到气短乏力，即使是日常的轻度活动，如步行一段较短的距离，也会气喘吁吁，仿佛呼吸总是跟不上身体的需求。同时，肺泡的结构和功能也会受到影响。肺泡是氧气和二氧化碳交换的微小“站点”，高原早衰可能导致肺泡壁增厚，气体交换的效率大打折扣。这就好比是一个原本畅通无阻的交通枢纽，因为道路变窄、设施老化，车辆的通行速度变得极为缓慢。长期如此，身体会处于慢性缺氧状态，进而影响到身体的各个器官和系统的正常运转。而且，高原的干燥空气和强紫外线还会刺激呼吸道黏膜，使其变得脆弱易损，容易引发呼吸道感染、咳嗽等疾病，进一步加重呼吸系统的负担，形成恶性循环。

气管和支气管呢，就像是连接外界与肺这个“工厂”的“管道系统”。高原早衰让它们变得敏感又脆弱，就像娇弱的“林黛玉”。原本光滑的管壁像被砂纸打磨过一样，变得粗糙不堪。灰尘、病菌就像一群“小流氓”，特别容易附着在上面，引发各种炎症。人一咳嗽，那真是惊天动地，感觉肺都要被咳出来了，就像老旧的汽车发动机，发出阵阵“轰鸣声”。

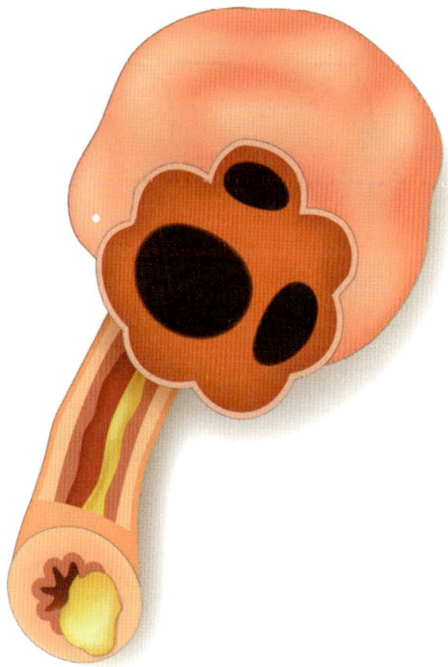
支气管和肺泡病变会导致咳嗽、咳痰、气喘和呼吸困难等症状

还有啊，负责呼吸运动的呼吸肌，在高原早衰的影响下，也开始“偷懒”了。它们原本像充满力量的“大力士”，有劲地拉动胸廓，让空气顺利进出肺；现在呢，就像没吃饱饭，力量越来越小。这就导致呼吸变得又浅又快，像拉风箱一样，“呼哧呼哧”地响，可就是吸不到多少氧气。

高原密码

锻炼呼吸肌也是个厉害的“妙招”。可以试试像吹气球这样简单又好玩的方法。每天吹几个气球，就像是给呼吸肌进行一场“力量特训”。一开始可能有点吃力，但坚持下去，呼吸肌就会像被唤醒的“沉睡巨人”，重新变得强壮有力。还有腹式呼吸，做到吸气时鼓肚子，呼气时瘪肚子，进行呼吸肌锻炼，让呼吸变得深而稳，就像给呼吸系统安装了“稳定器”。

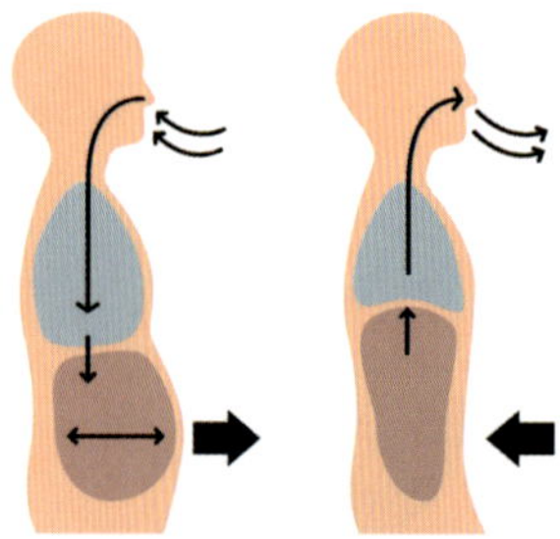

腹式呼吸

不过别怕，咱们可不是那么容易被打败的，针对这些问题，这里有不少超棒的“反击策略”呢！

首先，吸氧可是个直接有效的“救星”。给缺氧的身体及时送上氧气瓶，能迅速缓解呼吸困难的症状。但可别太依赖它哦，毕竟咱得让自己的呼吸系统慢慢强大起来。

饮食方面也不能马虎。多吃一些润肺的食物，比如雪梨。雪梨就像个温柔的“小护士”，能滋润干燥受损的呼吸道。大家可以把雪梨炖成汤，加上冰糖和银耳，那滋味，简直是呼吸系统的“美味滋补品”。还有百合、莲子等，可能会减轻肺内部分的炎症反应，让肺这个“工厂”能更安静地工作。

在高原上，注意保暖也是关键。别让呼吸系统被寒冷这个“大坏蛋”偷袭。大家出门时围上厚厚的围巾，就像给气管和支气管穿上一层“保暖铠甲”。室内保持适宜的温度和湿度，让呼吸系统能在一个舒适的环境里“休养生息”。

最后，可别忘了定期体检，及时发现呼吸系统的问题并解决它，即使高原早衰这个“小怪兽”想捣乱，我们也能早早地把它“打跑”，让呼吸系统在高原上继续快乐地工作，为我们提供充足的氧气，让我们能尽情享受高原的美景与生活！

高原早衰：免疫系统陷入“混乱世界”

在那海拔高耸的高原上，高原早衰就像个捣蛋鬼，悄悄儿地对免疫系统动起了“手脚”，一场免疫系统的“奇妙冒险”就此展开。

咱先说说这高原早衰是怎么让免疫系统“画风突变”的。想象一下，免疫系统原本是训练有素、兵强马壮的军队，时刻警惕着外敌入侵。可高原早衰一来，就像给军队施了“混乱咒”，那些免疫细胞，原本一个个精神抖擞，像勇敢的小战士，现在却变得无精打采。就好比原本活力四射的超级英雄，突然被抽走了超能力。

免疫系统这个身体的“安全卫士”也被高原早衰影响，开始晕头转向。免疫细胞们原本斗志昂扬，时刻准备抵御外敌入侵，可在高原早衰的环境里，它们就像被施了“瞌睡咒”，活性降低，数量也减少。这时候，那些病菌、病毒就像一群狡猾的小偷，瞅准机会就大肆入侵。身体开始频繁地感冒、发热，让我们陷入“病痛的泥沼”。

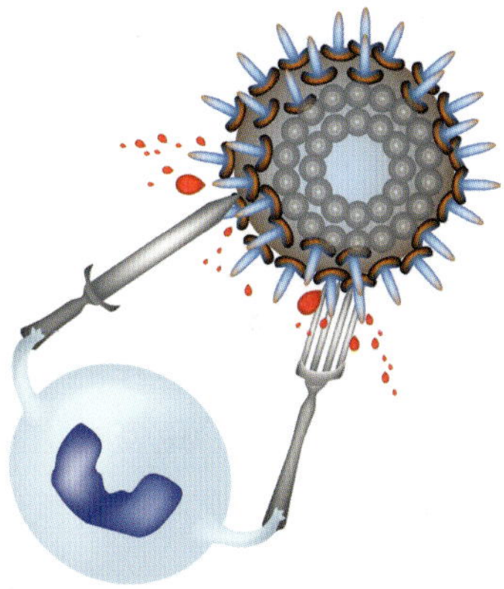

淋巴细胞正在杀伤病毒

白细胞作为免疫系统的“先锋部队”，在高原早衰的影响下，数量可能会减少，而且战斗力也大打折扣。它们就像一群疲惫的士兵，面对病菌这个“敌人”时，反应变得迟缓，杀敌效率低下。巨噬细胞呢，原本是个“大胃王”，能迅速吞噬入侵的病菌，现在却像消化不良，吞噬能力变弱，清理战场的速度也慢了下来。这就导致身体的防御城墙出现了一个个“漏洞”，病菌们就像一群狡猾的小贼，瞅准机会就往里钻。

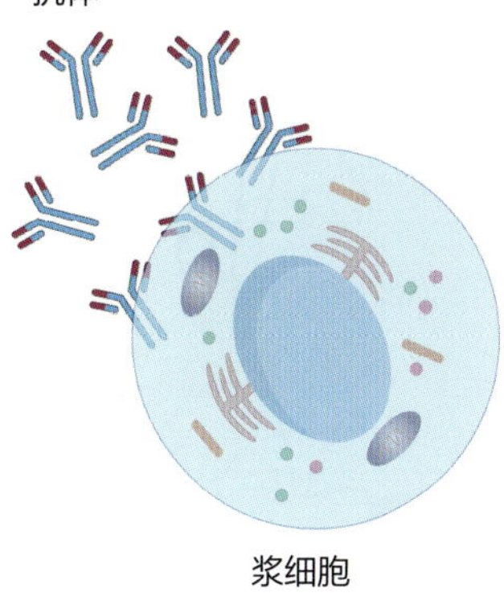

B 淋巴细胞分化为浆细胞，负责产生抗体，维护人体健康

T 细胞和 B 细胞这两位“大将”也未能幸免。T 细胞在识别和攻击受感染细胞时，开始变得“眼神不好使”，错把友军当敌军或者放过了真正的敌人。B 细胞产生抗体的能力也下降了，就像一个生产武器的工厂，产量降低，质量也不稳定。这样一来，身体对抗感染的能力就像坐滑梯，“嗖”地一下就降下来了。一旦有风吹草动，比如感冒病毒“袭击”，身体

就可能招架不住，病恹恹的好长时间才能缓过劲来。

不过呢，咱可不能就这么被高原早衰欺负得毫无还手之力，得想办法“逆袭”呀！

饮食方面，那就给免疫系统补充“弹药”。多吃点富含维生素C的水果，像橙子、柠檬，它们就像一个个“活力炸弹”，能给免疫细胞注入能量，让它们重新振作起来。还有大蒜，别嫌弃它味道大，它可是天然的“抗菌战士”，能帮免疫系统把那些偷偷潜入的病菌“打跑”。酸奶也不能少，里面的益生菌就像一群友好的“小邻居”，能帮助肠道维持良好的秩序，让免疫系统有个安稳的“大后方”。

运动也是个超级棒的“秘密武器”。大家别在高原上整天懒洋洋的，要出去活动活动。哪怕是散散步，也像是让免疫系统做了一场“热身操”。血液欢快地流淌，就像给免疫细胞们开通了“快速通道”，让它们能更迅速地奔赴“战场”。要是能来一套高原特色瑜伽，那就更好了，在一呼一吸之间，大家可调节身体能量，增强免疫细胞的“内功”。

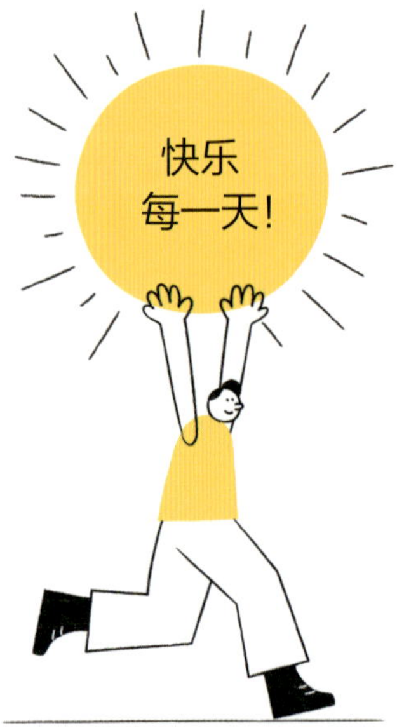

保持好心情有助于提高免疫力

睡眠更是重中之重，就像给免疫系统安排的“豪华疗养”。在甜美的睡梦中，身体就像一个忙碌的“维修车间”，免疫细胞在这个时候得到修复和再生。所以一定要保证充足的睡眠时间，让免疫系统能养精蓄锐，第二天重新变回那个威风凛凛的“防御大军”。

另外，保持好心情也相当关键。压力和焦虑就像免疫系统的“毒药”，会让它变得更加脆弱。要像高原上的雄鹰一样，自由自在，把烦恼都抛到九霄云外。听听欢快的藏族民歌，跳跳热情的锅庄舞，让快乐充满心间，免疫系统也会在这愉悦的氛围中变得更加强大。

总之，高原早衰虽然给免疫系统带来了不小的挑战，但只要我们用对方法，就能让免疫系统重新焕发光彩，在高原这片神奇的土地上，继续快乐地守护我们的健康！

高原早衰：心灵的“隐形枷锁”

人们在这片高远辽阔的高原上，除了身体被高原早衰悄然侵蚀，还有一个战场在无声地展开，那便是心理健康的阵地。

当镜子里那张本应朝气蓬勃的脸，渐渐被高原早衰刻画出岁月的沧桑，第一道心灵上的裂痕可能是自我认知崩塌。曾经那个意气风发、对未来充满无限憧憬的自己仿佛迷失了。看着同龄人在低海拔地区容光焕发，而自己却因身处高原环境提前皱纹横生、肌肤松弛、肤色暗沉，内心深处的自信如同遭遇雪崩。“我怎么变成了这样？”这样的自我怀疑不断在脑海中回荡，每一次照镜子都是对自尊心的一次刺痛。

社交，这原本能带来快乐与归属感的活动，也因为高原早衰而变得危机四伏。自己开始害怕他人异样的眼光，担心成为人群中的焦点。自己在聚会中，总觉得格格不入，仿佛戴着一个写满“早衰”的标签。原本开朗健谈的人可能会变得沉默寡言，总是不自觉地回避社交场合，渐渐地与朋友们疏远。长此以往，孤独感如同黑暗中的潮水将心灵淹没，那种被世界遗弃的感觉愈发强烈。

患者面对未来时，原本充满希望的画卷也仿佛被罩上了一层阴霾。他们对爱情的憧憬，可能因为对自己外貌的自卑而退缩。部分人在职业发展上，也会担心因为看起来不够年轻有活力而错失机会。每一次的挫折感都会在心灵深处堆积，如同沉甸甸的巨石，压得人喘不过气来。焦虑和抑郁的情绪开始像幽灵般缠绕，失眠的夜晚越来越多，让人对生活的热情也在一点点熄灭。

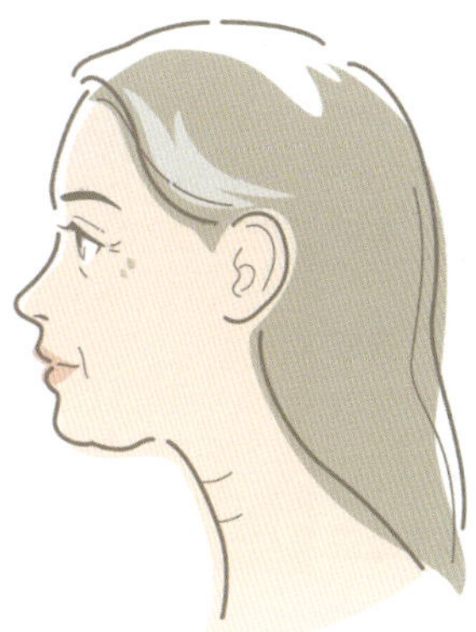
容貌早衰可能导致沮丧、抑郁、焦虑等负面情绪

然而，我们不能让高原早衰就这样肆意地禁锢心灵，要学会接纳自己，明白这是高原赋予我们的独特

经历，每一道皱纹都是与高原环境抗争的印记，也是生命坚韧的见证。积极地寻求家人和朋友的支持，当你勇敢地打开心扉，会发现真正的友情和亲情不会因外貌的改变而消逝。同时，大家还应通过健康的生活方式，如适度的运动、合理的饮食和规律的作息，来改善身体和心理的状态。大家在高原这片土地上，让心灵挣脱“隐形枷锁”，重新绽放出属于自己的光彩，向着阳光，坚定地前行。

高原早衰的成因：不是“不解之谜”

高原早衰是一个复杂的生理现象，主要是由高原特殊的环境因素以及人体的生理反应相互作用导致的。

主要原因

强紫外线辐射： 高原地区空气稀薄，地面的紫外线辐射强度明显高于低海拔地区。紫外线中的 UVA 能够穿透皮肤表层，直达真皮层。UVA 可破坏皮肤底层的胶原蛋白和弹性纤维，让皮肤失去弹性，变得松弛，产生皱纹；UVB 作用于皮肤的表层，可引起皮肤晒伤、红斑，长期暴露还会增加皮肤癌的发病风险。紫外线还会刺激皮肤细胞产生大量自由基。自由基是一种具有高度活性的化学物质，会攻击细胞内的各种生物分子，如脱氧核糖核酸（DNA）、蛋白质和脂质等，导致细胞功能受损，加速皮肤衰老。

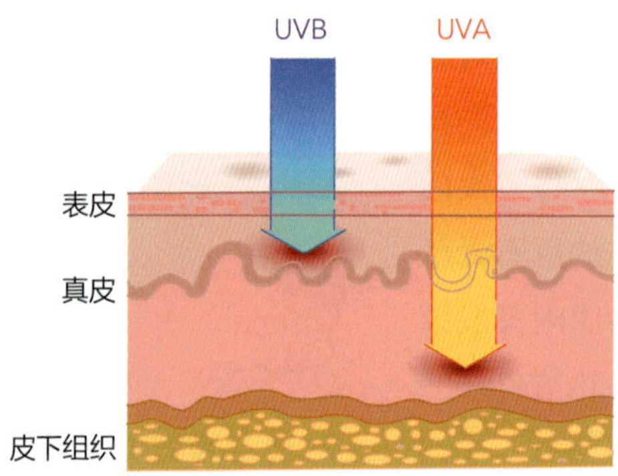

强紫外线对皮肤的损害是早衰的重要原因。不同类型的紫外线对皮肤的损害深度不同

低氧环境： 高原地区氧气含量较低，人体为了适应这种环境，会启动一系列的生理调节机制。其中，缺氧诱导因子（HIF）会被激活，它可以调节多种基因的表达。在这个过程中，身体会增加红细胞的生成，以提高氧气的运输能力。然而，红细胞增多会使血液黏稠度上升，导致血流速度减慢，影响组织

器官的血液灌注。持续的低氧状态会使身体处于慢性应激状态，促使体内产生更多的一种自由基-活性氧（ROS），会干扰细胞的正常代谢，引起氧化应激反应，损伤细胞内的线粒体等细胞器，导致细胞功能障碍，进而加速全身各器官系统的衰老进程。

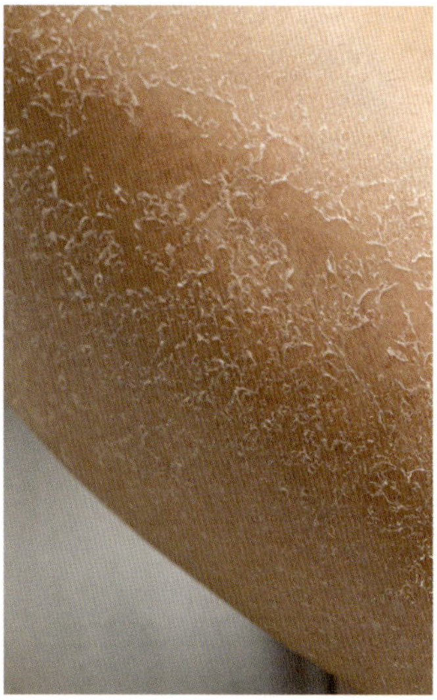
皮肤干燥脱屑

干燥气候： 高原气候通常比较干燥，空气中的水分含量低，导致皮肤角质层水分流失，使得皮肤屏障功能受损，皮肤就会变得干燥、粗糙，角质层增厚，弹性下降。同时，干燥的空气使呼吸道黏膜分泌的黏液减少，出现呼吸道防御功能降低。这不仅容易导致呼吸道感染，还会使呼吸道黏膜的修复能力减弱，长此以往，可能引起呼吸道黏膜的慢性炎症，进一步影响呼吸功能，间接加速身体衰老。

极端温度变化： 高原地区昼夜温差大，气温变化剧烈。这种频繁的温度变化会使皮肤血管频繁地收缩和舒张，就像橡皮筋一样，长时间的拉伸和收缩会导致血管弹性下降。当皮肤温度骤降时，皮肤细胞的代谢活动也会受到抑制，细胞内的各种酶活性降低，影响细胞的正常功能。而温度升高时，皮肤又会面临散热的压力，进一步加重皮肤的负担，长期的冷热交替刺激加速了皮肤衰老，同时也对身体内部的体温调节系统造成压力，影响整体的生理功能。

发病机制

氧化应激机制： 如前面提到的，高原环境中的紫外线辐射、低氧状态和其他应激因素会导致体内自由基（如 ROS）生成增多。而人体自身的超氧化物歧化酶（SOD）等抗氧化防御系统可能无法及时清除过多的自由基。过量的自由基会引发氧化应激反应，攻击细胞内的各种生物分子。例如，它们会使 DNA 发生氧化损伤，导致基因突变；攻击细胞膜上的不饱和脂肪酸，引发脂质过氧化，破坏

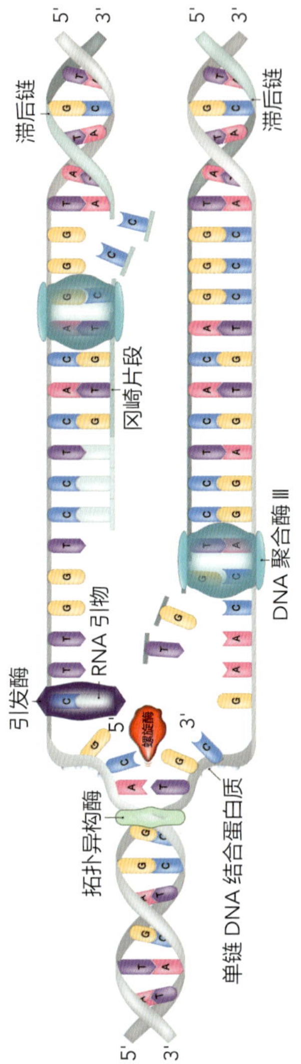

氧化应激会破坏 DNA 复制和修复，导致疾病的发生

细胞膜的完整性和流动性；还会使蛋白质分子发生交联、变性，影响蛋白质的正常功能。这些细胞水平的损伤会逐渐累积，导致细胞衰老、凋亡，最终影响组织器官的正常结构和功能，促使全身出现早衰现象。

慢性炎症机制：紫外线照射、低氧、干燥和温度变化等因素会引起皮肤和身体内部组织的炎症反应。在皮肤方面，紫外线可诱导皮肤细胞释放炎症介质，还会吸引免疫细胞聚集到炎症部位，进一步加重炎症反应。在身体内部，低氧和其他应激因素也会激活炎症信号通路，导致全身慢性炎症状态。慢性炎症会刺激细胞分泌更多的细胞外基质降解酶，如基质金属蛋白酶（MMP），这些酶会分解胶原蛋白、弹性纤维等细胞外基质成分，破坏组织的结构完整性。同时，炎症还会干扰细胞的正常增殖、分化和修复过程，加速细胞衰老，促进组织器官的纤维化和功能衰退。

内分泌紊乱机制：高原环境对人体内分泌系统也有显著影响。低氧和应激状态会干扰下丘脑 - 垂体 - 肾上腺轴（HPA）的正常功能，出现激素分泌失衡。例如，应激激素皮质醇水平可能会升高，会抑制免疫系统、影响血糖和血压调节，还会抑制胶原蛋白的合成，对皮肤和身体其他组织的健康产生负面影响。另外，甲状腺激素等其他内分泌激素的分泌和代谢也可能受到影响。甲状腺激素对身体的新陈代谢、生长发育等过程至关重要，其功能紊乱会导致代谢率异常，加速身体的衰老进程。内分泌系统的紊乱与氧化应激和慢性炎症相互作用，形成一个复杂的网络，共同推动高原早衰的发生和发展。

细胞衰老和凋亡机制：在高原环境的各种有害因素作用下，细胞的衰老和凋亡进程会加快。细胞衰老主要表现为细胞周期停滞、细胞形态改变和细胞功能衰退。高原环境中的氧化应激和慢性炎症可能会加速端粒的缩短，加速细胞衰老。

同时，细胞内的 DNA 损伤、线粒体功能障碍等因素也会激活细胞内的衰老信号通路，促使细胞进入衰老状态。此外，严重受损的细胞会启动凋亡程序，导致组织细胞数量减少，组织器官的结构和功能完整性受损，从而加速身体衰老。

高原衰老发病极其复杂，人们还在不断探索中。想必有一天会完全真相大白。

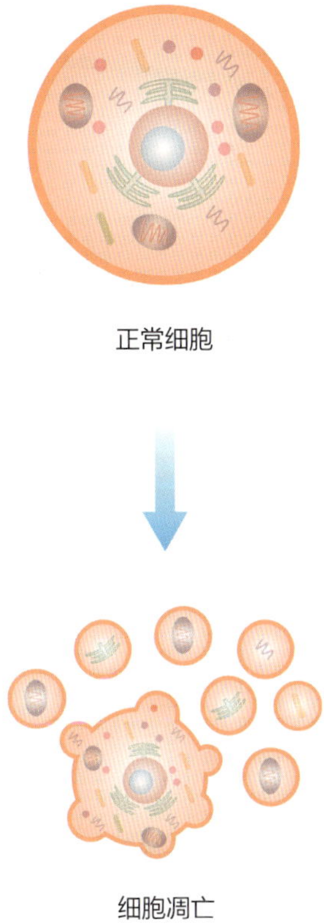

氧化应激会破坏 DNA 复制和修复，导致疾病的发生

发生高原早衰怎么办？别慌，我们有对策

在高原这片美丽却又“暗藏危机”的土地上，面对高原早衰这个恼人的“家伙”，我们可不能坐以待毙。在高原地区，居民们在长期的生活实践中积累了许多预防高原早衰的传统经验。以下是一些预防高原早衰的实用生活建议。

饮食调整

增加抗氧化食物的摄入：增加色彩丰富的蔬果，多吃蓝莓、草莓、覆盆子等浆果类水果，它们富含花青素，是强大的抗氧化剂，能有效清除自由基。含有丰富的维生素 C、维生素 E 和 β- 胡萝卜素的食物，有助于对抗氧化应激，保护细胞免受损伤。建议每天摄入不同颜色的蔬菜和水果，像菠菜、西蓝花、胡萝卜等总量达到 500 ~ 800 克。

高原密码

护肤防晒

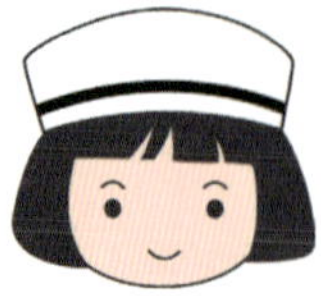

1 使用防晒产品

高原地区紫外线强烈，大家每天应涂抹高倍数、广谱防晒霜，选择防晒指数（SPF）30以上且能抵御UVA和UVB的产品。大家在出门前15～30分钟，注意涂抹防晒霜于面部、颈部、手部等暴露的部位，包括耳朵、颈部后侧等容易被忽略的地方，并且每2～3小时补涂一次。

2 物理防晒措施

大家配备宽边遮阳帽，帽檐宽度最好在7～10厘米，能有效遮挡阳光直射面部和颈部；同时，佩戴能阻挡紫外线的太阳镜，保护眼周肌肤，还可以减少患眼部疾病的风险。大家外出时尽量穿长袖、长裤的防晒服，衣物材质编织紧密、具有防晒功能（紫外线防护系数UPF 50+）。

3 皮肤保湿护理

高原气候干燥，皮肤水分流失快。建议使用含有甘油、透明质酸等高效保湿成分的护肤品。大家早晚洁面后，立即涂抹保湿乳液或面霜，锁住皮肤水分。每周可以敷2～3次保湿面膜，为皮肤补充足够的水分，可以使用加湿器保持室内空气湿度在40%～60%，利于减少皮肤水分的蒸发。

摄入坚果和种子： 杏仁、核桃、葵花籽等含有维生素 E、不饱和脂肪酸等营养成分。每天吃一小把（10 ~ 15 克）坚果，既能补充营养，又能帮助身体抵御自由基的侵害。

保证摄取足量的优质蛋白质。

①瘦肉和鱼类：像鸡肉、牛肉、三文鱼、鳕鱼等都是优质蛋白质的良好来源。蛋白质有助于身体组织的修复和维持正常的生理功能，例如保持皮肤的弹性和肌肉的力量。建议每天摄入适量的瘦肉或鱼类 100 ~ 150 克。

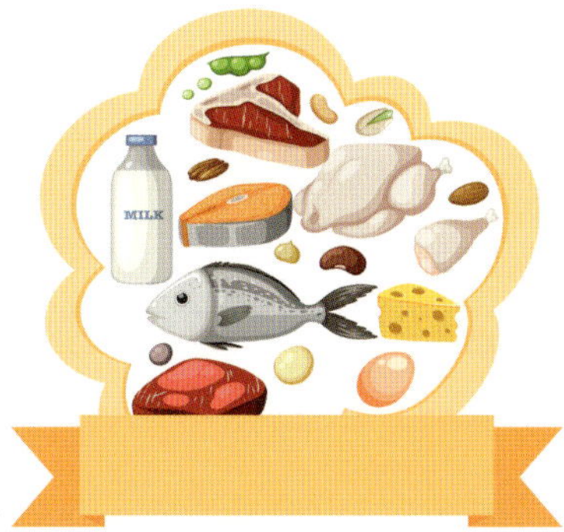

高原地区要保证优质蛋白质的摄入

②豆类及豆制品：黄豆、黑豆、豆腐、豆浆等含有丰富的植物蛋白，同时还含有大豆异黄酮，具有一定的抗氧化和调节内分泌的作用。可以经常食用，例如每天喝一杯豆浆或者吃一块豆腐。

③蛋类和奶制品：鸡蛋、牛奶、酸奶等是优质蛋白质和钙的重要来源。每天可以吃 1 ~ 2 个鸡蛋，喝 300 ~ 500 毫升牛奶或酸奶，为身体提供必要的营养支持。

高原特色传统饮食

肉及肉制品： 高原居民饮食中的重要组成部分——牦牛肉和羊肉，富含高质量的蛋白质，能够帮助身体维持组织的修复和正常功能。蛋白质对于保持皮肤弹性、肌肉力量以及身体各器官的正常运转都非常关键，有助于抵抗早衰。例如，在藏族传统饮食中，牦牛肉干是常见的食物，它不仅营养丰富，还方便保存和携带。

奶制品： 像酥油茶和酸奶是高原地区广受欢迎的奶制品。酥油茶是用牦牛奶或羊奶制成的，含有丰富的脂肪和蛋白质。其中的脂肪能够为身体提供能量，

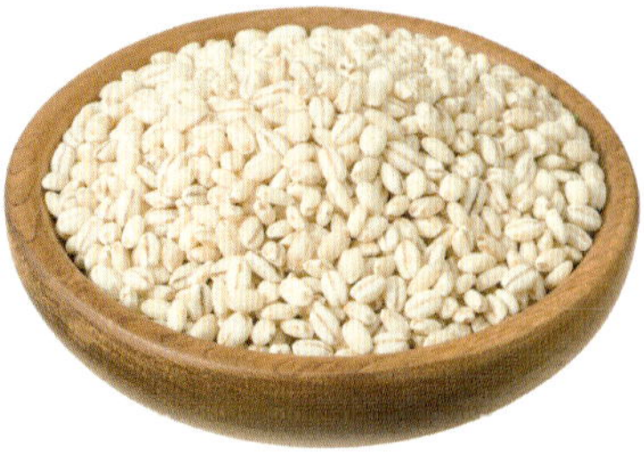

青稞

帮助应对高原寒冷的气候，同时也可对皮肤起一定的滋润作用。酸奶则含有大量的益生菌，有助于调节肠道菌群，增强消化系统的功能，促进营养吸收，从内部维护身体健康，预防早衰。

青稞： 作为高原主要的粮食作物，青稞被广泛食用。它富含膳食纤维、维生素 B 族和 β- 葡聚糖。膳食纤维能促进肠道蠕动，防止便秘，而 β- 葡聚糖具有抗氧化和增强免疫力的作用。居民们会将青稞制成青稞面、青稞酒或直接煮青稞食用，是维持身体活力的重要食物。

草药和茶饮： 冬虫夏草被视为高原地区的珍贵药材。在传统中医学中，冬虫夏草有补肾益肺、止血化痰的功效，可以增强身体功能、提高免疫力，从而在一定程度上预防身体早衰。大家一般会将冬虫夏草炖煮在汤中或者泡在酒里食用。西红花，具有浓郁的色彩，不仅用于烹饪，还用于制作茶饮。西红花含有多种活性成分，如西红花素和西红花酸，具有抗氧化、抗炎和调节内分泌的作用。居民们会用西红花泡水饮用，认为它对皮肤和身体内部的健康都有益处。高原茶饮，比如用高山茶叶混合酥油、盐巴等制成的特色茶饮。茶叶本身含有茶多酚等抗氧化成分，酥油可提供能量和滋润成分，这种茶饮在为身体补充水分的同时，还能提供一定的营养和抗氧化保护。

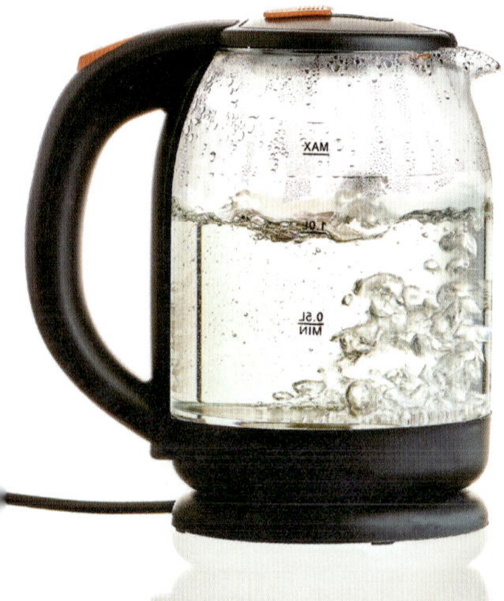

补充水分首先推荐白开水

合理摄入健康脂肪： 选择橄榄油、鱼油等富含不饱和脂肪酸的油脂，有助于维持细胞膜的健康和正常的生理功能。大家在烹饪过程中应适量使用这些健康油脂，减少动物油脂和反式脂肪酸的摄入。

注重水分补充和膳食纤维摄入： 在高原，保持良好的生活习惯就像给健康上了一份保险。多喝水，这听起来很简单，但真的很重要。水就像身体的“润滑剂”，能让身体的各个器官都顺畅地运转起来。充足的睡眠也很关键，就像给身体的各个细胞都按下了“修复键”。在睡眠中，身体会努力修复受损的细胞，让皮肤和身体功能都能得到恢复。充足饮水，每天摄入 1.5 ~ 2 升的水，以白开水为主，也可以适当饮用一些淡茶。少量多次饮用，避免一次性大量饮水给心脏和肾脏带来负担。增加膳食纤维，多吃燕麦、糙米等全谷物、蔬菜及水果等富含膳食纤维的食物，促进肠道蠕动，预防便秘，较好地维持肠道微生态平衡。例如，每天可以吃 50 ~ 100 克全谷物，以及足够的蔬菜和水果来满足膳食纤维的需求。

生活习惯的改善

（1）适度运动锻炼：适当运动是让身体活力满满的秘诀。

选择合适的运动方式：人在高原，不能做太剧烈的运动，但是像散步、瑜伽这些比较温和的运动就很合适。散步就像是一场和大自然的亲密约会，能让身体的血液循环更加顺畅。瑜伽能帮助我们调节呼吸，让身体更好地适应高原环境，同时还能拉伸肌肉和韧带，让身体更加柔软、灵活。在高原环境下，大家应选择适合自己身体状况和高原条件的运动方式。例如可以每天进行 30 ~ 60 分钟散步。瑜伽能够帮助大家调节呼吸、增强身体柔韧度，可每周进行 3 ~ 4 次瑜伽练习，每次 30 ~ 45 分钟。对于身体状况较好的人，慢跑也很好，但要避免过度劳累，注意运动强度和时间。

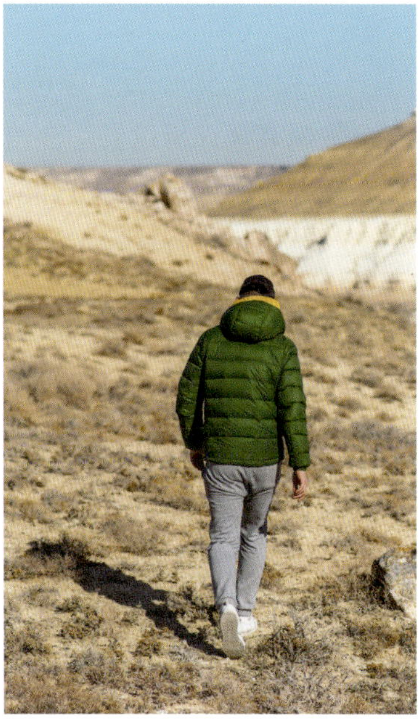

高原地区的运动应从散步等轻量运动开始，待身体彻底适应高原环境后，才考虑负荷锻炼，避免过度运动

循序渐进增加强度：大家在开始运动时，运动强度要低，等身体适应后逐渐增加运动强度和时间。例如，刚开始散步时，大家可以选择较慢的速度，等身体适应后再适当加快步伐或者延长散步距离。大家在运动过程中，如果出现头晕、呼吸困难等不适症状，需要立即停止运动，就近休息。

（2）规律作息

保持充足睡眠：每天保证 7 ~ 9 小时的高质量睡眠。良好的睡眠有助于身体各器官的修复和调整，促进新陈代谢。晚上尽量在 10 ~ 11 点入睡，养成固定的作息时间，让身体适应规律的生物钟。

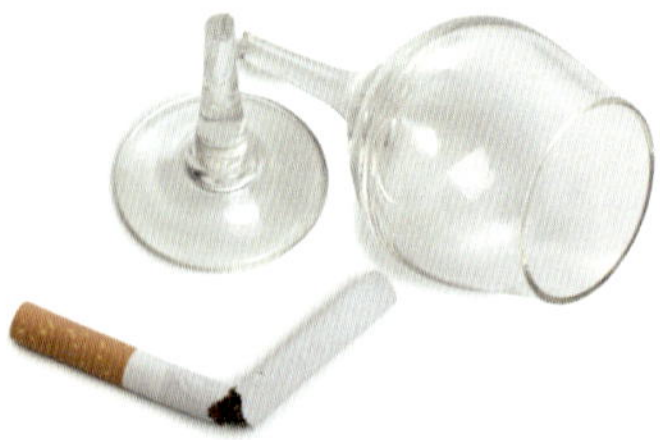

戒烟限酒

创造良好的睡眠环境：保持卧室安静、黑暗和凉爽，有助于提高睡眠质量。可以使用窗帘、耳塞等辅助工具来营造舒适的睡眠环境。

减少不良习惯：戒烟限酒是非常重要的。吸烟会损伤血管内皮，有害物质还会损害皮肤、呼吸系统。过量饮酒会影响肝脏功能，加重身体负担，加速衰老。

（3）积极进行心理调节

保持积极心态：保持好心情就像给抗衰之旅点亮了一盏明灯。压力和焦虑会加速衰老，所以要学会给自己减压。大家可以听听音乐，让优美的旋律像春风一样拂过心田；也可以和朋友聊聊天，分享生活中的点滴趣事，让快乐加倍。压力和焦虑会对身体产生负面影响，加速衰老。大家学会用积极的心态面对高原生活，通过听音乐、阅读、绘画等方式放松自己；可以定期参加一些自己感兴趣的活动，如登山俱乐部、摄影小组等，丰富生活的同时缓解压力。

加强社交互动：大家要与家人、朋友和邻居保持良好的关系，积极参与社交活动。社交互动可以提供情感支持，减少孤独感和心理压力。例如，大家每周可以安排一次与朋友的聚会或者参加社区组织的活动。

（4）传统养生保健

宗教仪式与冥想：在一些高原地区的宗教文化中，如在藏传佛教中，冥想是一种常见的修行方式。冥想能够帮助人们减轻压力、放松身心，调节神经系统，缓解焦虑情绪，从而对身体功能产生积极的影响，从心理层面预防早衰。

传统按摩与推拿：例如，藏族的一些传统按摩手法，针对身体的经络和穴位进行按摩，可以促进血液循环，缓解肌肉疲劳，调节身体的气血运行。在家庭中或一些传统的疗养场所，人们会定期进行按摩来维护身体健康。

（5）定期体检

如果您长期在高原地区生活，建议定期进行心肺功能检查，及时了解自身的健康状况，发现潜在问题，采取相应措施。

面对高原早衰，只要我们从内到外、从生活的方方面面都做好应对措施，就能在高原这片土地上，依然保持活力，让早衰离我们远远的。

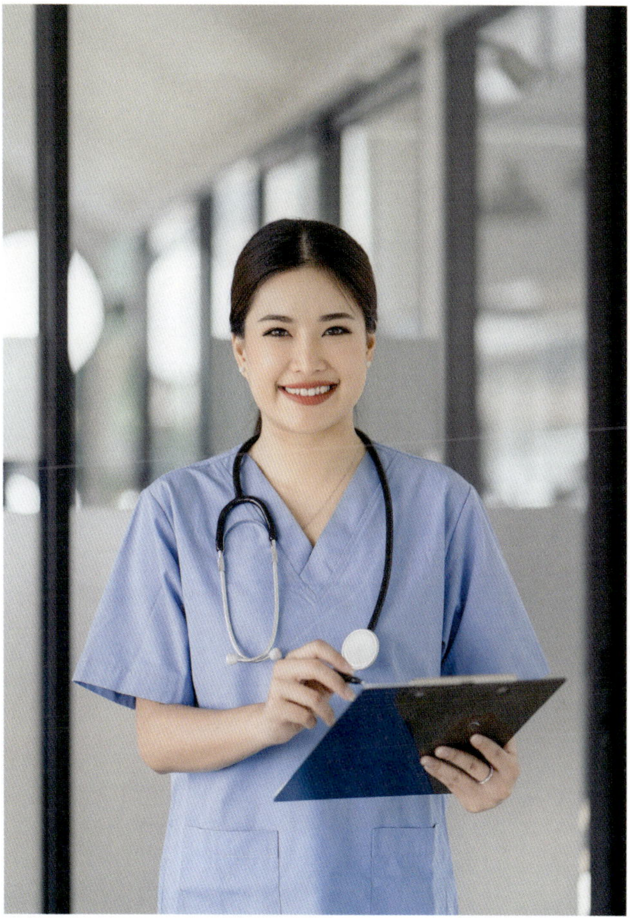

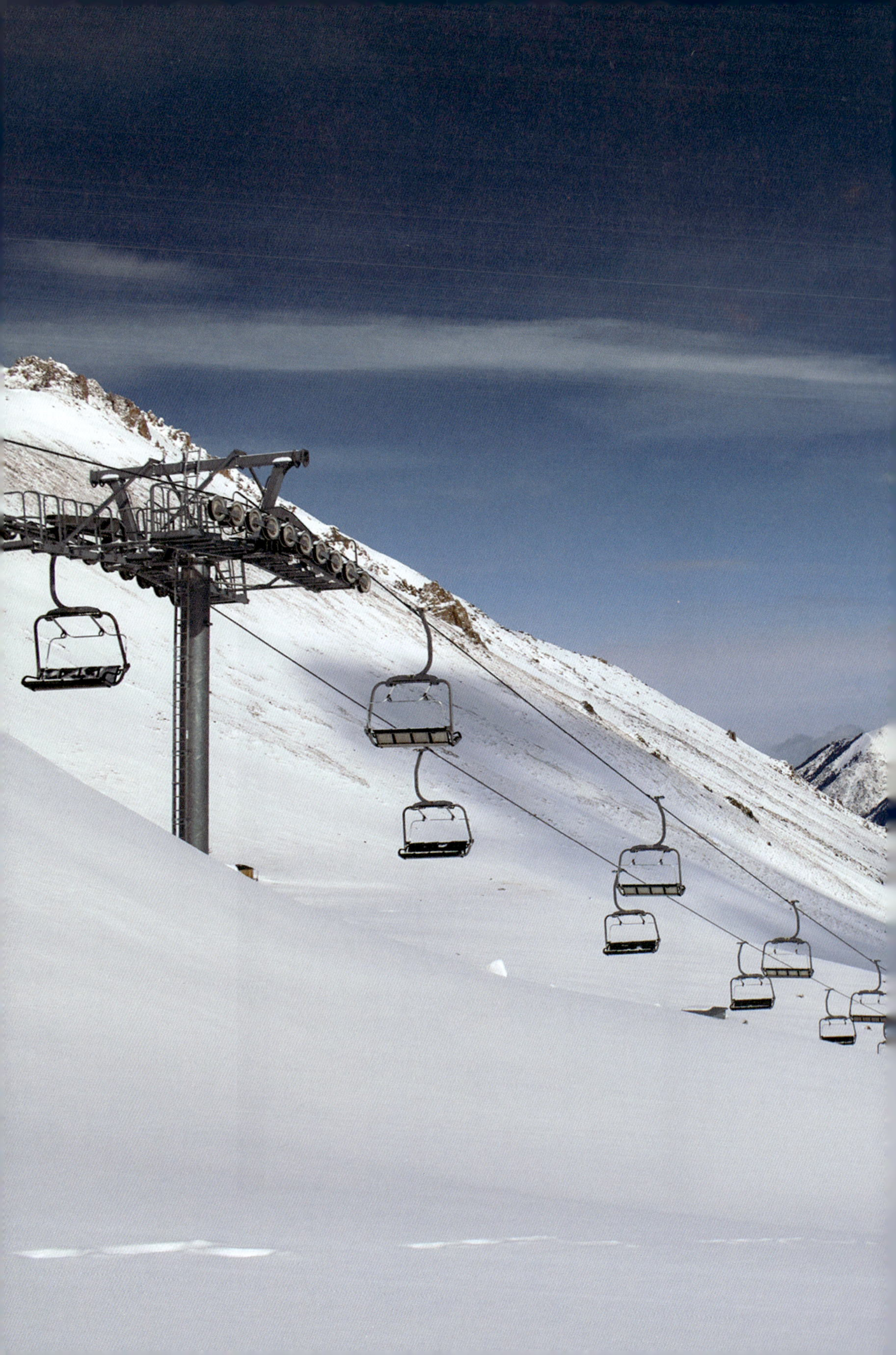

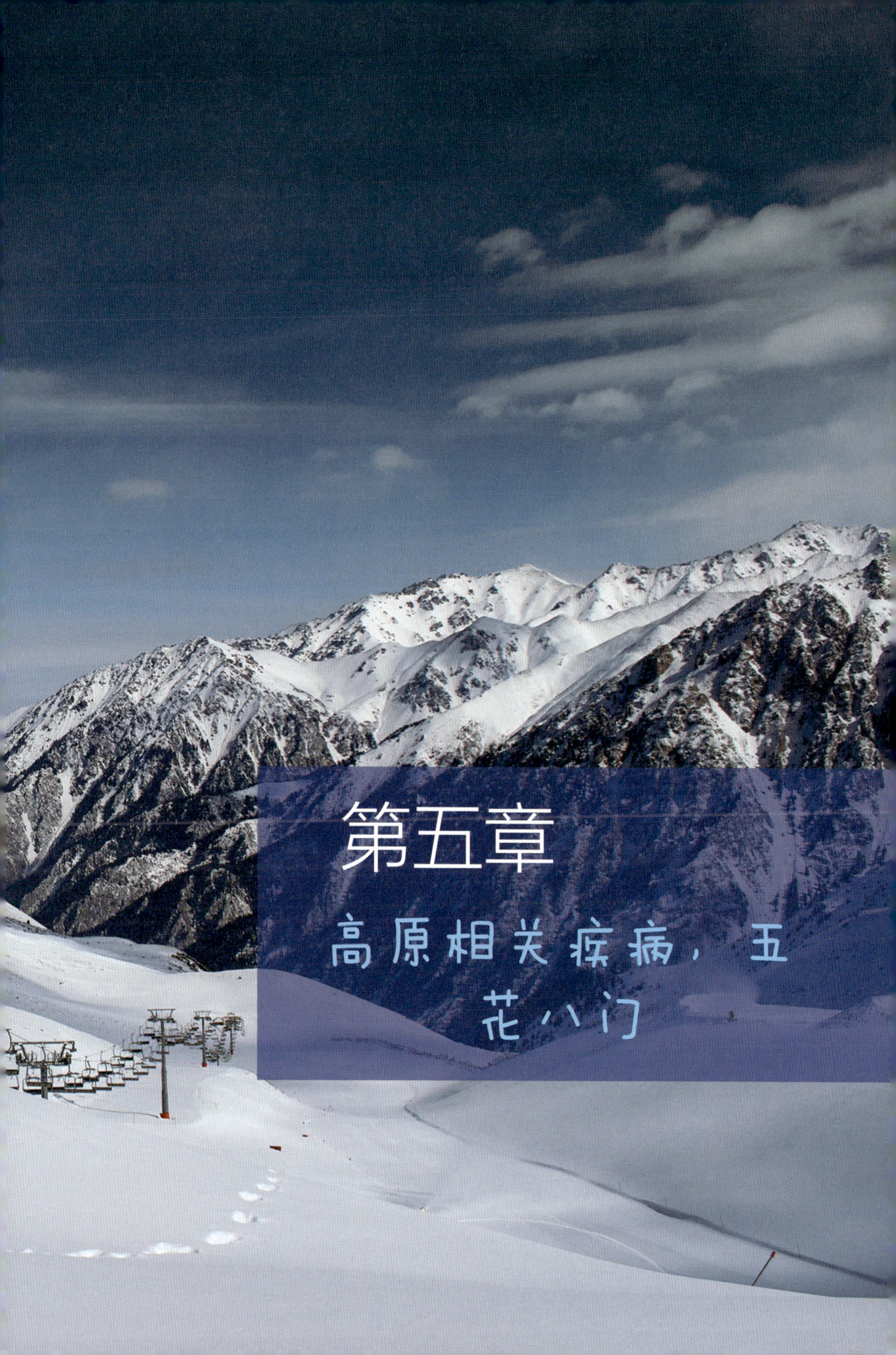

第五章

高原相关疾病，五花八门

第一节
雪盲：雪地“隐形刀片”

冬日的雪山，宛如一条沉睡的巨龙，洁白的山峰在阳光的映照下闪耀着迷人的光芒。年轻的登山爱好者阿明没有佩戴雪镜，但怀着对大自然的无限向往和挑战自我的决心，还是踏入了这片银白的世界。一路上，阿明被眼前壮丽的雪景深深吸引，茫茫的积雪一望无际。为了尽快登顶，他一刻不停地攀登着，不知不觉间，便在这雪地里行进了许久。阳光经过雪地反射的紫外线如同千万把隐形刀片，无声地切割着他的角膜上皮。起初他只是觉得眼睛发痒，像有雪粒钻进眼皮，随着眼睛持续暴露，这种刺激升级为烧灼感——就像有人往眼球上撒了一把盐并反复摩擦。当他眼前开始出现彩色光斑时，角膜已经像被砂纸打磨过般伤痕累累……直到这时，阿明才意识到问题的严重性，他强忍着眼睛的不适，缓慢地停下了脚步，心中满是担忧和懊悔。幸运的是，他的队友们及时赶到，帮助他蒙上眼睛，搀扶着他下撤到安全地带。经医生检查，阿明患上了“雪盲”。

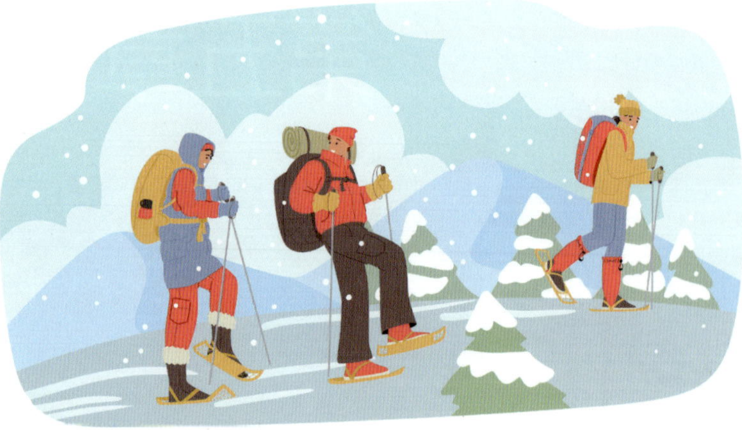

这一场意外，让我们看到了雪盲的潜在威胁。接下来，我们将深入了解雪盲究竟是怎么回事，它有哪些症状以及如何预防和治疗，从而为每一位向往雪山的人敲响安全的警钟。

什么是雪盲

雪盲是光照性眼炎的一种，主要发生在雪地，患者暴露数小时后，由高剂量紫外线辐射引起的角膜和结膜的急性损伤。多次降雪后积雪的反射率很高，人眼长时间受强光中的紫外线刺激，可表现为物感、疼痛、畏光、流泪和睁眼困难，发病期间会有视物模糊，甚至出现暂时性失明。雪盲在高原尤为常见，那么其产生的原因是什么？会对我们造成什么样的影响？

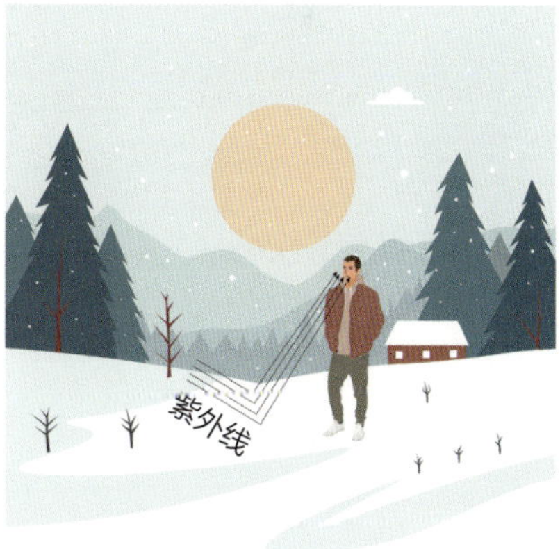

雪地反射光线中的紫外线对眼睛的灼伤是雪盲的发生机制

雪盲产生的原因

目前有两种不同的观点：一种观点认为，雪盲是由于光线在雪地上反射，反射光对眼睛造成伤害；另一种观点则认为，雪盲是由于眼中空无一物，没有参照物，眼睛短暂失明。

第一种观点源自传统医学，认为强阳光照射在积雪上，而白雪对光的吸收能力极低，对紫外

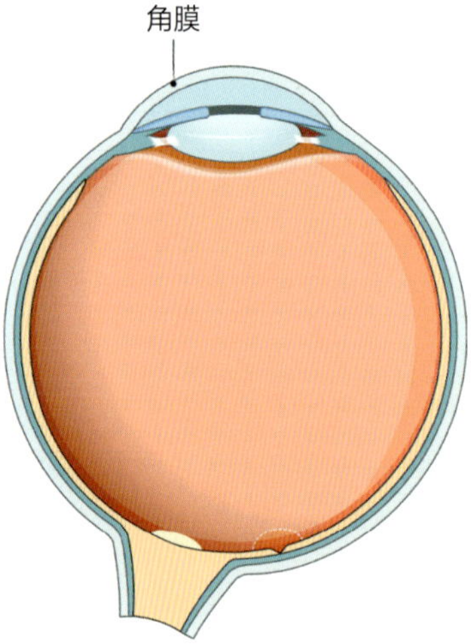

紫外线容易灼伤眼睛的角膜、结膜和视网膜

线的反射量可增强 5% ~ 6%，大量紫外线被眼睛角膜与结膜吸收，出现类似于电光性眼炎的损害，甚至使视网膜受到强烈刺激而损伤，出现短暂视物模糊不清等症状，雪盲通常在雪辐射 6 ~ 8 小时发生，可单眼出现或双眼同时出现。

第二种观点则认为，导致雪盲的并非雪地反光，而是雪地空无一物。据 2009 年美国陆军医学研究与发展司令部的公开档案显示："人的眼睛其实总在不知疲倦地探索世界，从一个落点到另一个落点。要是连续搜索而找不到任何一个落点，它就会因紧张而失明。"虽然"雪盲"的名字看起来会让人感觉是与雪地环境有关，但事实上却并非如此，任何产生强光条件的环境都有可能引发雪盲。宽阔的海面、荒无人烟的沙漠、观看日全食，甚至城市中大面积的玻璃幕墙都有可能导致雪盲。

雪盲患者有哪些症状

雪盲患者感觉双眼眼睑痉挛、刺痛、灼痛、异物感、畏光、流泪、视物模糊、结膜充血水肿、视物变形；严重者角膜出现弥漫性上皮脱落，造成暂时性失明。雪盲的伴随症状有头痛、头晕、恶心等。

出现雪盲该怎么办

雪盲的治疗包括镇痛以及防止再次受伤。不慎被雪原强光反射后应立即脱离光源，居于暗室；及时局部冷敷，闭目休息。远离照射源后首先对眼部进行清洗，然后再涂抹药膏；最后用眼罩或其他物品（如干净的手帕、清洁的纱布等）轻轻敷住眼睛。

一般雪盲的症状可在 24 小时到 3 天恢复，稍微严重的症状通常需要 5 ~ 7 天才会消失。若雪盲症状比较严重或因自己治疗失误导致症状更加严重时，应及时就医。

雪盲的治疗

若患者疼痛难忍，可暂时予局部麻醉药，同时口服镇痛抗炎药缓解症状；予局部抗炎类眼药水（抗生素类或非甾体抗炎药）、促角膜修复类的眼液；患者经及时治疗，一般 24 ~ 48 小时症状会明显好转，角膜上皮愈合。

如何预防雪盲

佩戴护目镜，护目镜不仅可以遮挡地面溅起的雪，更重要的是可以过滤强光，大大减少强光对眼睛的刺激和伤害；大家在雪地游玩时，不可长久逗留，适当控制时间；若出现眼睛不适，应立即停止户外活动，转移至室内休息。

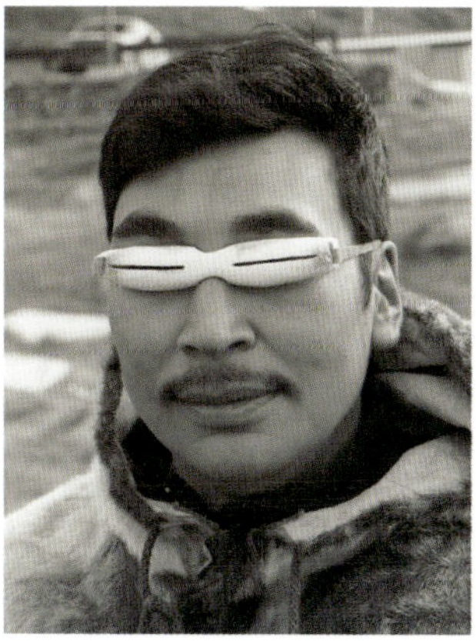

因纽特人使用传统的护目镜预防雪盲

第二节

高原白内障：眼睛里的“磨砂玻璃”

在遥远的西部高原，有一个小小的村落，这里的天空湛蓝如宝石，阳光格外耀眼。村里的老牧民扎西，一生都在这片高原上放牧，与牛羊为伴，与雪山共眠。随着岁月的流逝，扎西的眼睛逐渐出现了问题。起初，他只是觉得看东西有些模糊，像是眼前蒙了一层薄纱，尤其是在强光下，眼睛会不自觉地流泪、酸涩刺痛。他以为是风沙吹进了眼睛，并未过多在意。然而，情况愈发严重，视力下降明显，已经影响到了他的日常生活，甚至在放牧时都难以辨别方向，常寻找丢失的牛羊。家人焦急万分，赶忙带他去县城的医院检查。医生经过详细的检查后，神情凝重地告知扎西和他的家人，他患上了“高原白内障”。

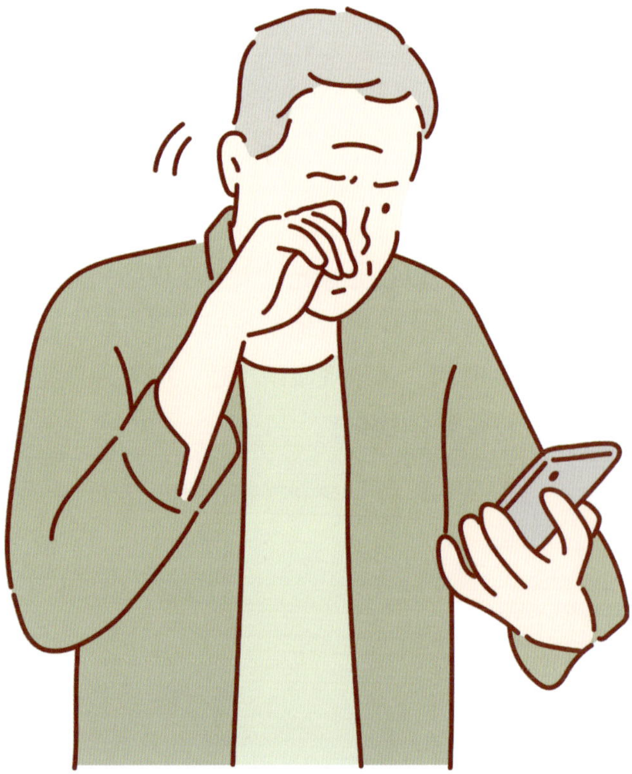

这个故事让我们初步了解到高原环境对眼睛可能造成的伤害，接下来，我们将深入探究高原白内障的成因、症状、预防与治疗措施，帮助更多像扎西这样的高原居民以及前往高原地区的人们守护好心灵的窗户。

为什么高原地区更容易出现白内障

高原地区人群白内障患病率比平原地区高，阿里地区高达10%。同时高原地区白内障的平均发病年龄比内地平原地区早5～10岁。过熟期和核性白内障较为常见。高原白内障发生的首要原因是日光照射强，红外线、紫外线损伤晶状体，缺氧致房水中乳酸含量高，对晶状体有一定的毒性作用；其次，高原饮食缺乏维生素和微量元素，进而影响晶状体蛋白正常代谢，导致白内障的多发。

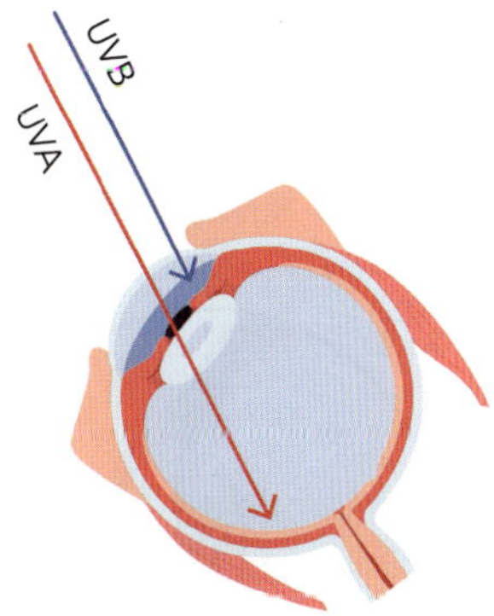

紫外线能损害晶状体和视网膜

如何预防高原白内障

防晒。高原地区的紫外线强烈，长期暴露在阳光下容易对眼睛造成伤害。因此，无论是晴天还是阴天，都应该做好防晒工作，外出时应该佩戴遮阳帽、太阳镜等，做好防护措施。

抗氧化。保持良好的饮食习惯，尤其是老年

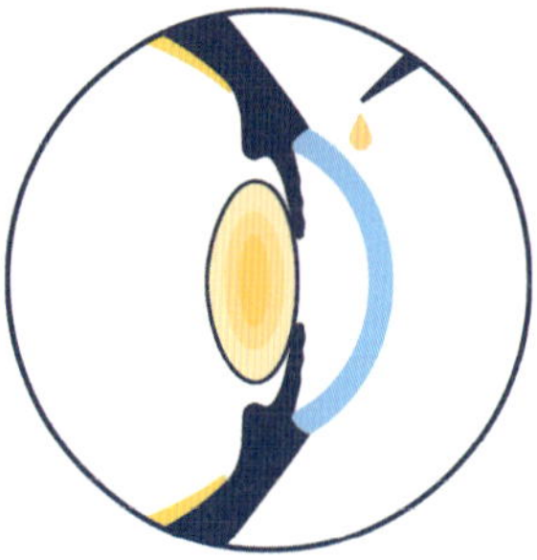

麻醉

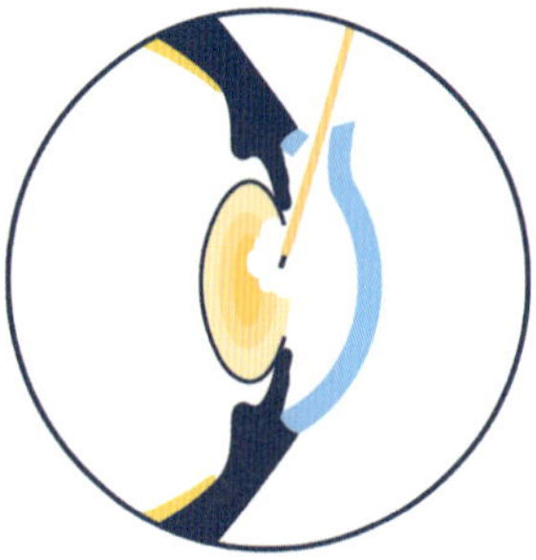

摘除晶状体

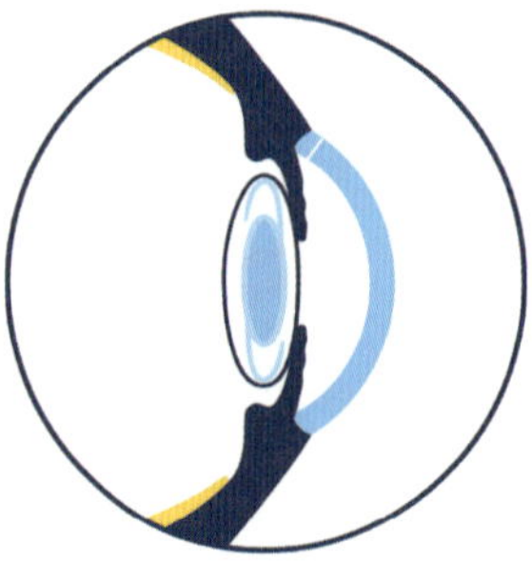

置入人工晶状体

白内障手术是摘除病变的晶状体，然后植入人工晶状体

人，多吃富含维生素C、维生素E和锌的食物，如水果、蔬菜、全谷物和坚果，有助于防止白内障发展。另外，由于高原地区较为干燥，保持足够的水分摄入也是必要的，同时还要避免过度摄入糖分和盐分。

戒烟。吸烟是白内障发生、发展的一个重要危险因素。老年人应尽量戒烟，以减少对眼睛的伤害。

定期行眼科检查。老年人或经常需要户外工作的人群，应定期进行眼科检查，以便及早发现和治疗白内障。

如何治疗高原白内障

药物治疗

对于早期白内障患者，可以使用药物进行治疗，如相关的眼药水或者口服药物。但是，药物治疗无法完全治愈白内障，只能暂时缓解症状，随着白内障病情的进一步发展，可考虑手术治疗。

手术治疗

对于中晚期白内障患者，手术治疗是最有效的方法。手术原理是将混浊的白内障摘除，同时植入人工晶状体，从而达到根治白内障的目的。白内障的手术治疗已经得到了广泛的应用，并被证明是安全、有效的。

手术时机和注意事项

手术时机。一般来说，当白内障患者的视力下降到影响日常生活和工作时，就可以考虑进行手术治疗。对于高原地区的白内障患者，由于紫外线过强的影响，病情可能会比平原地区的患者更为严重，因此建议尽早进行手术治疗。

注意事项。在进行手术治疗前，患者需要做好充分的准备，如停止吸烟、停用抗凝血药、控制血糖和血压等。同时，医生也会告知患者手术过程中的注意事项和术后护理方法。

术后护理与预防复发

术后护理。白内障手术后，患者需要按照医生的建议进行护理，如避免剧烈运动、按时点药、定期复查等。同时，保持眼部清洁和避免过度用眼也是必要的。

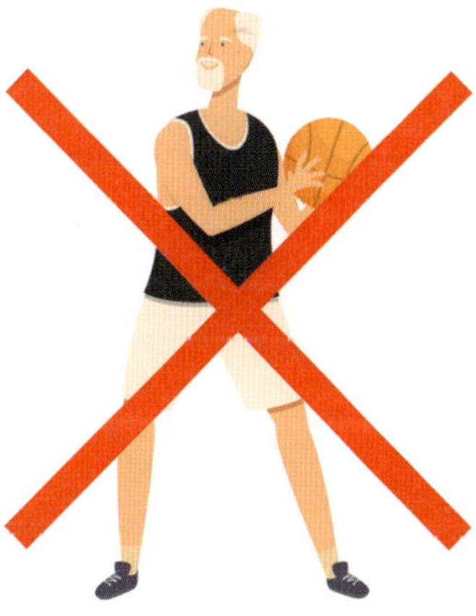
白内障手术后，患者应避免剧烈运动

预防复发。虽然手术治疗可以有效治疗白内障，但是也有一定的产生后发性白内障的风险。为了预防复发，患者需要保持良好的生活习惯和饮食结构，避免过度用眼和接受紫外线照射等。即使出现后发性白内障，也无须进行二次手术，在门诊利用激光即可完成后发性白内障的治疗。

第三节

高原睡眠障碍：夜里“失眠怪”

在城市中忙碌奔波的白领晓妍，一直被工作的压力和生活的琐事所困扰，听闻高原地区宁静悠远，能让人的心灵得到放松，便毅然踏上了前往高原的旅程，期望在那里寻得内心的安宁与平静。初到高原，晓妍立刻被眼前广袤无垠的天地、湛蓝如宝石的天空和洁白无瑕的云朵所震撼，心中的烦闷似乎也消散了不少。然而，当夜幕降临，万籁俱寂，本应在这静谧的环境中酣然入睡的晓妍却遭遇了意想不到的困扰。她躺在床上，辗转反侧，久久不能入眠。脑海中不断浮现出过往的种种画面，思绪如同脱缰的野马难以控制。晓妍好不容易有了些许困意，却又在睡梦中频繁惊醒，感到胸闷气短、心率加快，仿佛被一种无形的力量拉扯着，无法进入深度睡眠。接连几晚的糟糕睡眠，让晓妍疲惫难耐，原本期待的放松之旅变得痛苦不堪。无奈之下，她向当地的民宿老板求助，老板听了她的情况后，告诉她这可能是“高原睡眠障碍”在作祟。

这个经历让我们开始关注高原睡眠障碍这一现象，接下来，我们将深入探讨其产生的原因、具体表现以及有效的应对方法，以帮助更多踏上高原的人，能轻松拥有一个安稳的睡眠。

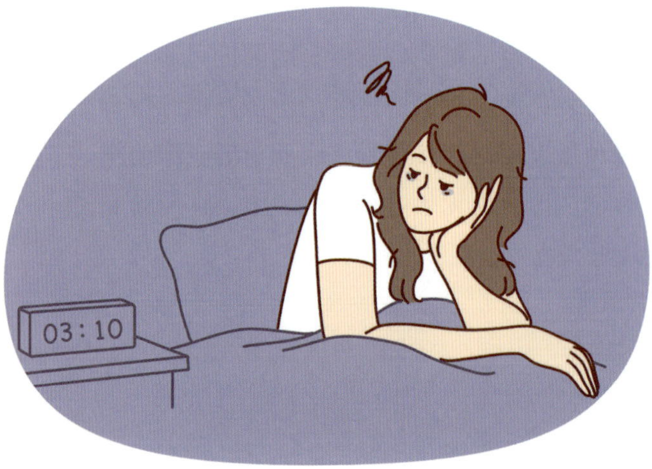

想象一下，你如果生活在非洲草原、南美洲雨林，你觉得一天当中最危险的事情是什么？是打猎吗？其实是睡眠。当处于睡眠状态时，你的意识状态降低，反应变慢，这是很危险的事。但人一天花大约 1/3 的时间做这件事，为什么人类没有消亡？因为我们有个保全系统能发现危险。若一天很累，恒定系统让你很想睡，生理时钟也很稳定，回到洞穴很舒服，但突然听到一个声音，你惊醒，到洞穴外面一看没事，就可以继续睡；但一看到洞穴外有一双眼睛瞪着你，你就会跳起来，清醒系统就会被激发，压过睡眠系统。睡眠就像太极，如果白色代表醒，黑色代表睡，睡眠当中还是有一点醒的东西，观测你的周围，有一点动静会让你转换系统。

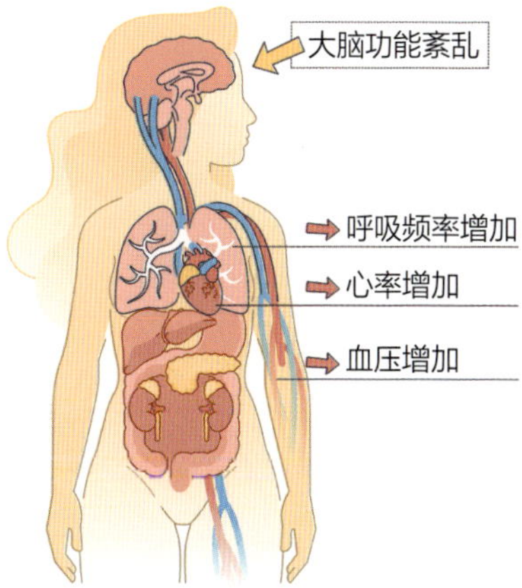

缺氧引起大脑功能紊乱，是高原睡眠障碍的发生机制之一

恒定系统、生理时钟、清醒系统是影响人睡眠的三大巨头。人的睡眠受多种因素的影响，可以受自然环境的影响，也可以受年龄的影响，还可以受躯体疾病的影响。比如吵闹会引起失眠，低氧也易致失眠。随着年龄的增长，人们对睡眠的需求量会减少。躯体不适也会引起失眠。在高原环境中，氧气的含量偏低，新进入者易出现胸闷、气急、头晕、头胀，晚上睡觉时头部容易出现缺血、缺氧，导致大脑神经出现应激性亢奋，所以易致入睡困难。这种情况的出现只是针对初入高原地区者，如果多待一段时间，身体适应高原环境，症状也会慢

慢减轻，所以不用担心。

高原睡眠障碍是指发生于海拔升高至某种高度时引起的急性失眠，常伴有头痛、疲倦、食欲减退等高原反应症状。一般海拔升高至 2 000 米以上即可出现，典型症状常见于进入高海拔地区 72 小时以内，与高海拔缺氧导致的睡眠期间呼吸紊乱有直接关系。随着海拔增加，失眠症状可进行性加重，但若在同一高度环境停留一段时间，机体对低氧环境适应，大部分患者失眠症状可有所减轻，等到重新回到低海拔环境时，失眠症状可完全缓解。大家如果到高原地区旅游，要做好相关物资准备和心理准备，以免发生意外。切忌毫无准备就去高原地区。

高原睡眠障碍的症状

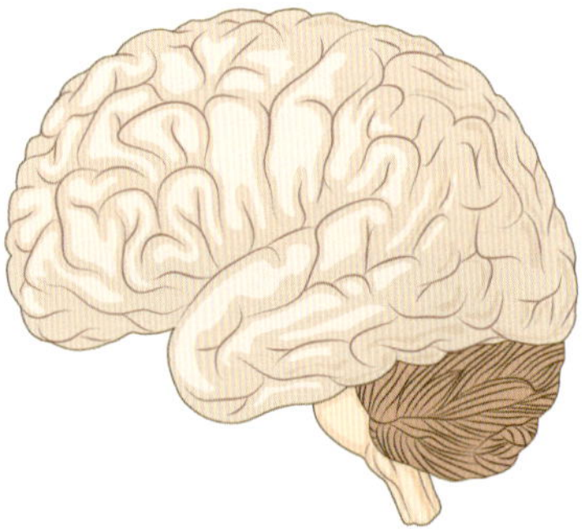

大脑是耗氧大户，缺氧很容易引起各种大脑功能紊乱

失眠的出现，有人为因素的作用，也有环境因素的影响。例如，长期生活在平原的人如果突然改变环境进入高原就会突发失眠，这种高原睡眠障碍就是在环境的直接作用下产生的。高原地区不同于平原地区，其气压低、空气中氧气含量低，很容易导致体内氧气缺乏。我们的大脑虽然重量只有体重的 2%，但其耗氧量却占人体总量的 20%。当人体缺氧，首先危及大脑。一旦脑细胞缺氧就会使脑细胞、大脑皮层细胞受损，造成神经调节紊乱，进而导致失眠等症状的出现。特别是刚刚进入高原，还没有完全适应高原环境的人最容易出现高原睡眠障碍。具体表现为入睡困难，入睡时间常常超过 30 分钟，睡着后也常表现为睡眠不实，缺少深睡眠，易醒、早醒，比预期起床时间提

早至少 30 分钟，且再入睡困难。伴随着高原睡眠障碍的出现，患者偶尔还会有头痛、乏力、血压升高、头晕、食欲减退等反应。一般情况下，人们经过一段适应期，习惯高原生活之后失眠情况就可以逐渐缓解。

高原睡眠障碍的危害

高原特殊的自然环境对人的影响是多方面的，神经系统对高原高寒、低氧最敏感，易受影响，出现一系列的神经功能失调症状。首先表现为次日日间功能损害，常表现为疲劳或全身不适感，日间嗜睡，焦虑不安，注意力不集中或记忆障碍，社交、职业或学习能力损害等。其次，慢性缺氧可使大脑的感觉和智力的敏感度降低，分析能力丧失。高原低氧对神经功能的影响导致睡眠结构改变，引起失眠、睡眠质量降低。其结果加重了中枢神经功能紊乱，使其对高原环境适应调节能力下降，甚至可能发生夜间睡眠呼吸暂停综合征等病理、生理改变，

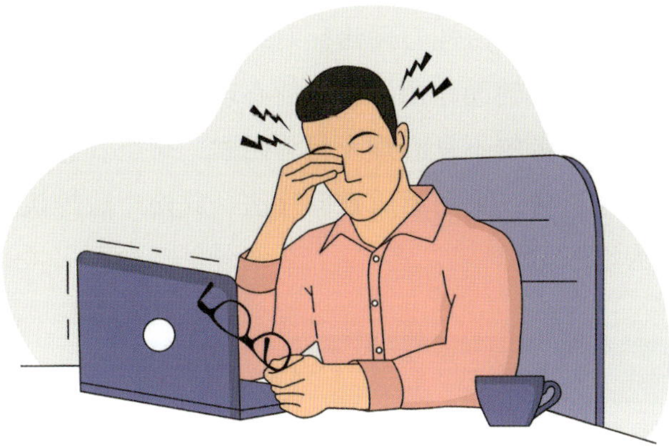

睡眠障碍者次日会感觉疲劳、困倦和乏力

使高原睡眠紊乱的机制变得更为复杂。另外，高原睡眠障碍不仅会影响神经系统，还会对消化系统产生明显损害，导致胃肠功能紊乱，“吃不好、睡不香”，精神状态越来越差，心理压力越来越大，更加重睡眠障碍，形成恶性循环。当然，失眠也可能是严重疾病的信号。失眠除与“现代生活压力”有关外，还可能是造成其他心理疾病的危险因素。

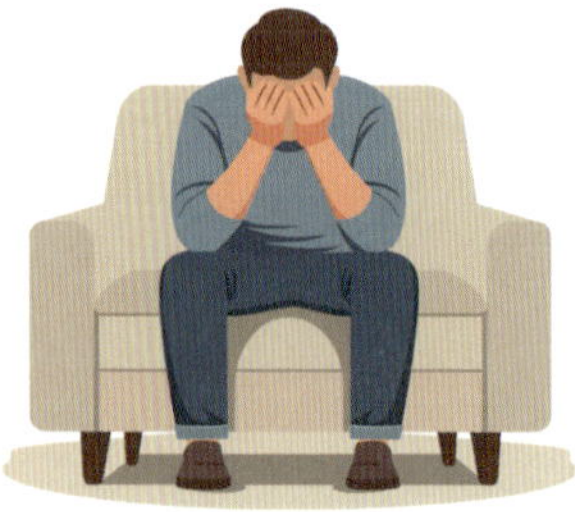

长期失眠会导致系列心理疾病

高原睡眠障碍的治疗

登高是高原睡眠障碍的主要原因，对既往有高原反应病史者，应当避免登高，在必须登高的情况下，尽量避免速度过快或一次性达到目标，以便逐步适应，及时处理不适反应，这些是预防和缓解高原睡眠障碍的关键。

在纠正病因的同时，综合治疗通常是最常用的治疗方案，包括药物治疗和非药物治疗。除药物治疗外，合理的保温和避光有助于缓解症状，氧疗对于低氧导致的失眠效果较好，但对低碳酸血症患者效果不佳。支持性心理治疗对缓解失眠、减轻症状也有一定的辅助作用。常见的心理行为治疗包括改变失眠患者的不良心理及行为因素，对患者进行睡眠卫生教育，采用矛盾意向疗法、放松疗法等认知行为治疗。

高原睡眠障碍的药物治疗

治疗原则： 在病因治疗、认知行为治疗、睡眠卫生教育的基础上酌情给予药物治疗；个体化；按需、间断、适量给药；疗程一般不超过4周。

治疗药物选择的考量因素：包括失眠的表现形式，是否存在共患疾病，药物消除半衰期及其不良反应，既往治疗效果，患者的倾向性意见，可获得性，禁忌证，联合用药之间的相互作用等。

常用药物：乙酰唑胺能增加呼吸道通气量和减轻缺氧作用，还能促进碳酸氢根从尿中排出，预防呼吸性碱中毒，是改善高原睡眠障碍者睡眠质量的首选药物。阿米三嗪通过刺激外周化学性受体，提高血氧浓度，也可用于治疗高原睡眠障碍。通常仅入睡困难者首选短半衰期药物，而睡眠维持/早醒者首选半衰期较长的药物，半衰期适中（6～8小时）的药物可帮助患者保持整夜睡眠而不发生宿醉。常用治疗药物如右侧所示。

高原密码

常用助眠药物

苯二氮䓬类

- □艾司唑仑（1～2mg/次，睡前）
- □劳拉西泮（0.5～2mg/次，每8小时1次）
- □奥沙西泮（5～10mg/次，每日3次，日极量30mg）
- □阿普唑仑（0.4～8mg/次，睡前）

非苯二氮䓬类

- □右佐匹克隆（1～3mg/次，睡前，老年人≤1mg）
- □佐匹克隆（3.75～7.5mg/次）
- □扎来普隆（5～20mg/次，睡前）

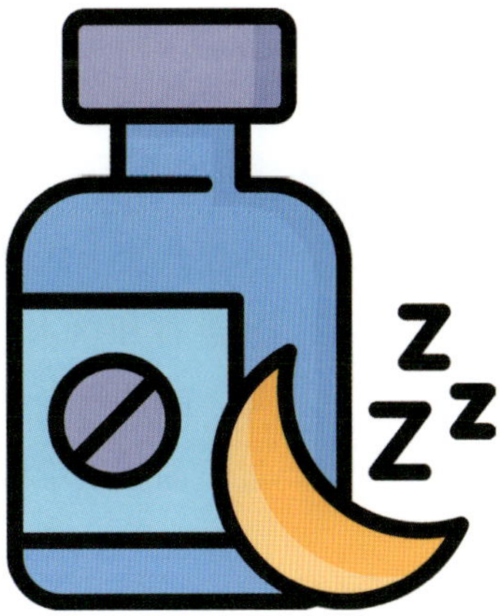

高原密码

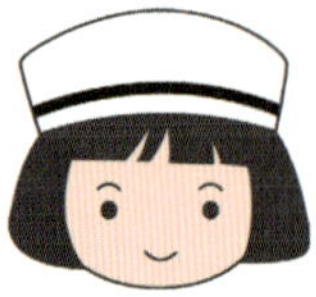

高原睡眠障碍的非药物治疗

1 保持良好心态

人在高原地区失眠是一种较常见的高原反应，不要在心理上形成睡眠焦虑。

2 保持良好睡眠环境

睡眠环境安静、舒适，光线柔和、暗淡，不受声音干扰。

3 适当进行体育锻炼

锻炼可帮助大家减轻入睡困难并加深睡眠，对于久居高原的人来说，可以多进行体育锻炼，增强机体的缺氧耐受力，以适应缺氧环境。但不要在睡前 3 小时进行高强度锻炼，可以散步，听听舒缓的音乐。

4 规律进食

不要空腹上床，吃得过饱也会影响睡眠。睡前 2 小时不要过多进食和饮水，不要饮用具有兴奋性的饮料如浓茶或咖啡等。睡前吃少量零食（碳水化合物类）有助于入睡。应避免过于油腻或难以消化的食物。

5 中医助眠

睡前温水泡脚或做足部穴位按摩有助于入睡。

6 卧具舒适

卧具软硬适中，枕头适当垫高，切勿蒙头睡觉。

7 按时作息

每天同一时刻起床，绝不在一夜糟糕的睡眠之后试图补觉或赖床。

8 做好睡前准备

别把问题带到床上，不要躺在床上玩手机或平板电脑等，晚上不要看时间，避免引起挫败感和愤怒、担心、沮丧的情绪，必要时可服用助眠药。

9 及时吸氧

如果缺氧明显，可以在睡前少量吸氧，或服用一些可缓解高原反应的药物，如红景天等；睡前喝杯温开水，然后深呼吸，可以充分调动机体能量，明显提高睡眠质量。

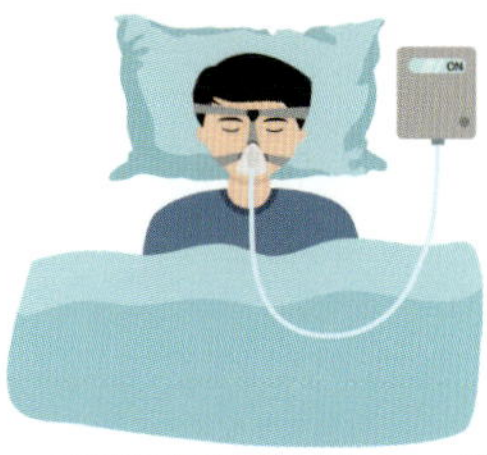

第四节

高原性唇炎：嘴唇“干裂魔咒”

8 月份，小王和闺蜜们满怀喜悦地开始憧憬已久的高原之旅，准备尽享美食和美景，却在进入高原 3 天后发现自己的嘴唇变了。嘴唇仿佛失去了水分，变得干燥、脱皮，有点干痒不适，小王忍不住舔舔干燥的嘴唇，用手撕去翘起的干皮，没想到更严重了，嘴唇甚至出现了小裂口和出血。有的小伙伴的嘴唇红肿，还起了小水疱，又痒又痛。有的吃饭时嘴唇疼痛不已，有时连说话都张不开嘴了。这是怎么回事？这还怎么拍美照、享美食呢？大家不免有些焦虑、紧张，还影响了睡眠。小王一行赶紧到医院的皮肤科就诊，医生说这是得了高原性唇炎，需要治疗。

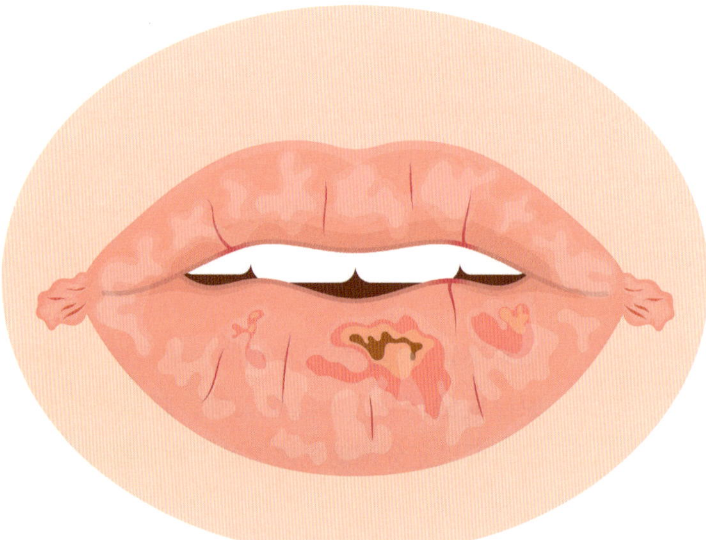

掌握高原性唇炎的典型表现，做到早发现

医生解释说，初进高原的人2周内有80%左右会罹患唇炎，随着海拔增高，发病率还会增加。高原特有的寒冷干燥、风力强劲、紫外线强的低氧环境与唇炎的发生密切相关。气候寒冷干燥会导致腺体分泌减少，散热和水分丢失增多，从而引起皮肤、黏膜干燥和唇部屏障功能下降，对外界环境刺激的抵抗力也随之下降。加上强紫外线造成嘴唇黏膜细胞、胶原纤维和弹力纤维的损伤和炎症，风吹、精神紧张、饮食刺激和舔唇、咬唇等不良习惯又会造成进一步损伤。高原性唇炎主要表现为干燥脱屑型唇炎，唇部出现干燥、脱皮、裂口、发红和肿胀等。人体如果对日光紫外线过敏，还可能发生急性光化性唇炎，表现为阳光暴晒后下嘴唇红肿，几天后发生成群密集的小水疱、破裂出血或溃疡；常伴有嘴唇干燥、瘙痒或灼痛等不适，严重者影响进食或说话。如果没有正确防治，唇炎会反复发作，逐渐演变为慢性唇炎，最终导致嘴唇增厚变硬、溃疡和结痂，粗糙失去弹性，在冬天易皲裂，可能继发感染，还有进展为鳞状细胞癌的风险。

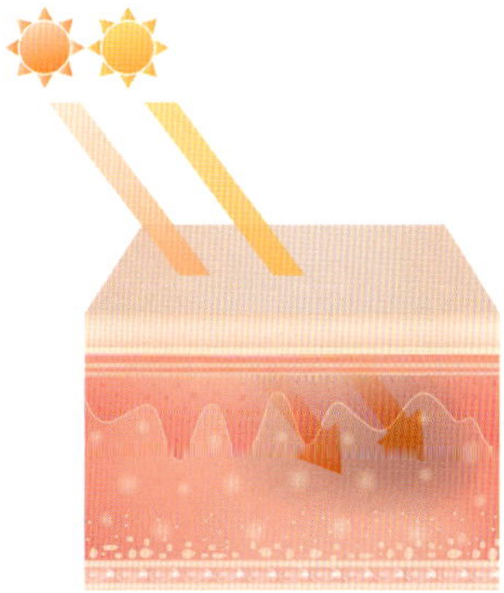

紫外线对皮肤黏膜的直接损伤是高原性唇炎的发病机制之一

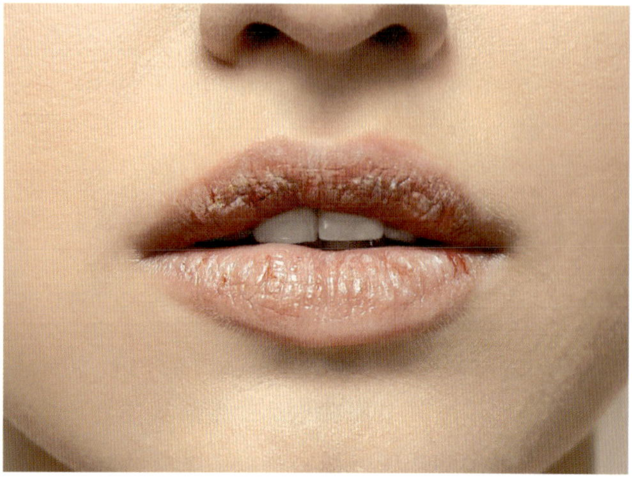

高原性唇炎

怎么治疗高原性唇炎

小王恍然大悟，忙问："应该怎么治疗呢？"医生强调，现在唇黏膜屏障损伤，对外界的各种刺激很敏感，治疗首先要避免日晒、进食灼热辛辣等刺激性食物、热水烫洗、洗涤剂过度清洁嘴唇、舔咬嘴唇和撕扯干皮等局部刺激，同时多饮水和注意膳食平衡，多进食新鲜蔬菜。仅干燥脱皮者可以每天多次涂抹无刺激的润唇膏或医用白凡士林加强保湿。有红肿、渗出结痂者可以局部外用药物治疗：首先用溶液（3% 硼酸溶液、复方黄柏液、康复新液或清洁水）湿敷唇部，帮助清洁炎性渗出物和痂皮；其次，湿敷后使用促进愈合的药物（如重组牛碱性成纤维细胞生长因子、表皮生长因子，需要冰箱冷藏保存）和保湿乳膏，帮助修复唇部黏膜的屏障功能；最后，擦糖皮质激素乳膏（如丁酸氢化可的松、地奈德或莫米松）抗炎，伴有感染者外用抗生素乳膏。如果肿胀、破溃、瘙痒明显，可服用抗组胺药（如氯雷他定片、盐酸左西替利嗪片等），必要时短疗程口服小剂量糖皮质激素帮助抗炎消肿。如果久治不愈，嘴唇出现增生肥厚、溃疡等，建议到皮肤科进行组织活检排除瘤变。

提前做好防晒保湿、避免局部刺激，能有效预防高原性唇炎

医生同时提醒小王，提前做好防晒保湿、避免局部刺激，能有效预防高原性唇炎。大家进入高原后及时做好个人防护，外出时戴好面罩和帽子或使用遮阳伞，以减轻风吹和紫外线照射的损伤；同时要重视唇部保湿，经常涂抹不致敏的护唇膏或凡士林软膏，不要舔咬嘴唇和撕扯唇部干皮等。注意均衡饮食，减少刺激性食物对嘴唇的刺激，多饮水，尽量避免摄入光敏性食物和药物。不吸烟、不饮酒，保持充足的睡眠和良好的心态也有助于预防。

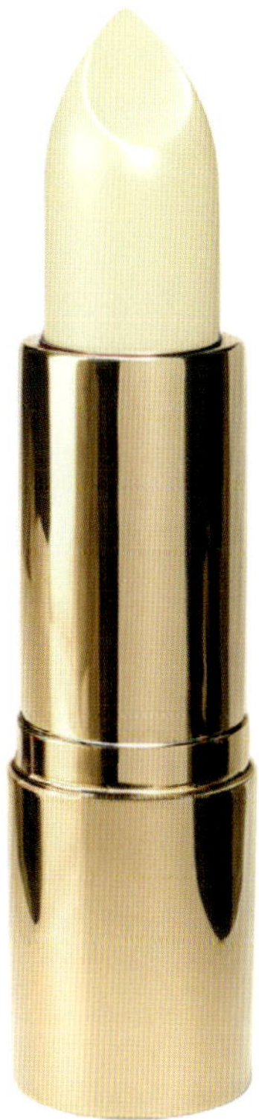

润唇膏可以预防高原性唇炎

第五节

高原日光性皮炎：火辣辣的记忆

15 岁的田田放暑假了，开心地和父母到西藏拉萨旅游。第二天上午，全家迫不及待地出门活动，看着蓝天、白云和灿烂的阳光，心情真好，田田说："我要享受日光浴。"3 个小时之后露着的皮肤开始发红了，田田没有在意，继续户外活动，面部、颈部、前臂和双手背等日晒部位很快出现了大片红斑，有些红斑上还有水疱，皮肤灼热、火辣辣的疼痛明显，这可把田爸、田妈吓坏了，意识到可能是太阳晒多了。果不其然医生说，这是高原日光性皮炎，严重的还会出现头痛、发热等全身症状，可不能小觑，得给你们好好科普一下。

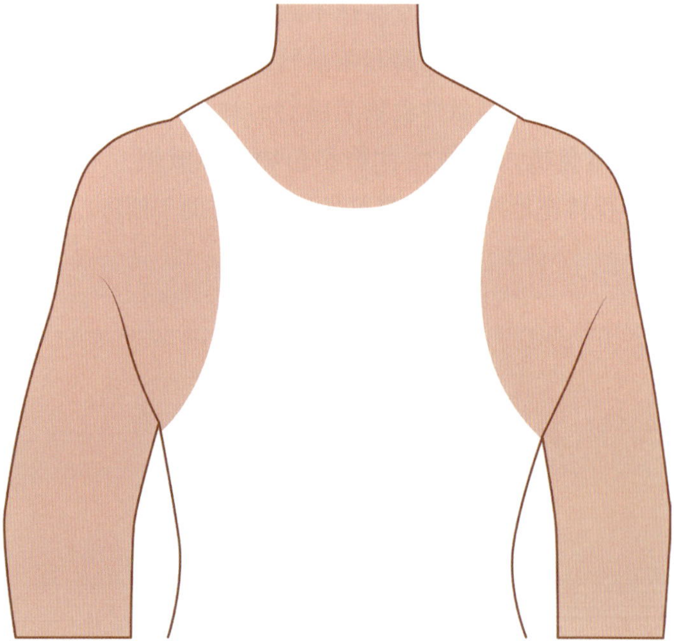

高原日光性皮炎的原因及表现

田爸、田妈急忙询问，怎么皮肤这么娇嫩呢，不就是晒太阳吗？医生说，这可不是普通的晒太阳，而是由超过皮肤耐受剂量的紫外线（主要是波长 280～320nm 中波紫外线）照射皮肤后引起的皮肤急性光毒性反应，被称作日光性皮炎，也叫日晒伤。高原空气稀薄，晴天多，日照时间长，地表反射强，紫外线照射量大，更容易发生日晒伤。妇女、儿童、平时很少户外活动者、肤白者及长时间户外作业者都是高风险人群。服用或食用易引发光敏反应的药物（四环素类和磺胺等）或食物（芹菜、香菜和柠檬等）也可显著增加日晒伤的发病风险。

日晒伤很好判断，是好发于长时间曝光部位的皮肤炎症。根据皮肤反应的轻重分为一度晒伤和二度晒伤。一度晒伤是发生在过量紫外线照射后 3～5 小时，曝光部位皮肤出现大片水肿性鲜红色斑片，边界清楚，并伴有灼热及痛痒感，触摸皮肤时有疼痛感。病情在 12～24 小时达到高峰，以后逐渐减弱，3～7 天后红斑转为脱屑，最后遗留色素沉着。二度晒伤是较严重的日晒伤，发生在日晒后的 12～24 小时，除了皮肤红肿外，伴有水疱（直径≤1cm）或大疱（直径＞1cm），达到浅Ⅱ度烧伤的程度，灼痛感也更剧烈，还可伴有发热、头痛、恶

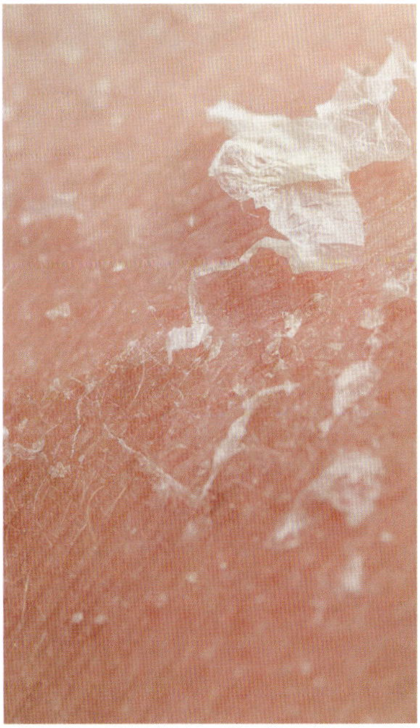

日晒性皮炎——一度晒伤

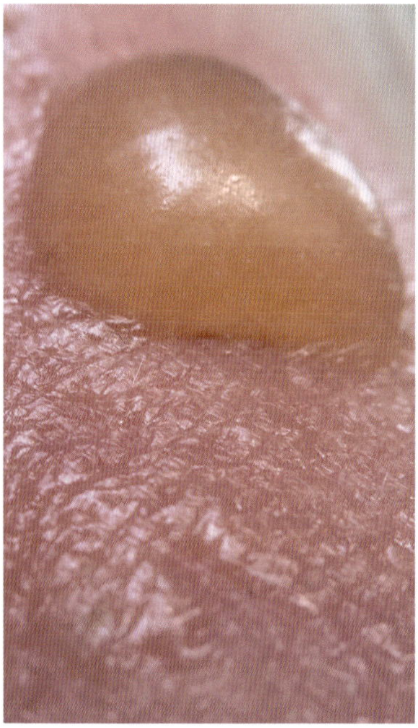

日晒性皮炎——二度晒伤

心和呕吐等全身症状，甚至中暑及休克，这些表现在 7～10 天消退，遗留色素沉着。从田田的皮肤表现看，要警惕二度晒伤，需尽快治疗。

如何治疗高原日光性皮炎

日晒伤是一种通常可在数日内消退的自限性疾病，尚无特异性疗法来逆转皮肤损伤和加速愈合，常通过对症治疗缓解症状。一度晒伤主要是抗炎和镇痛。重度二度日晒伤者需要住院进行创面处理、补液和胃肠外镇痛治疗。具体来说，日晒伤后尽快脱离日光暴露的环境，在皮肤红斑和疼痛消退前要避免日晒和接触热水，避免食用光敏性食物和药物，避免外用光敏性药物。对晒伤的皮肤，尽快进行溶液冷湿敷（如生理盐水、3% 硼酸溶液及 2.5% 吲哚美辛溶液等），外用炉甘石洗剂、糖皮质激素乳膏（根据不同部位和皮损特点选择，如丁酸氢化可的松、地奈德或卤米松）来缓解灼热、疼痛等炎症症状。对皮肤大疱进行抽疱液处理，保持疱壁完整，避免感染；已破裂的水疱应保持清洁，并使用湿性敷料、表皮生长因子、成纤维细胞生长因子促进皮肤修复。如果疼痛、刺痒严重，可以口服非甾体抗炎药（如布洛芬 0.3g/ 次，2 次 / 日）和抗组胺药。较严重的日晒伤还可以口服 / 静脉滴注 / 静脉注射糖皮质激素。在红肿消退时，患者要及时使用保湿乳修复皮肤屏障。

做好防晒是预防日晒伤的关键和最佳措施

田田日晒伤的发生就是缺乏防晒意识，不了解过量日晒的风险。人发生日晒伤后无特效治疗，而且反复发生日晒伤者更可能出现皮肤光老化和皮肤癌（鳞状细胞癌、基底细胞癌和黑色素瘤等）等问题，因此在人生的任何时期预防日晒伤都是非常重要的，尤其是对日晒伤易感者务必要采取防晒措施。

正确的防晒也是有讲究的，防晒措施包括规避性防晒、遮挡性防晒和擦广谱防晒霜。

规避性防晒。 10:00—16:00 的阳光最强烈，人长时间在户外要规避紫外线指数高的时段和地点。

遮挡性防晒。 利用好遮阳伞、树荫和山坡阴面，以及穿戴长袖、长裤等防晒衣物，使用护颈套、宽边遮阳帽等直接遮挡日光，以上举措均可起到遮挡性防晒的作用。特殊纱线成分、编织紧密、厚实及颜色较深的衣物可提高其防晒作用。

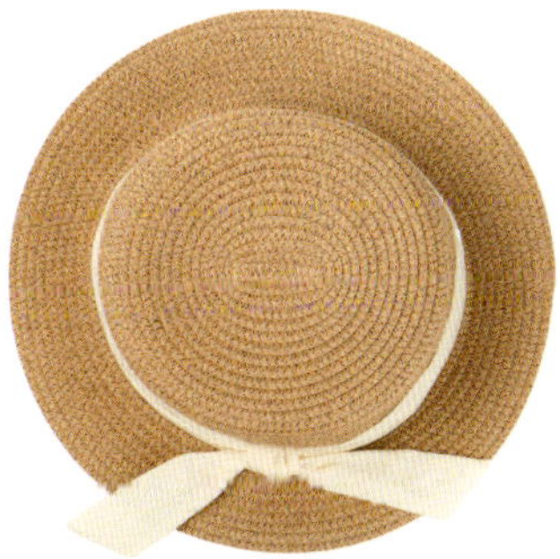

宽边遮阳帽

擦广谱防晒霜。 人在高原要常规涂抹防晒系数（sun protection factor，SPF）≥30 的广谱防晒霜和防晒唇膏。防晒霜必须足量、反复涂抹。大家应该在出门前 15 ~ 30 分钟将曝光部位均匀涂抹足量的防晒霜，此后每隔 2 ~ 3 小时或在出汗或游泳以及每次接触水后都要再次涂抹。即便如此，当皮肤开始感到灼热或刺痛感时，应立即避免日晒，回到室内或阴凉处。

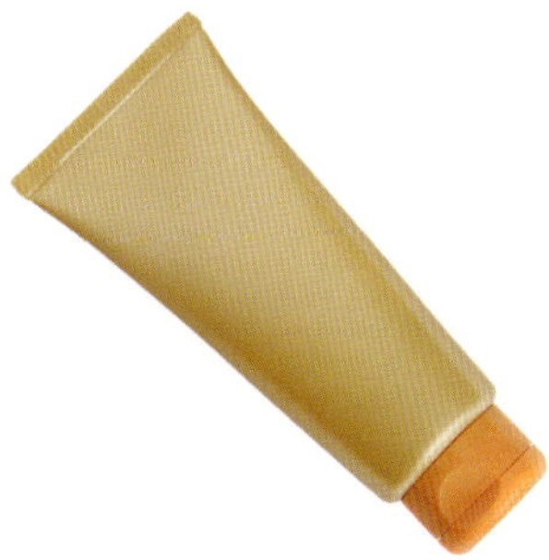

防晒霜能预防晒伤

第六节

高原冻伤：别冻坏“手脚”

年轻的科学家小李，为了研究高原环境变化，决定独自前往海拔5 000米的冰川考察。他带着装备，信心满满地踏上了旅程。然而，当他到达目的地时，却发现自己对高原冻伤的知识知之甚少。

小李在科考过程中，遇到了一位经验丰富的老向导。老向导告诉他："人在高原上，不要小看任何一滴露水，它们可能就是引发冻伤的罪魁祸首。"小李半信半疑，但还是决定听从建议，加强防护措施。然而，事与愿违，一天夜里，小李在帐篷外测量气温时，不小心将手暴露在零下20℃的寒风中。他感到手指渐渐失去了知觉，但并未立即采取措施。直到第二天早上醒来，他发现手指已经肿胀并呈青紫色。这是冻伤的早期症状，如果不及时处理，后果不堪设想。老向导闻讯赶来，用他随身携带的急救包为小李处理伤口，并告诉他："在高原上，冻伤不仅仅是皮肤问题，它还会影响你的生命安全。"他解释道："当皮肤结冰时，皮肤下组织的热量会被迅速带走，导致局部组织坏死。严重时，会引发全身性冻伤，危及生命。"小李意识到问题的严重性，赶紧按照老向导的指导进行干预。他用干燥的衣物包裹住冻伤的手指，并避免直接摩擦受冻部位。随后，他迅速回到帐篷内，用热水袋缓慢地为手指解冻。

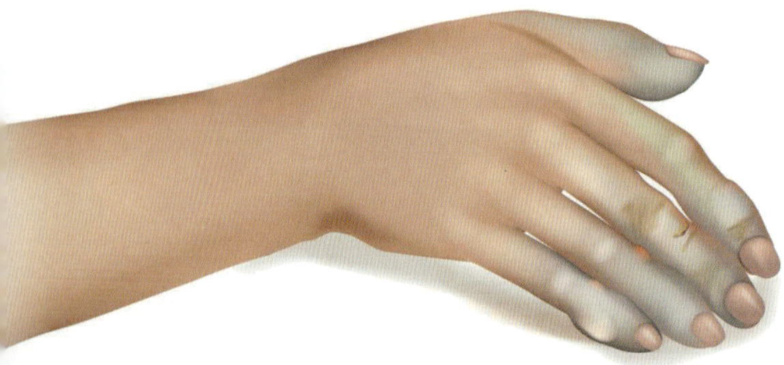

在青藏高原的广袤土地上，大自然以其独特的魅力吸引着无数探险者和科学家。然而，这里也有着一种无声的威胁——高原冻伤。它是一种由低温和缺氧环境共同作用下，皮肤及深层组织受损害的疾病。高原地区空气稀薄，人体无法获得足够的氧气，同时低温又使得血液流动减慢，导致皮肤更容易受到寒冷侵袭。它有三个特点：①海拔越高，冻伤越容易（越往上爬，空气越稀薄，冻伤的风险也跟着增加）；②四季皆可发病（别以为只有冬天才会冻伤，春天的寒风和秋天的露水同样能让你“中招”）；③可能发生在身体的任何部位，尤其是在寒冷的天气和大风下。

在高原上，每一次呼吸都充满了挑战。冻伤不仅是对身体的考验，更是对心灵的磨砺。面对大自然的严酷，我们不仅要学会保护自己，更要学会尊重和敬畏生命。愿每一个在高原上前行的灵魂，都能安全归来，带着对生命的深刻理解和感悟。

高原密码

预防冻伤“七勤”和“六不要”

高原冻伤虽然可怕，但只要我们做好预防措施，就能避免这种危险的发生。“七勤”包括以下方面。

- □勤于耐寒锻炼。
- □勤准备防寒物品。
- □勤换鞋袜、鞋垫，尤其是“汗脚”者更应注意。
- □勤活动手足，揉搓额面。
- □勤用热水烫脚。
- □勤于督促。
- □勤交流防冻经验。

“六不要”包括以下方面。

- □不要穿潮湿、过紧的鞋袜。
- □不要长时间静止不动。
- □不要在无准备时单独外出。
- □不要赤手接触温度很低的金属。
- □不要用火烤、雪搓或冷水浸泡受冻部位。
- □不要酗酒。

希望每一个热爱户外探险的朋友都能安全归来。

记住，无论是在高原上还是在生活中，都要学会保护自己，保持乐观的心态。

第七节

高原消化紊乱：肠胃不适

在平均海拔超过 4 000 米的青藏高原某建设工地上，年轻的工程师小李和工友们正在为一项重要工程日夜奋战。这里空气稀薄、气候干燥寒冷，施工条件极为艰苦。起初，小李只是偶尔感觉食欲减退，他并未在意，以为只是工作劳累所致。但渐渐地，他时常在饭后出现腹胀、腹痛的情况，有时还会恶心呕吐，上厕所的次数也变得不规律。工友们也纷纷反映有类似的问题，这不仅影响了工程进度，更严重威胁着大家的身体健康。

其实，他们不知道，这一系列症状是在高原特殊环境下极易出现的“高原消化功能紊乱”。这种病症悄然无息地缠上了这些高原建设者，成为他们在这片土地上奋斗的一大阻碍……那么，大家在高原地区为什么会出现消化功能紊乱？有哪些主要表现形式？应该怎样预防和处理呢？接下来，我们一起详细了解一下。

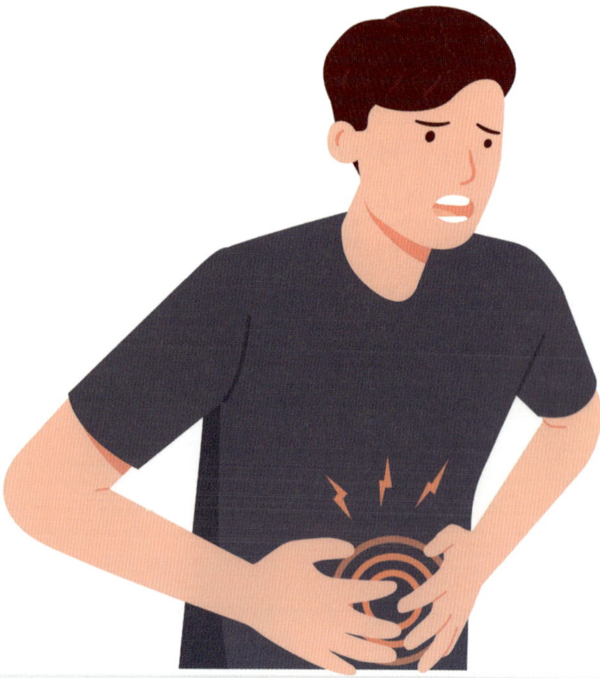

为什么会出现高原消化功能紊乱

高原地区空气稀薄，氧气含量低，这对人体的消化系统会产生很大的影响。具体来说，低氧环境会导致以下几个问题。

胃肠运动减慢。人进入高原后，胃肠运动变慢，这主要是因为胃肠道激素分泌异常、神经调节受影响，以及卡哈尔间质细胞受损。这些变化会导致食物在胃肠道内停留时间延长，引起腹胀、便秘等问题。

胃肠道黏膜受损。低氧环境下，身体会优先保证重要器官（如大脑和心脏）的血液供应，胃肠道的血液供应就会减少，导致黏膜缺血、缺氧。同时，低氧还会激活一些因子，增加肠黏膜的通透性，引发炎症反应，进一步损伤黏膜。

肠道菌群失调。高原缺氧环境会改变肠道内的菌群平衡，导致人体有益菌减少，有害菌增加，这会影响肠道的正常功能，导致腹泻、便秘等问题。

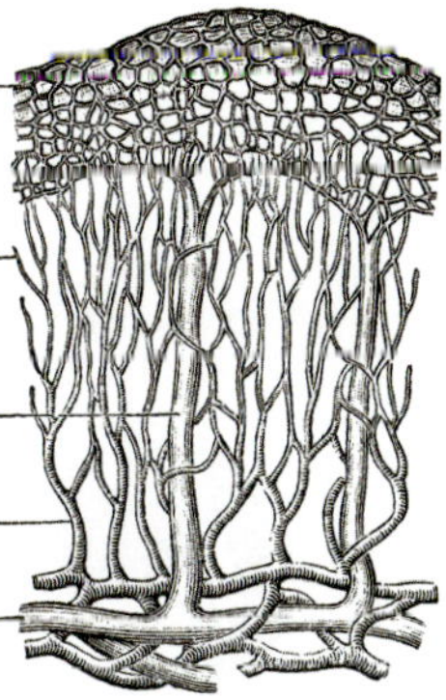

胃黏膜的血液供应。高原低氧环境易引起胃黏膜缺氧，导致胃黏膜损伤

如何预防和处理高原消化功能紊乱

改善胃肠动力。可以使用一些药物来调节胃肠运动，比如马来酸曲美布汀，它能根据胃肠活动的

高原密码

高原消化功能紊乱的主要表现

高原消化功能紊乱的主要症状包括以下方面。

- □食欲减退，不想吃饭。
- □恶心、呕吐，尤其是在饭后。
- □腹胀、腹痛，感觉肚子不舒服。
- □便秘或腹泻，大便次数不规律。
- □严重时可能出现胃十二指肠糜烂或溃疡出血，甚至穿孔。

这些症状通常在人进入高原后不久就会出现，离开高原或在高原居住1～2周后会逐渐缓解或消失。长期居住在高原的人，慢性胃炎也比较常见。

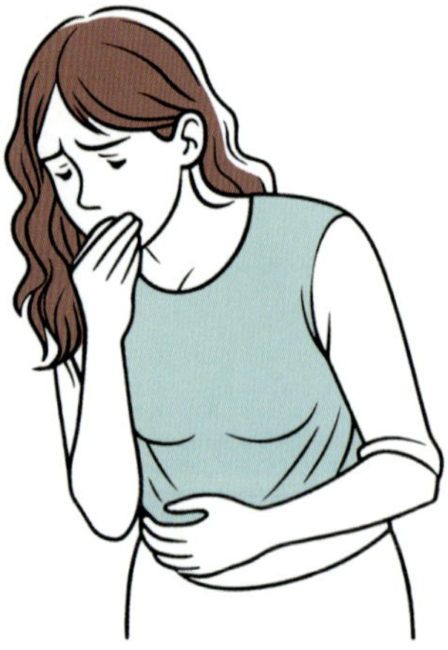

情况进行双向调节。还有甲氧氯普胺、多潘立酮等药物，可以促进胃肠运动，改善恶心、呕吐、腹胀等症状。

保护胃肠道黏膜。可以使用黏膜保护药，如米索前列醇、硫糖铝等，这些药可以在胃肠道黏膜表面形成保护层，减少损伤。同时，H_2受体拮抗剂和质子泵抑制剂（PPI）可以提高胃内pH，减少应激性溃疡的发生。

调节肠道菌群。益生菌可以帮助恢复肠道菌群的平衡，改善胃肠道功能。此外，针刺和中医药制剂也被证明对调节肠道菌群有一定的作用。

改善缺氧。氧疗是治疗高原反应的重要手段，当血氧饱和度达到90%以上时，对高原反应有很好的治疗效果。可以采取高流量吸氧或高压氧舱治疗。红景天是一种常用的预防高原反应的药物，其中的有效成分红景天苷可以提高机体对缺氧的耐受能力。

其他措施

饮食调整。注意合理搭配饮食，多吃蔬菜、水果，避免生冷以及硬食物，不要暴饮暴食。

适当休息。避免过度劳累，适当运动，但不要进行剧烈运动。

心理调节。保持良好心态，保证充足睡眠，消除紧张和恐惧心理。

预防高原消化功能紊乱的方法

阶梯性进驻高原。从低海拔地区逐步进入高原，让身体有时间适应低氧环境，减少对消化系统的损害。

合理饮食。多吃蔬菜、水果，戒烟、戒酒，避免擅自服用非甾体抗炎药（NSAIDs）、糖皮质激素等药物。

高原密码

避免擅自服用非甾体类抗炎药，如布洛芬、吲哚美辛、双氯芬酸、萘普生、阿司匹林、塞来昔布、依托考昔等。

心理疏导。保持良好心态，采用有效的心理疏导手段，减少心理压力。

在高原这片神奇的土地上，虽然环境艰苦，但只要我们采取正确的预防和应对措施，就能有效减少高原消化功能紊乱的发生，保护好自己的身体健康，更好地完成建设任务。

第八节

高原指甲凹陷症：匙状甲之谜

王师傅在西藏做公路养护工人5年了，逐渐发现右手的指甲变粗糙、甲板变薄，周边卷起、中央轻度凹陷，成为汤匙状，感觉指甲的硬度也下降了，有时还出血、疼痛，有点影响工作。无独有偶，工友们中也有人和他一样，出现了类似的指甲改变。他们琢磨着是缺营养了，还是身体出了其他毛病?

认识高原指甲凹陷症的临床表现

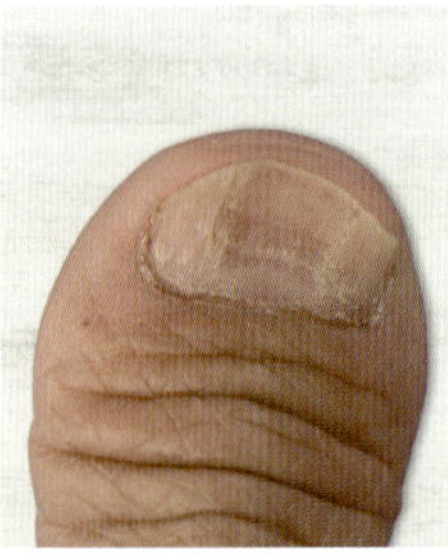

匙状甲

其实他们是得了一种被叫作高原指甲凹陷症的甲病，在我国西藏、青海、新疆等海拔 2 500m 以上高原地区的人群中常见，其患病率随海拔升高和居住时间延长而增加，为 12.73% ~ 70.00%。好发于体力劳动者或经常接触冷水者，迁居高原者多于世居高原者，一般是人到高原后逐渐发生，回平原后好转并自愈，不少人减少接触冷水以后逐渐好转。指甲凹陷多发生在右手的拇指、示指和中指。具体的表现是指甲甲板最初变粗糙、光泽度下降，可见小凹陷或纵沟，渐渐远端甲板边缘朝上弯曲、中央凹陷形成勺状，甚至在甲板上放一滴水也不会流出，所以又被形象地称为匙状甲或凹甲。少数严重病变会造成指甲边缘上卷与甲床下组织分开、局部出血、脆裂脱失，甲皱襞皮肤破损，伴有疼痛，当患指接触冷水或工具时疼痛加剧。另外，有研究发现，发生高原指甲凹陷症者较无此表现者伴有较高比例低氧损伤的常见症状，比如记忆力减退、计算力下降、胸闷气短、食欲减退伴体重下降、性欲减退、杵状指以及外周血红细胞和血红蛋白升高。因此，本病可能是高原慢性低氧损害全身变化的甲部表现。

导致高原指甲凹陷症的原因是什么呢

那么，导致高原指甲凹陷症的原因是王师傅们担心的缺营养或身体患有其他疾病了吗？其病因和发病机制至今尚不清楚。高原指甲凹陷症的发生与高海拔、强体力劳动强度和频繁接触冷水等因素有关。研究人员推测其发病与高原缺氧、寒冷以及蔬菜缺乏导致的食物中维生素和微量元素缺乏有关。为了适应高原低氧环境，人体血流重新分布，心脑中的大血管扩张，而供应指甲的末梢小血管血流减少，加上寒冷使机体末梢血管收缩，指甲毛细血管发生痉挛、瘀血，指端微循环障碍，造成甲周组织缺血、缺氧，从而引起指甲的营养代谢障碍而发病。人在体力劳动时耗氧增加，导致缺氧加重和指甲供血不足，会加重病情。

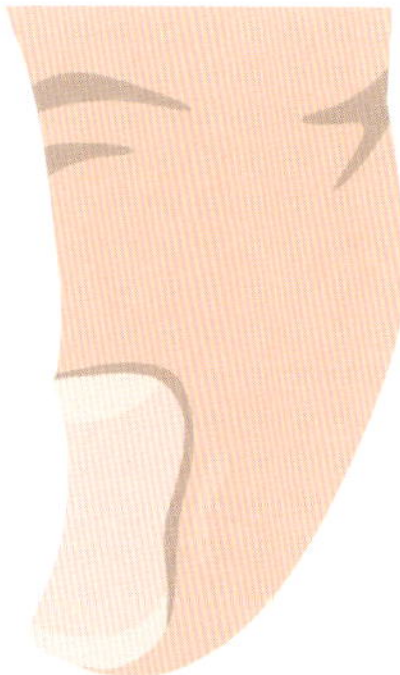

匙状甲是指端微循环障碍，甲周组织缺血、缺氧引起的

如何防治高原指甲凹陷症

高原指甲凹陷症虽对生命无直接危害，但影响甲的美观，严重者可因出血、疼痛等影响正常的工作和学习。在治疗之前，首先要排除其他原因引起的匙状甲，比如缺铁性贫血、冠心病、梅毒、红细胞增多症、银屑病、扁平苔藓、雷诺病、硬皮病和甲状腺疾病等。轻度的高原指甲凹陷症一般不需要特殊治疗，患者可通过减轻劳动强度，适当补氧，补充维生素和微量元素，避免接触冷水，每天用温热水浸泡双手来改善局部循环。严重者可以戴保暖防水手套保护手指，如有皮肤破损可外用抗生素软膏（如莫匹罗星软膏），甲周涂抹多磺酸粘多糖乳膏、贴伤湿止痛膏改善血液循环。也可外用、口服有活血化瘀作用的中药。

第九节

喂，头发，你还好吗

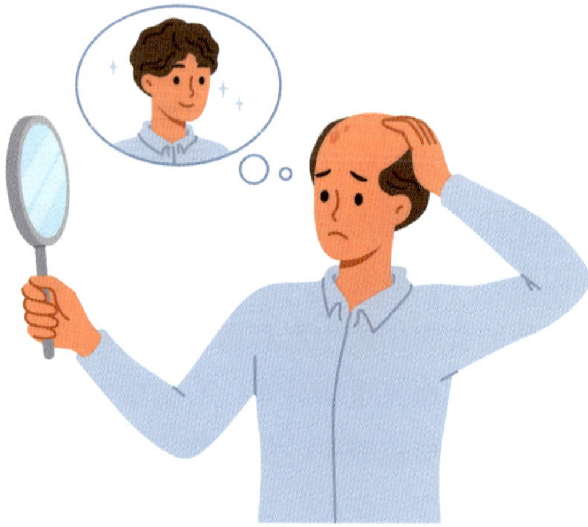

小刘是一位年轻的男教师，今年 30 岁，已经在海拔 3 800 米的一所乡村小学支教了 4 年。他一直热爱这份工作，也逐渐适应了高原的生活。这天，小刘像往常一样埋头备课，同事路过身边说："刘老师，你头顶上有一块儿头皮露得比较明显。"最近几个月，刘老师的头发似乎掉得越来越厉害了，尤其是头顶和前额部位，甚至出现了几块明显的斑秃。小刘去医院检查，医生检查后告诉他，他可能患上了高原斑秃，这是一种局部脱发，表现为圆形或椭圆形的斑秃。医生解释说，高原环境的特殊性（如低氧、干燥、紫外线强等）可能会影响头皮的血液循环和毛囊的营养供应，从而导致脱发。

高原脱发者的典型临床表现有哪些

高原脱发者，尤其是斑秃，通常表现为以下症状。

□局部脱发斑。头发呈圆形或椭圆形脱落，边界清楚，无瘢痕。

□头发干枯。头发变得干枯、脆弱，容易断裂。

□头皮瘙痒。头皮可能出现瘙痒、红肿等不适症状。

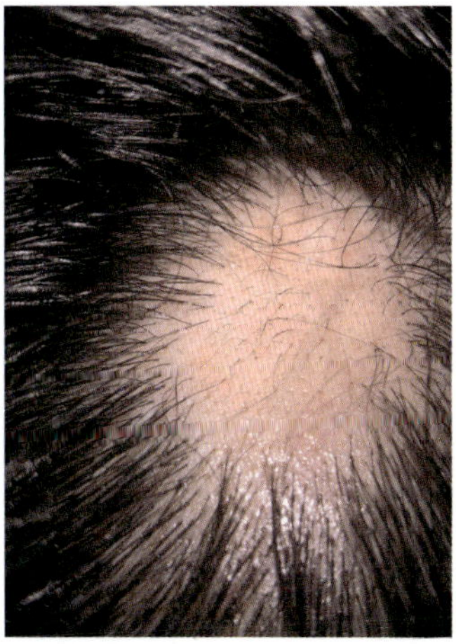

斑秃

哪些人群比较容易罹患高原脱发

小刘之所以患上高原斑秃，可能与以下因素有关。

□长期生活在高原。长期生活在高原地区，身体长期处于低氧、干燥的环境中，毛囊的营养供应不足。

□精神压力。长期的工作压力和精神紧张可能影响内分泌系统，加剧脱发。

□遗传因素。家族中有脱发病史的人更容易患病。

□生活习惯。作息不规律、饮食不均衡等也可能导致脱发。

普通大众如何早期识别高原脱发

大家如果在高原生活期间出现以下症状，应高度怀疑高原脱发。

□局部斑秃。头顶或前额出现圆形或椭圆形的斑秃。

□头发干枯。头发变得干枯、脆弱，容易断裂。

□头皮瘙痒。头皮出现瘙痒、红肿等不适症状。

如果出现上述症状，建议及时到医院进行检查，以明确诊断。

怀疑自己高原脱发后应该采取哪些措施

如果怀疑自己患上了高原脱发，可以采取以下措施。

□改善生活习惯。患者应保持规律的作息，避免熬夜，保证充足的睡眠。

□减轻压力。患者应适当放松，减轻工作和生活压力，保持良好的心态。

□合理饮食。患者应多吃富含蛋白质、铁、锌等营养素的食物，如瘦肉、鱼类、豆类、坚果等。

□使用护发产品。患者应选择适合自己的护发产品，如温和的洗发水、护发素等，避免使用含有刺激性成分的洗护产品。

□药物治疗。如果症状较重，患者可在医生指导下使用药物，促进头发生长。

□及时就医。如果症状持续加重，如脱发面积扩大、斑秃明显等，患者应及时到医院就医，进行进一步检查和治疗。

第十节

啊！第一次听说高尿酸血症

老李是一位来自四川的务工人员，今年45岁，身体一直比较健康。为了改善家庭生活条件，他决定前往海拔3 600米的一个建筑工地工作。出发前，老李听说进入高原地区可能会有一些身体不适，但他觉得自己平时还算硬朗，并没有太在意。

老李乘坐火车抵达目的地，刚下火车，他就感觉有些头晕、乏力，但他以为是旅途疲劳，并没太在意。一周后晨起，老李发现自己的左侧脚踝和跗趾根部有些肿胀并且疼痛难忍，老李以为是走路走多了，休息一下会好。然而事实并不如意，第二天，老李的症状进一步加重，并且肿胀疼痛处皮肤发红，他开始怀疑自己是不是得了什么病，但又不确定，工友们建议他去医院看看，但老李觉得自己还能坚持，就没有去。第三天，老李的关节疼痛越来越厉害，甚至影响到了行走，工友们见状，赶紧把他送到了附近的医院。到了医院，医生经过检查后告诉老李，他患上了高尿酸血症，也就是痛风。医生详细地给他讲解了高尿酸血症的相关知识，并告诉他早期识别和处理的重要性。

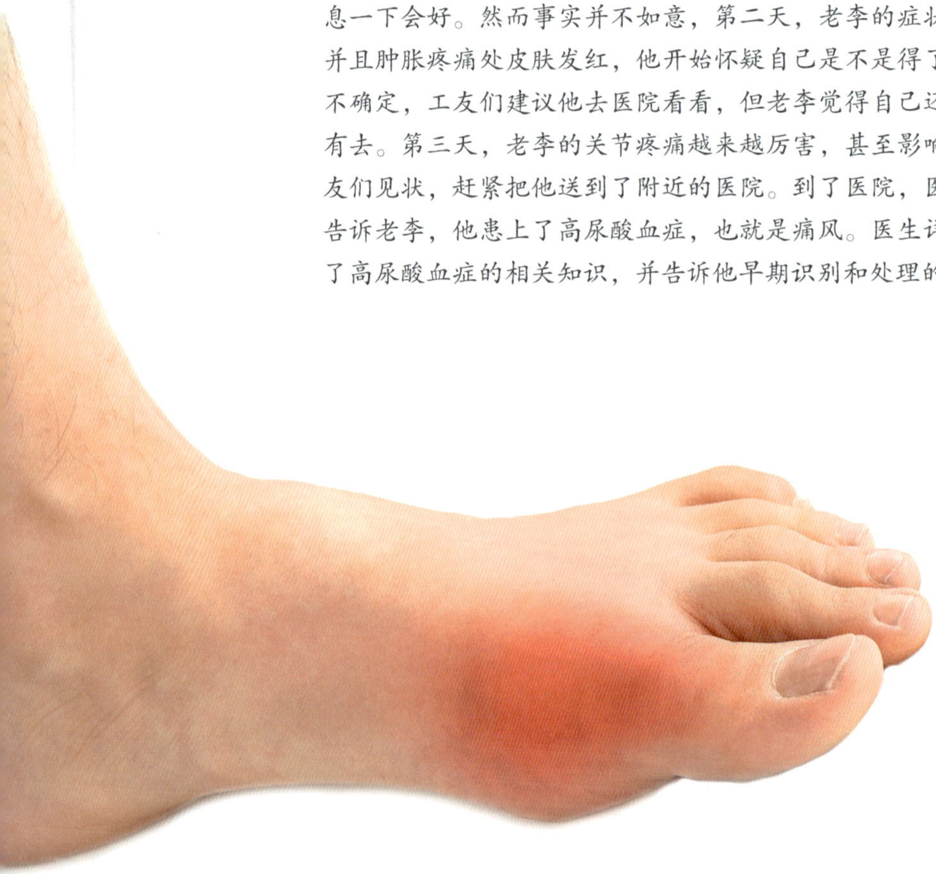

高尿酸血症者的典型临床表现有哪些

高尿酸血症是人体尿酸代谢异常，导致血液中尿酸水平升高的一种疾病，尤其是人进入高原地区后，受高原环境的影响，汗液排出困难，更容易发病。久驻高原人群高尿酸血症发病率比平原地区更高，在海拔 3 000 米以上的地区驻留 2～3 周就有可能患有该疾病。患者早期可能出现以下症状。

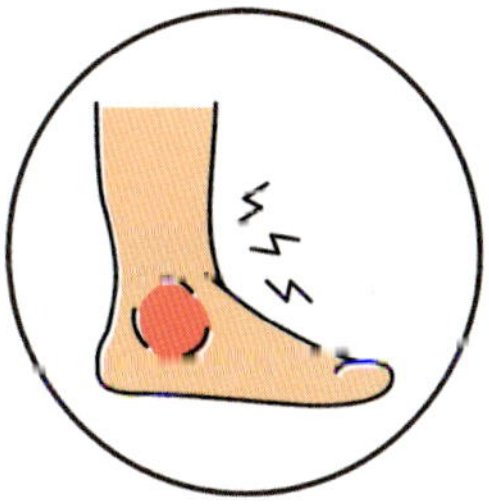

关节疼痛

这是最常见的症状，通常发生在夜间，疼痛剧烈，多见于第一跖趾、足踝、膝盖、手指等关节。

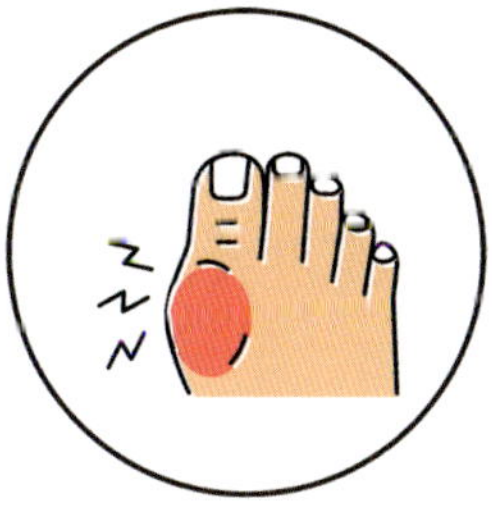

关节红肿

受累关节会出现红肿、发热，触摸时疼痛明显。

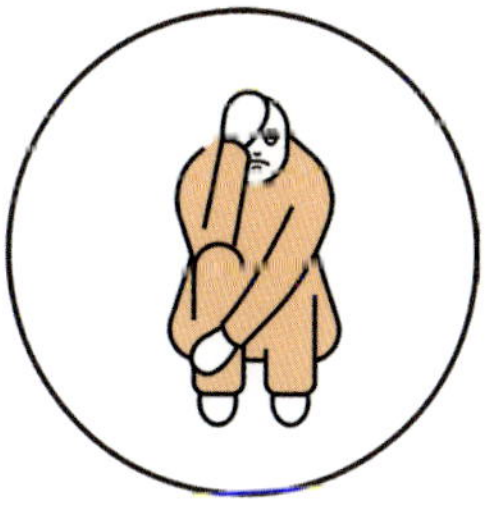

疲劳无力

患者可能会感到全身乏力，精神不振，容易疲劳。

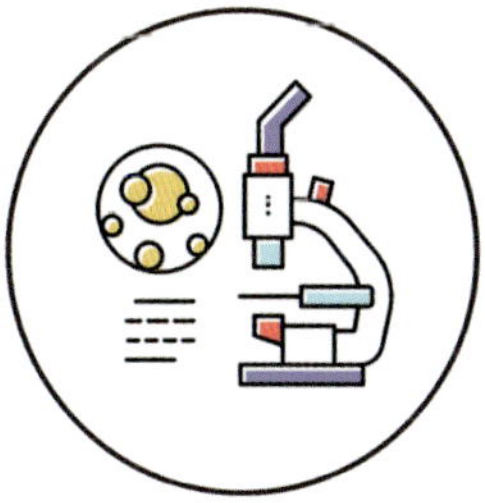

尿酸结晶沉积

在关节处或耳廓等部位可能出现尿酸结晶沉积，形成小的硬结。

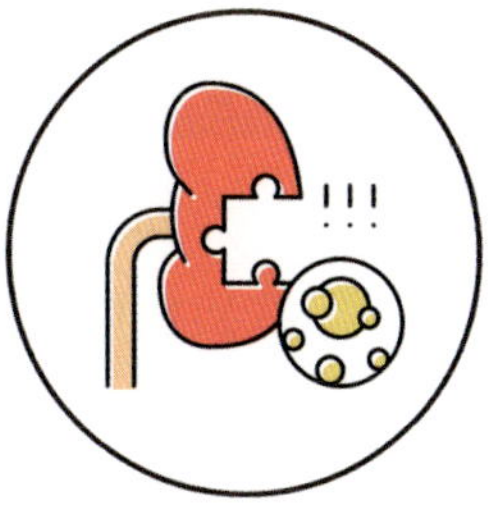

肾功能受损

部分患者可能出现尿频、尿急、尿痛等泌尿系统症状，严重者可能影响肾功能。

哪些人群比较容易罹患高尿酸血症

老李之所以患上高尿酸血症，可能与他平时饮食中嘌呤含量较高有关，再加上进入高原后身体代谢发生变化，导致尿酸水平升高。以下几类人群更容易患高原高尿酸血症。

饮食不规律者

平时饮食中嘌呤含量较高，如经常食用海鲜、动物内脏、啤酒等。

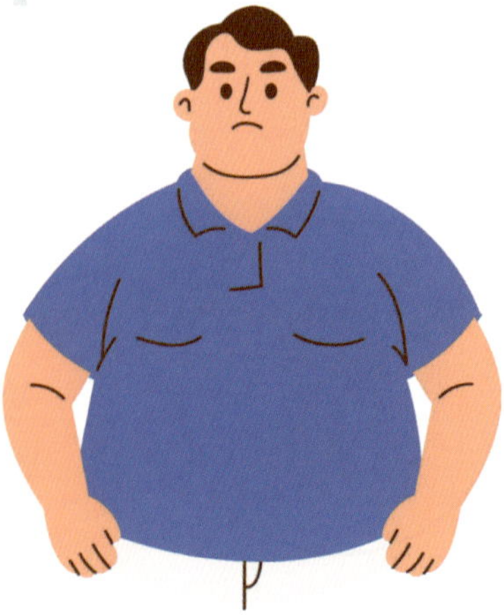

肥胖者属于痛风高危人群

体重过大者

超重或肥胖者，体内脂肪代谢异常，容易导致尿酸代谢紊乱。

有高尿酸血症家族史者

家族中有高尿酸血症或痛风病史的人，遗传因素可能导致其更容易患病。

有基础疾病者

如高血压、糖尿病、肾功能不全等疾病的患者，这些疾病可能影响尿酸的排泄。

缺乏运动者

长期缺乏运动者，身体代谢功能下降，容易导致尿酸水平升高。

怀疑自己患有高尿酸血症后应该采取哪些措施

如果怀疑自己患上了高尿酸血症，不要惊慌，可以采取以下措施。

□调整饮食。患者应减少高嘌呤食物的摄入，如海鲜、动物内脏、啤酒等，多吃蔬菜、水果，保持饮食清淡。

□多喝水。患者每天至少饮用 2 000 毫升水，以促进尿酸排泄。

□适当休息。患者应避免过度劳累，适当休息，减轻关节负担。

□药物治疗。如果症状较重，患者可在医生指导下服用别嘌醇、苯溴马隆、非布司他等药物，以降低血尿酸水平。

□及时就医。如果症状持续加重，如关节疼痛难以忍受、尿频尿急等症状明显，患者应及时到医院就医，进行进一步检查和治疗。

高原密码

痛风患者每日饮水量至少 2 000ml。

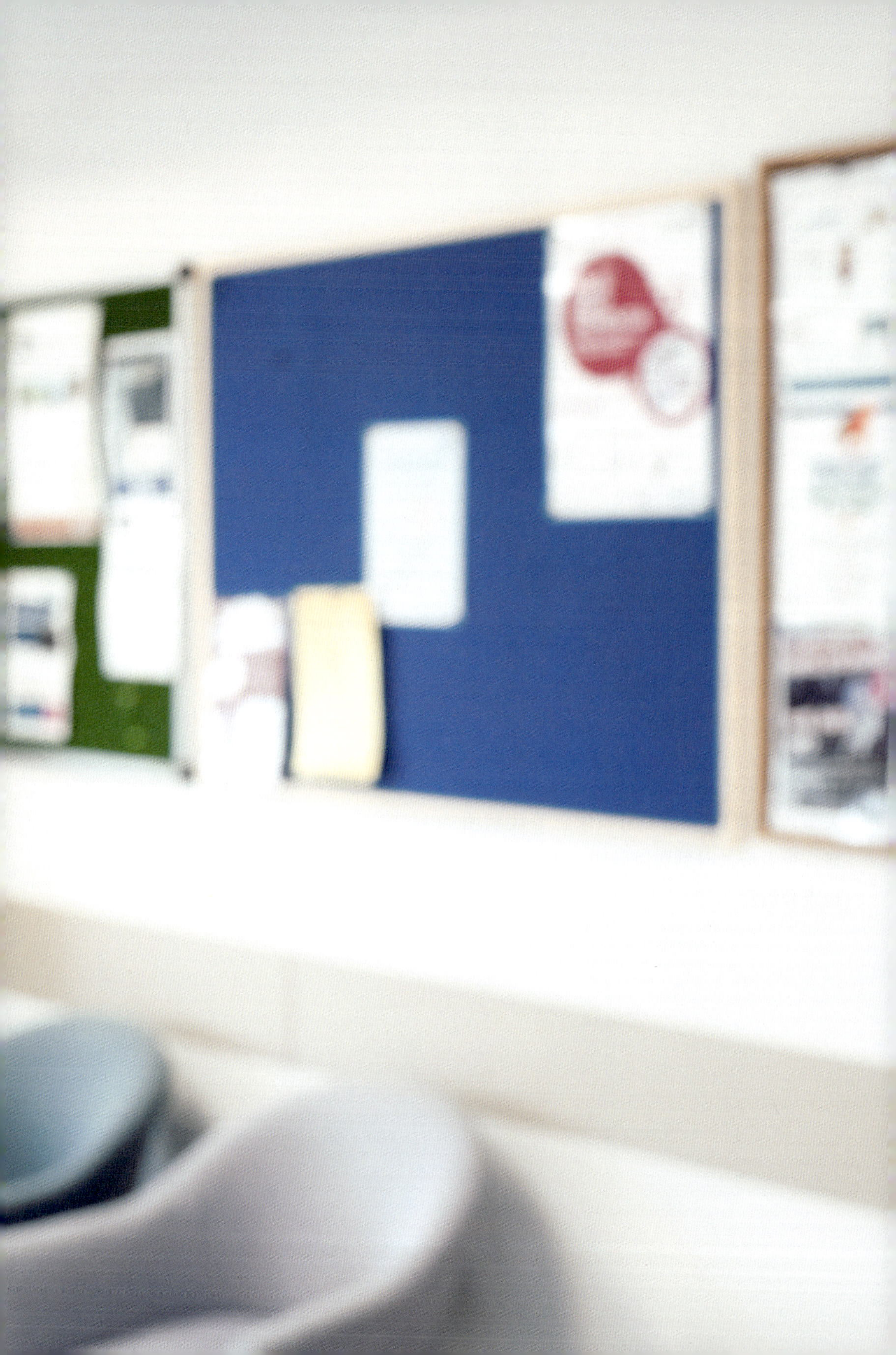

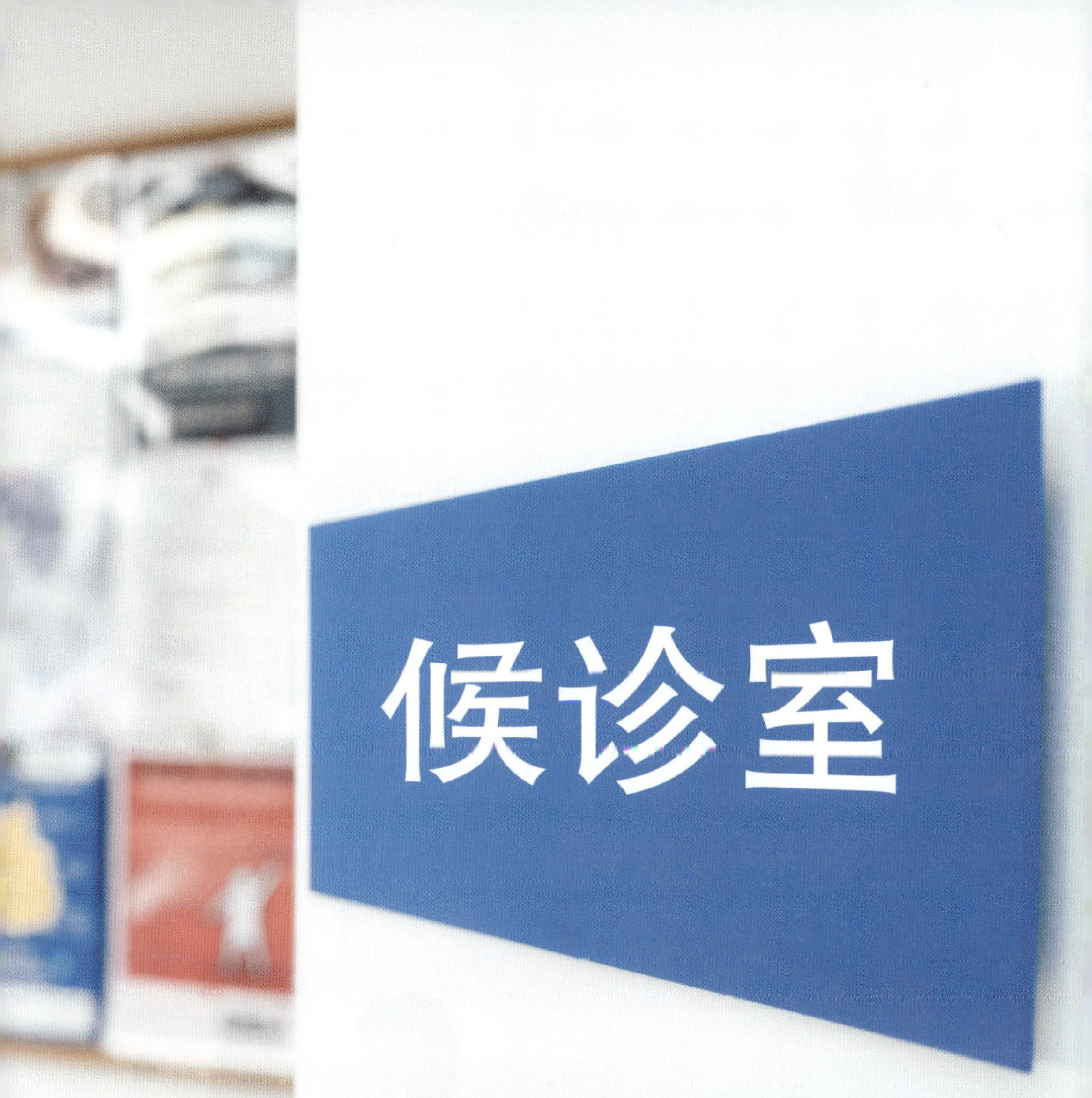

第六章

进入高原前，你准备好了吗

第一节 来次全身体检

林浩是一位热爱挑战的年轻企业家，平日里高强度的工作让他渴望来一场远离喧嚣的旅行以放松身心。听闻高原地区有着令人心醉神迷的自然风光和独特的文化魅力，他便兴致勃勃地约上好友，计划了一场说走就走的高原之旅。出发前，林浩的妻子有些担忧，劝他去医院做个检查，毕竟高原环境特殊，担心他的身体吃不消。但林浩觉得自己身体一向不错，平时连感冒都很少得，便没把妻子的话放在心上，安慰几句后就踏上了旅程。刚到高原，林浩就被眼前广袤无垠的壮美景色所震撼，心情无比激动。可没过多久，他就感到心率加快，呼吸急促，甚至出现了头晕目眩的症状。起初他以为只是暂时的不适应，休息一下就会好，然而情况却越来越糟，到后来甚至连站立都有些困难。好友们见状，急忙将他送到当地的医院。医生经过详细检查后，严肃地告知林浩，他本身患有心血管疾病，只是平时症状没有显现，而高原的低氧环境诱发了疾病，如果病情再严重些，可能会危及生命。这次有惊无险的经历让林浩懊悔不已，也让我们深刻认识到，高原虽美，但在进入高原前进行一次全身体检是多么的必要。

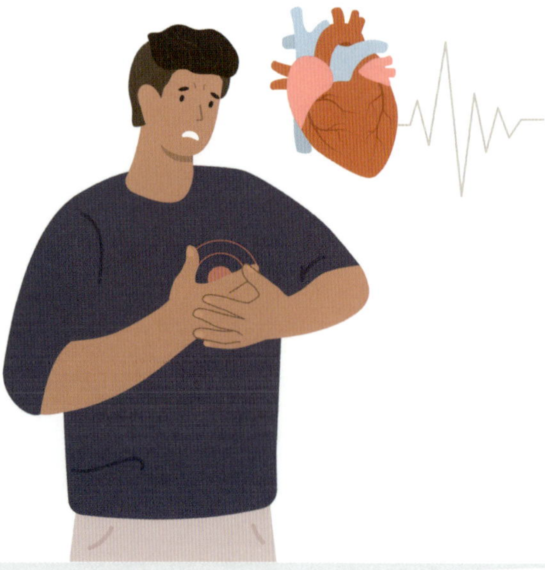

现在大家在闲暇时间都会选择旅游以放松身心。不少人选择去往高原地区，既可以登山以锻炼身体，又可以观赏山上景色。然而，并不是每一个人都适合去高原地区，每年都有不少人在高原地区出现身体不适。因此，大家在前往高原地区之前来一次全身体检是非常重要的，这有助于评估个人的健康状况，判断自己是否适合高原环境，以及预防可能发生的高原反应。那么，这样的体检究竟应该包含哪些项目？又能为我们的高原之行提供怎样的保障呢？接下来，让我们一同深入了解。

去高原前体检的意义

事实上，大家不论是否前往高原地区，即使是日常进行登山或跑步等运动，都建议事先进行必要的身体检查，这能避免行程中遇到危险。近年来不少人因心律不齐、心肌梗死等心血管疾病等出现突发事故，尤其是中老年人群。如果患有器质性疾病、严重贫血或重症高血压，这类人群对高原环境的适应能力较差，在进入高原的初期，发生急性高原病的危险性明显高于其他人；部分人群若在高原停留时间过长，也较其他人易患各种慢性高原病，前往高原地区之前做好身体检查必不可少。

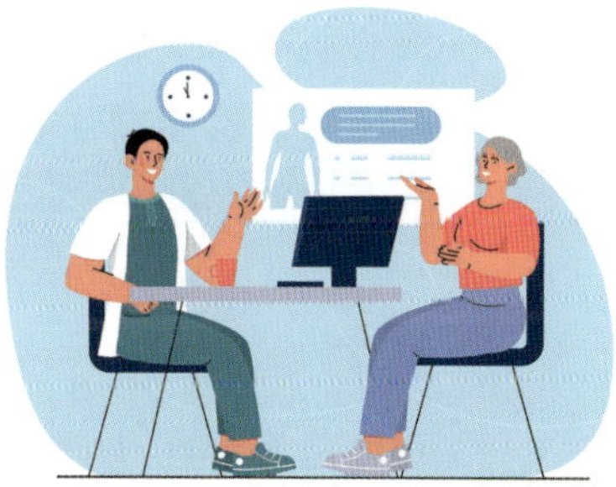

冠心病、高血压、胃溃疡等患者在去高原地区以前，最好咨询主治医师，病情是否允许。一定不要逞强，以免造成难以挽回的后果

高原密码

去高原前的体检需要包含哪些项目

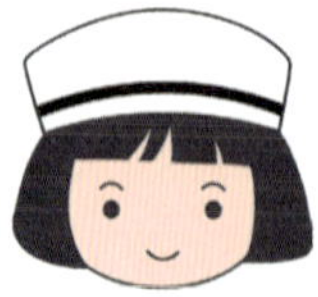

1 肺功能测试

评估肺吸入和呼出气体的能力，以确定肺的健康状况。这有助于判断前往者是否适应高原的低氧环境。

2 心电图

检查心脏活动情况，包括心搏节律、传导速度等，有助于识别潜在的心脏问题。高原地区容易导致心肌缺血、缺氧，心电图检查可以有效诊断前往者是否存在心脏方面的疾病。

3 血压测量

明确是否存在高血压或低血压等问题，确保前往者身体健康状态良好。

4 血常规

反映血液成分含量及形态分布变化，辅助诊断感染性疾病、贫血等疾病。通过血常规检查，可以有效判断前往者是否存在感染、贫血等现象。

5 尿常规

用于检测前往者是否有肾脏和泌尿系统疾病，如糖尿病肾病、肾炎等。

6 肝肾功能

检查肝脏和肾脏的功能状态，确保这些重要器官能够正常工作以应对高原环境。

7 凝血功能

评估血液的凝固能力，预防前往者在高原地区因缺氧或其他因素导致的出血风险。

特别注意

□心脏疾病：患有器质性心脏病的人不适合高原旅游。因此，大家在体检中应特别关注心脏健康。

□肺部疾病：慢性阻塞性肺疾病、间质性肺疾病、各种呼吸功能不全等肺部疾病患者也不适合高原旅游。肺部CT和肺功能检查是评估肺部健康状况的重要手段。

□慢性疾病：高血压、脑血管疾病、胃肠道疾病、神经与精神性疾病以及严重慢性疾病患者，在前往高原前应进行详细评估，并咨询专业医生的建议。

体检前相关准备

□饮食：体检前应避免进食高脂肪食物以及饮用咖啡因饮料至少8小时。

□休息：保证充足的睡眠和休息，避免过度劳累影响体检结果。

□心态：消除恐惧心理，增强自信心。了解高原环境、特点和医疗保健知识，有助于更好地适应高原气候。

高原密码

体检后建议

□根据结果科学评估。前往者评估自己的健康状况，判断是否适合进入高原。如有必要，应接受专业医生的建议和治疗。

□逐步适应高原环境。前往者进入高原后，最好先到海拔相对低的地方，再到高海拔的地方，这样利于身体适应高原气候。同时，行程应尽量安排得轻松，时间要适当宽松。

□一定要注意高原反应。前往者一旦发生高原反应，也不必恐慌。要视其反应程度有针对性地进行治疗。如反应较轻，可采取静养、多饮水、少运动等措施；如反应较重，应及时就医治疗。

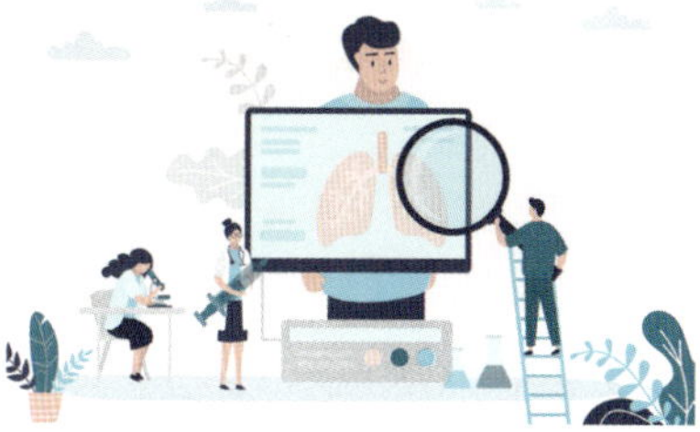

第二节

心态很重要

又到8月，这是小红、小文、小华和小玮结伴旅行的季节。以前，4个朋友对旅行的目的地和旅行方式能很快达成一致，但今年却迟迟未能做出决定。小华和小玮都想去领略西藏的美好风光，小红和小文听到这个提议也十分兴奋，可是很快小红和小文就变得犹豫。其原因是小红易晕车，小文曾去过云贵高原，体验过虽不算很严重却让人不舒服的高原反应。小华和小玮说：晕车和高原反应都是有可能的，但是只要我们提前做一些准备工作，带着一颗勇敢的心前行，可能的晕车和高原反应都会在我们可以承受的范围，否则到了80岁，西藏就变成了我们的念想。小红和小文在同伴的鼓励下，认真做好旅行准备，顺利地完成了2周的西藏之行，充分领略了西藏的风土人情。事后小红和小文说：到高原地区旅行，做好心理建设是非常重要的，带着一颗强大的心脏旅行，我们的旅途会更加平坦。

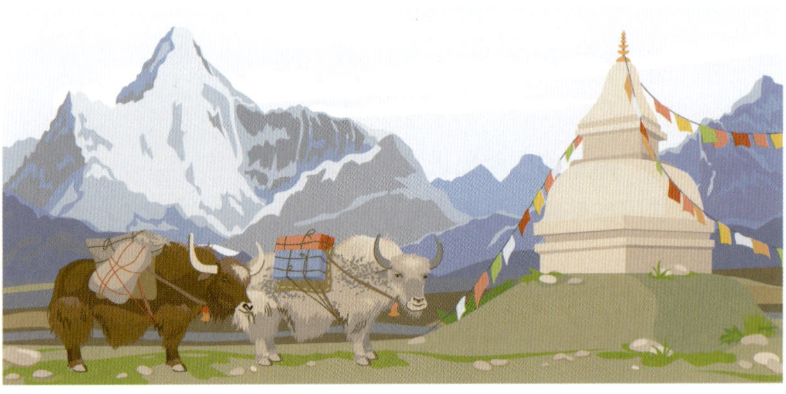

的确，强大的内心非常重要，此处的心既指实体的、强健的心脏，也指心理层面的强大的心态。大家进入高原前，做好体能训练，锻造一颗强大的心脏，有百利而无一害。约 30 年前，胡大一教授提出了双心医学的概念，强调了社会心理因素对人类健康的重要性。真正意义上的健康，是指心身的全面和谐统一，实现患者躯体和心理的完全康复。心理因素和身体因素互相影响，相互作用。一般来说，心理因素的影响大于身体因素的影响。心血管疾病的发生、发展与五种心理与社会因素密切相关——焦虑、抑郁、某种人格特征、社会孤立及慢性的生活应激。

我们这一生，要经历太多的事情。很多时候，都得一个人去面对，内心强大才能利于抵御一切风险。自己不够强大，靠谁都没有用。人生是要靠自己去创造的，不管经历什么，还得咬牙坚持。如果一味地否定自己，动不动就崩溃，这样是不会有好的人生的。内心强大，才能更好地面对这个社会潜在的危险因素，才能更加从容地面对人生，遇见什么都不会惧怕。

内心强大，才能更好地成长。人在这个世界上，没有谁天生就比谁勇敢，都是经历了无数次挫折，慢慢让自己变得强大的。一个人的内心强大，并不是真正征服了什么，而是学会了去承受。内心强大的人，无论遇到什么事情都可以坦然去面对，学会去承担。人生只有经历了大起大落，才能更好地活着。那些不卑不亢、平静淡然的人，都是因为承受了很多，让自己的内心回归平静的。

很多时候，不管你遇到什么，别人都没法真正地帮你解决，因为这是你的人生，只有你自己去面对。当你能够很好地去接受现实、面对现实的时候，你的内心就已经强大了。一个人真正的强大，不是困斗之勇，而是顺应时势，能够在逆境中，找到自己的节奏，并且保持平和的态度，这才是真正的成长和强大。

人要变得强大，才能够保护好自己，才能够抵御外界的一切。这种强大，不仅仅表现在体魄上，更表现在精神上、心灵上。只有修炼出强大的内心，才能不惧外界的干扰，才能坚定地走好自己的路，过好自己的生活。内心强大，才能过好自己的人生。那么，如何才能让自己内心强大呢？

对自己有明确的认知

外在的东西当然能够给你增光添彩，但你的强大，植根于你的内在。为了强化认知，学会思考，读书是一个很好的渠道。对自己以后的人生，你要有自己的规划，或者至少能有一个目标。这样，你就能在向前迈进的过程中，逐渐明确自己想要的是什么。这是成长的过程，是你能够强大自我的第一步。

学会取舍

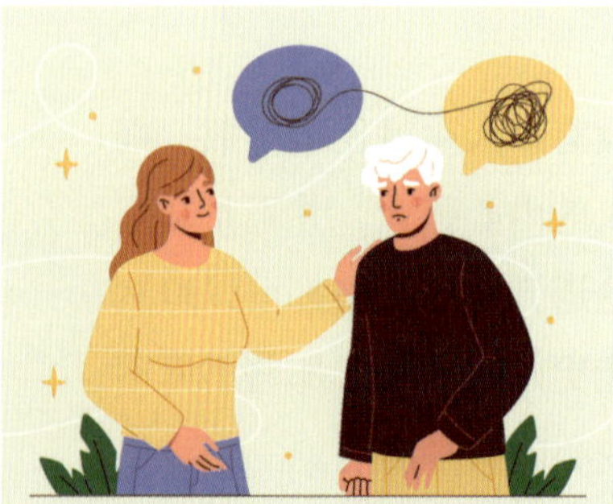
要正确认识自身

取舍是人生中的必修课，是不断的自我革命。取舍，是卸下重担，轻装前行。昂贵的衣服，因为不适合，在衣柜里落灰；多余的情感包袱，因为不懂得拒绝，变得像山一样巍峨；不擅长的工作领域，费了多年的心力，依然不得寸功。这种时候，相信我，你必须学会放弃。放下，是一种领悟，更是一种修行。只有懂得取舍，才能找到更广阔、自由的人生。

有自己的兴趣爱好

你的生活，肯定不只有工作。当你的心情波折起伏、无处可去的时候，你大可以通过兴趣爱好来实现自我排解，这种兴趣爱好无比广泛，可以是跑步、登山，也可以是美发、美甲，还可以是做饭、洗衣服，只要你喜欢，世间所有都可以化为你的兴趣爱好，让你愉悦开怀，让你心情舒适。拥有强大内心的同时，让自己的心灵有一块舒适的栖息地吧。

独立思考，不惧权威

学会独立思考，不惧权威，自己的事由自己做主。再权威的观点，也不会在每一个个体身上生效。要正确面对权威，跟他们平等对话，友善交流，总有一天，你的思想可以不再为权威人士的言辞所约束，你就能获得心灵上的自由和更强悍的内心。

高原密码

坚持下去

你就是你，不可能与别人相同。所以，当你发现，你和集体中的他人不一致时，不要慌张，不用随波逐流，你大可以继续做你自己。不要畏惧别人的眼光，只要选择了正确的道路，就尽管坚持向前。顺着你选择的路，行至尽头，回首将尽是阳光，那是你强大的内心独白。一个真正强大的人，从来不需要别人来评价自己的人生，也不会过多地在意别人，无需通过别人来证明自己。真正强大的人，内心是能够保持平静的，很好地做自己。不会因为别人的态度和想法，影响自己的人生。

当一个人内心强大时，就不会惧怕任何风险。人生从来不是与生俱来的坦途。每个人都会遭遇挫折、逆境与孤独，真正的美好皆源于持续的努力与成长。唯有内心强大的人，才能在面对困境时保持清醒认知，将问题拆解为可执行的步骤，最终实现破局。

第三节

物资要备齐

陈宇是一位登山爱好者，一直梦想征服那座在云端的高原雪山。当一切准备就绪，他满怀期待地踏上了征程。刚到高原山脚下的小镇，这里稀薄的空气和寒冷的气温就给陈宇立了个“下马威”。还没开始登山，他就出现了头痛、呼吸急促的症状，这让他原本高昂的兴致一下子消散了不少。更糟糕的是，由于他对当地的饮食不太适应，加上没有准备足够的合适食物，他很快就出现了肠胃不适，上吐下泻。无奈之下，陈宇只能在小镇停留休整。看着自己准备不充分的行囊，他懊悔不已。在与当地一位经验丰富的向导交谈后，他才明白进入高原地区绝不是简单地收拾行囊就出发，而是要像行军打仗一样“兵马未动粮草先行”，做好充分的物资和身体准备。

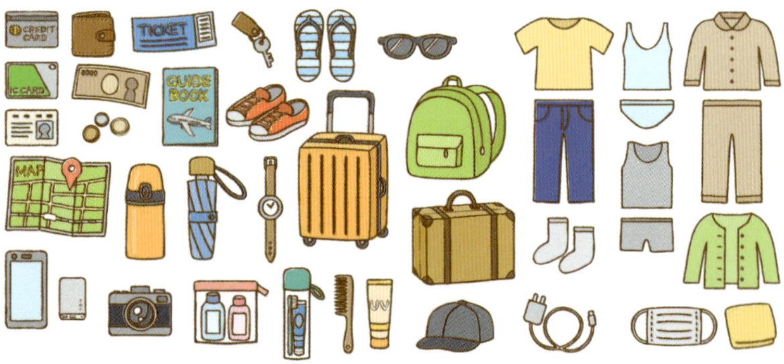

那么，大家在进入高原前，究竟需要准备哪些物资？怎样才能让自己的身体提前适应高原环境呢？接下来，我们就详细地聊一聊这些关键问题，确保每一位向往高原的人都能做好周全准备，开启安全又美好的高原之旅。

高原地区由于大气压降低，空气稀薄且干燥，紫外线通过空气被吸收得少，到达地面的辐射强度增加，大家若长期在野外暴露会对皮肤、眼睛等造成伤害；同时高原地区昼夜温差大，有“一天四季”即早春、午夏、暮秋、晚冬一说，因而需要准备充分的物资，才能适应高原环境。

高原防晒霜、护肤霜

高原地区风大且气候干燥，这导致处于高原环境的人员身体内水分经体表和呼吸丧失较多，同时高原高强度紫外线辐射也是造成皮肤损伤的主要原因之一，因此携带一些高防晒指数的防晒霜、高保湿霜用于防止皮肤干燥而产生的皲裂是很有必要的。

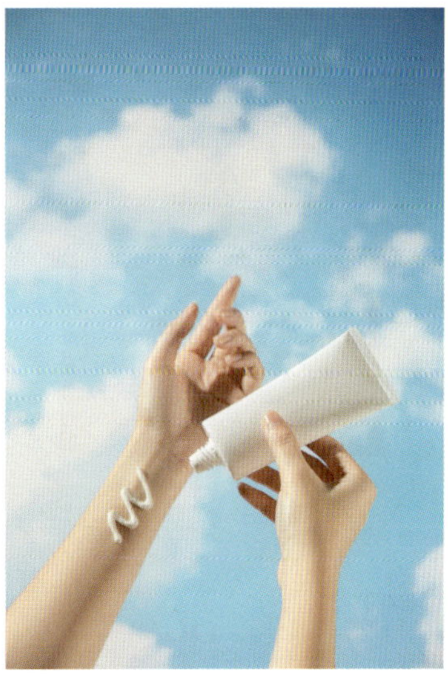

准备防晒霜，避免皮肤被紫外线灼伤

护唇膏

人在高原干燥、寒冷、紫外线强的环境下，极易患唇炎，出现口唇干裂，高原护唇膏应选择含有二氧化钛、氧化锌等成分的物理防晒剂，防晒效果好、滋润度高，能减少水分丢失和干燥皮肤的表皮脱落，预防高原性唇炎。

紫外线防护眼镜

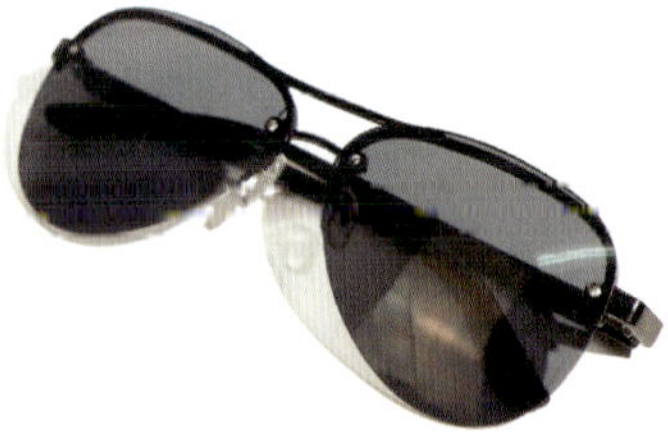

紫外线防护眼镜

强烈的紫外线还会对眼睛造成一定损伤，可能引起角膜炎、结膜炎等疾病，另一方面，高原雪山连绵，紫外线防护眼镜可以有效预防雪盲。

衣物

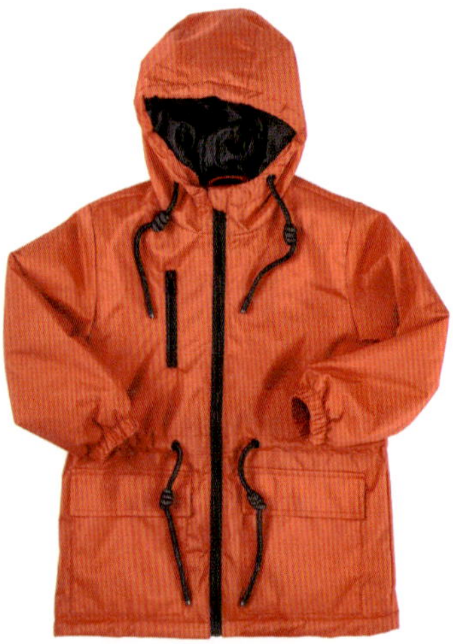

选择保温、防水、防风的衣服

高海拔地区，海拔每升高 1 000 米，气温下降约 6℃，但因高原地区空气稀薄，白天可能烈日当空，气温 20～30℃，而晚上及清晨气温可能骤降至 0℃以下。因此人在高原高寒地区，遮阳帽、羽绒服、冲锋衣、保暖内衣、防风手套、硬底登山鞋、雨衣都是必备的。人体是恒温的，过冷或者过热都会打破人体内环境平衡，诱发高原疾病，所以及时增减衣物才是关键。

药物

高原特殊的自然环境对人体有多方面的影响，使人体免疫力下降，易生病。高原广大地区卫生条件较平原地区相对较差，药物预防是预防急性高原病的一种简单且快速的方法，能促进高原习服。比如，复方红景天胶囊是一种由植物红景天制备的中药制剂，能明显改善低氧环境人群的食欲和睡眠，具有显著提高人的抗缺氧、抗寒、抗疲劳、抗免疫功能低下的能力，已广泛用于急性高原病的预防和治疗；复方丹参滴丸，广泛应用于急性高原病的预防，可用于急性高原反应、高原脑水肿、慢性高原病、高原心肌缺血、高原红细胞增多症等急慢性高原病的保健、预防、康复及治疗。值得一提的是，现在防治急性高原病的药物比较多，很多药物是处方药，因而建议在医生的指导下或者按照说明书使用。除此以外，大家还应备好一些常用药物，如预防感冒发热的布洛芬、速效伤风胶囊、阿莫西林胶囊、连花清瘟胶囊等，治疗消化道不适或感染的甲氧氯普胺、多潘立酮、蒙脱石散、诺氟沙星等，此外还有藿香正气胶囊、维生素C泡腾片、创可贴、云南白药等。

供氧设备

空气稀薄是高原环境最显著的特点，因而大家在进入高原前，需要根据实际情况准备制供氧设备。如自驾游时选择氧气瓶、氧气袋、制氧机等，搭乘公共交通工具时选择便携式瓶装氧等。

高原密码

食物

大家在进入高原地区后，随着海拔升高，可能会出现食欲减退，初次进入高原区一定选择高碳水化合物类食物，为机体提供充足的能量。

- □首先考虑富含葡萄糖的粮谷类和其他植物性食品如糖花卷、糖粥等；
- □其次选择富含多糖的甘薯、马铃薯、藕及其制品，也可根据自身情况，准备易消化的高营养、高热量食品，以促进食欲，补充能量。
- □若长期居住高原地区，大家应选择富含优质蛋白质的食物，如鱼类、牛肉、蛋类等食物，尽量避免高脂肪饮食。同时应及时补充维生素及微量元素，多吃新鲜蔬菜、水果，可多喝些菜汤、浓茶，补充丢失的水分。
- □建议携带口香糖，因为高原地区海拔差别较大，不同交通方式的快速升降易引起耳膜的不适，咀嚼口香糖可以缓解耳鸣。

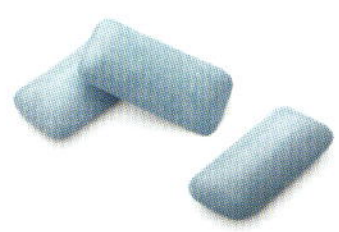

第四节
选对路线

5月末，小明正和室友小张、小王、小秦兴致勃勃地计划着去西藏，来一次意义非凡的大学毕业旅行，可选择何种交通工具、制订哪条交通路线却是让他们犯了难。小张：我选择坐飞机，节约进藏时间，可以预留更多的时间去慢慢领略高原地区的自然和人文。小王：我怕坐飞机会高反，我建议坐火车，沿途也可以慢慢欣赏好风景，还可以打牌、玩游戏！小明：要不我们挑战一下自我？我看到网上有很多骑行进藏的，身体和心灵都来一次洗礼，而且还可以更加自由安排行程？小秦：可别，好多徒步失踪、骑行遇难的案例，我们还是得量力而行，如果要自由一点，我们可以选择定制自驾游，就是价格啥的可能会超出点预算，还得找靠谱的司机、领队。大家七嘴八舌，迟迟不能决定。

俗话说，条条大路通罗马，当你从身体到心理、从物质到精神都做好了充分的准备，那么，你是否也和他们一样，遇到了同样的难题呢？毕竟，选择正确的交通工具、制订合理的交通路线也是高原出行攻略的一个重要环节。

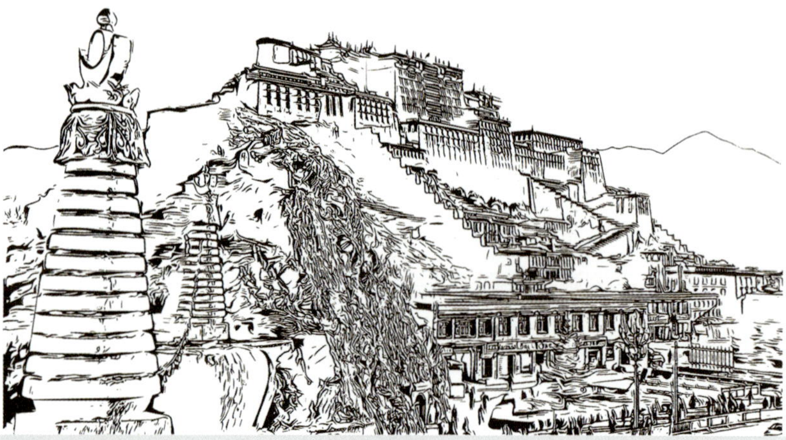

飞机急进，须警惕

飞机急进高原的方式，为出行时间紧张的旅客解决了难题。分布在西藏、青海、甘肃、四川、云南等省、自治区相关州市的众多机场和多条航线大大满足了部分人群急进高原的需求；但据发表在《新英格兰医学杂志》的研究报告，未习服人群进入 4 500 ~ 5 500 米高原的急性高原病发生率 50% ~ 85%，同时伴有作业能力明显下降；我国研究结果显示，人们在进入海拔 3 000 米、海拔 3 655 米高原时，急性高原病的发病率分别为 57.3% 和 63.8%；进入海拔 3 900 米和海拔 4 500 米地区时，急性高原病的发病率高达 89.2% 和 100%。另有研究显示，缓慢上升（到达海拔 4 559 米所用时间超过 3 天）以及预暴露（登山前 2 个月在高于海拔 3 000 米停留超过 4 天）可降低急性高原病的发生；在海拔超过 2 000 米停留 1 周以上再上到海拔 4 300 米，较从海平面直接急进高原，可减少急性高原病的发生率及严重程度。

所以，当大家选择乘坐飞机进入高原时，需要高度警惕急性高原病的发生风险，条件允许下，可在海拔 2 000 ~ 2 500 米地区短暂停留，待机体适应后再逐渐向高海拔出发。

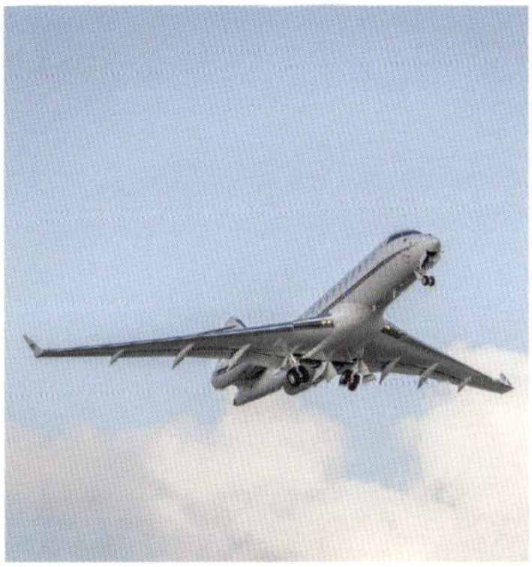

人乘坐飞机进入高原，需要警惕急性高原病的发生

火车旅行，优势大

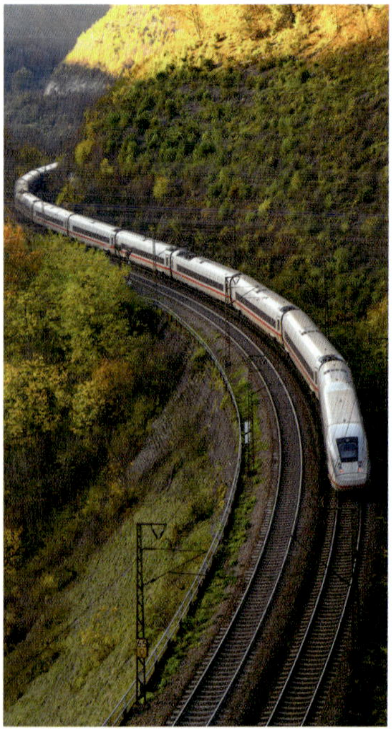

人乘坐火车进入高原，缓慢爬升海拔，有助于减少急性高原病的发生

从 2006 年 7 月 1 日青藏铁路的全线通车，至 2023 年通过青藏铁路进出藏的旅客达 295.9 万人次，青藏铁路穿越昆仑山到达了拉萨；正在大力建设的川藏铁路、滇藏铁路，以及已规划的新藏铁路，将进一步完善我国高原交通枢纽网的布局。

坐火车旅行不仅可以使旅客更好领略特色的高原风光，还使得旅客更容易适应高原环境。首先，当旅客乘坐火车由低海拔逐渐进入高海拔地区，有相对充足的时间使人体产生代偿适应性变化，而随着在高原停留时间越长，人体对高原环境的习服就越完全。其次，高原列车通过弥散式供氧方式，混合空调系统中的空气，使每节车厢的氧气含量达到 23.5%，并在每位旅客座位下、走廊、车厢连接处设置了分布式供氧装置，以满足大家因个体差异对氧气的不同需求，从而减少高原反应的发生。高原列车全线设置了医疗卫生保障点，建立健全了三级医疗保障机构，进一步保障了旅客的生命安全。

骑行徒步，重身心

近年来，随着户外运动的兴起，越来越多怀揣梦想与憧憬、渴望自我突破和挑战的人群采取骑行 / 徒步出行的方式进入高原。如果没有足够成熟的户外经验和专业的户外装备，没有良好的体能基础和应对极端环境的知识储备，没有强大的身体适应能力和心理调节能力，切记不要轻易尝试采取骑行 / 徒步的方式进入高原。真正的探险精神从来不是鲁莽闯入禁区，而是以科学敬畏自然，用专业守护生命。

公路旅行，静下心

自驾车出行是喜爱自由规划路线的旅客常采用的一种进入高原的方式，具有灵活性高的特点。但考虑高原的特殊环境，大家在公路旅行前，建议务必按捺激动的心情，冷静思考及沉着行动，采取“全面规划、适当灵活”的策略，坚决不提倡“说走就走”的旅程！

当你准备公路旅行时，首先需要全面、准确评估自己及旅伴的身心条件是否可以安全完成此次公路旅行，并筛选可靠的旅伴同行。根据旅途规划，得至少有一位车技娴熟、熟悉车况、掌握基本修车技能的好司机，如果需要长途开车，建议至少有两位司机轮换，避免疲劳驾驶。平原司机进入高原也需要一个适应过程，其间人的反应和协调能力都会有一定程度下降，因此要求司机具有较强的身体素质和心理素质。其次，你得有一辆可以胜任旅途的好座驾，并结合路线情况，配备好相应的急救、备用、抢险物品。

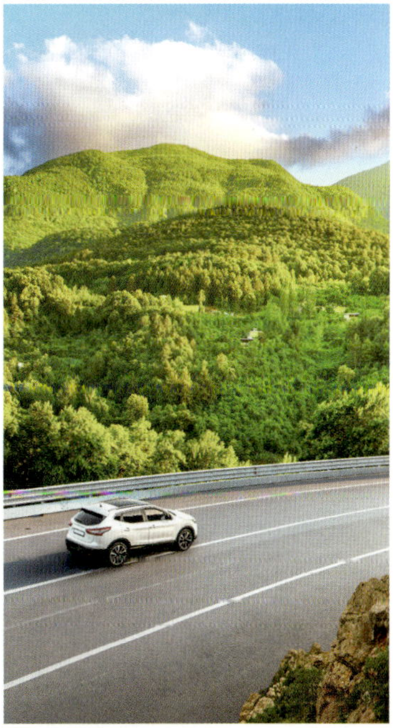
自驾的优点在于可以根据身体症状灵活安排进入高原的时间

大家在出发前，需要对高海拔地区路线进行周密规划，优先选择路况成熟、救助设施完备的线路，以便在紧急情况下及时获得支援。行程安排方面，建议遵循高原医学指南推荐：当海拔超过 3 000 米时，每日上升高度应控制在 300 ~ 500 米，并每 3 ~ 4 天安排一次适应性休整。这种分阶段上升、阶梯式适应的策略，可有效降低急性高原病的发生风险。

第五节

谁不适合去高原

张大爷是个闲不住的人，虽说已年逾六十，身体还算硬朗，平日里就爱跟老友们一起到处游玩。最近，他听闻老友们计划组团去高原旅游，那壮丽的雪山、辽阔的草原让他心驰神往，便毫不犹豫地报了名。出发前，子女们有些担心，劝他先去医院做个全面检查，可张大爷觉得自己身体没啥毛病，能吃能睡，用不着这么麻烦，执意踏上了旅程。刚到高原，张大爷就被眼前的美景深深吸引，兴奋地四处走动拍照。然而没过多久，他就感到胸口发闷，呼吸急促，心率也快得厉害。起初他以为是累着了，便坐下休息，可症状不但没缓解，还越发严重，甚至出现了头晕目眩的情况。同行的老友们见状，赶忙带他去当地的医疗站。医生检查后，严肃地告诉张大爷，他本身患有心血管疾病，加上年纪较大，身体功能有所下降，并不适合来高原地区，这次的高原反应就是身体发出的危险信号。

张大爷的这次经历为我们敲响了警钟，在这个充满探索欲的时代，高原那湛蓝如宝石般的天空、广袤无垠的草原、雄伟壮丽的雪山，仿佛有一种魔力，吸引着无数人的心。然而，并非每个人都能顺利踏上这片神奇的土地，尽情享受它的美好。就像一场盛大的派对，有些人却因为种种原因，被拒之门外。那么，究竟哪些人不适合进入高原呢？今天，就让我们开启一场趣味横生的科普之旅，来一探究竟。

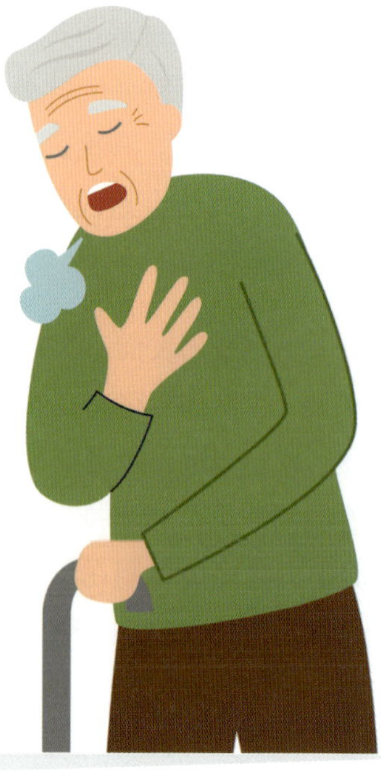

心肺功能不佳者：高原的“呼吸挑战”难以应对

想象一下，高原就像一个巨大的“氧气稀薄俱乐部”。对于心肺功能正常的人来说，进入这个俱乐部可能只是一场略带刺激的冒险，但对于心肺功能不佳者而言，那可就是一场艰难的“生存考验”了。

先说说那些患有慢性阻塞性肺疾病（COPD）的朋友们吧。他们的肺就像一台老旧的抽风机，原本在平原地区就已经气喘吁吁，难以顺畅地进行气体交换。到了高原地区，氧气含量大幅降低，这台“抽风机”更是力不从心。每一次呼吸都像是在进行一场艰难的拔河比赛，肺拼命地想吸入足够的氧气，却总是感觉差了那么一口气。就好比一辆原本在平路上行驶都费劲的老爷车，非要开上陡峭的山坡，结果只能是半路抛锚。COPD 患者容易引发严重的呼吸困难，甚至可能导致呼吸衰竭，那可就危险至极了。

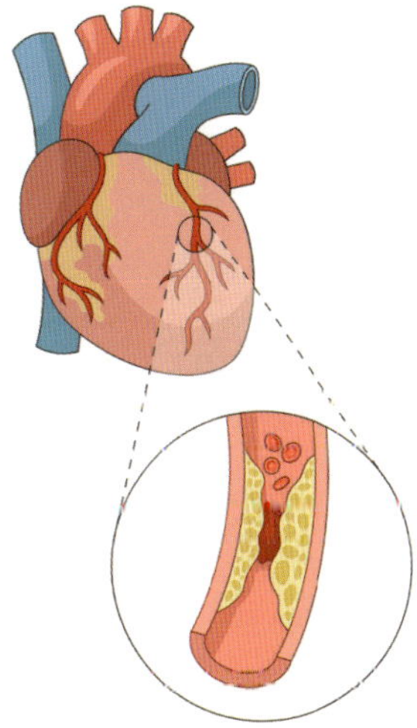

冠心病

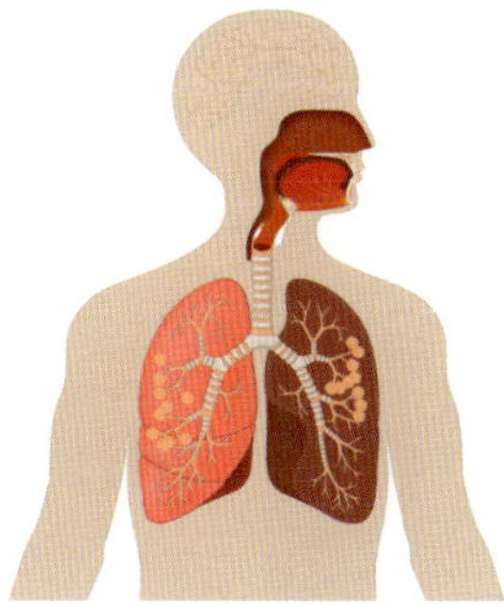

慢性阻塞性肺疾病

冠心病和慢性阻塞性肺疾病患者最好不要去高原地区，特别是近期反复发作心绞痛或呼吸困难的患者

还有冠心病患者，他们的心脏就像一座年久失修的老房子，冠状动脉这个“供血管道”已经出现了堵塞或者狭窄。在平原时，心脏靠着自身的调节机制，还能勉强维持身体的血液供应。可一旦到了高原，心脏面临着低氧环境的双重挑战，一方面要加大马力泵血，以保证身体各个器官的基本需求；另一方面，由于氧气不足，心脏本身也会受到缺氧的损害。这就像让一个

疲惫不堪的快递员，在崎岖的山路上负重前行，还要加快速度，迟早会累垮。可能会引发心绞痛发作，那种胸口被紧紧揪住的疼痛，就像一只无形的大手在狠狠地挤压心脏，甚至可能导致心肌梗死，后果不堪设想。

先天性心脏病患者也得格外小心。他们的心脏从出生起就存在结构上的缺陷，就像一台组装有问题的发动机。在高原环境下，心脏的负担会急剧增加，原本就不正常的血液循环会变得更加混乱。心脏可能会像一个失去控制的陀螺，心律失常频发，身体也会因为缺氧而出现发绀、乏力等症状，严重影响身体健康，甚至危及生命。

高血压患者：高原上的“血压危机”

高血压患者在高原地区就像是走在钢丝上的杂技演员，一不小心就可能失去平衡，陷入危险境地。高原的低氧环境会刺激人体的交感神经系统，使其变得异常兴奋。这就好比在平静的湖水里投入了一颗巨石，激起层层涟漪。交感神经兴奋后，会释放一系列激素，如肾上腺素等，这些激素就像一群调皮的小恶魔，它们会使血管收缩，血压急剧上升。

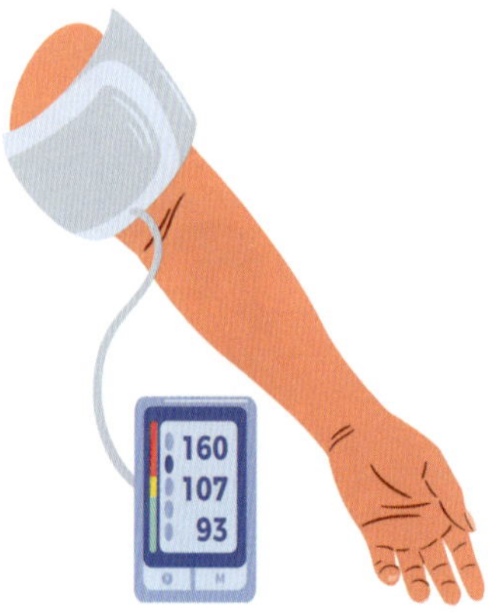

血压控制不佳的高血压患者，最好不去高原地区

对于高血压患者来说，他们的血管就像紧绷的橡皮筋，本身就承受着较大的压力。在高原环境下，血压的突然升高就像给这根橡皮筋又加了一把力，很容易导致血管破裂。脑出血是一种极其危险的情况，就像一颗定时炸弹在脑袋里爆炸，可能瞬间让人失去意识，陷入昏迷，即使幸运地保住性命，也可能会留下严重的后遗症，如偏瘫、失语

等，严重影响生活质量。

而且，高血压患者在高原上还容易出现高血压脑病。由于血压过高，大脑的血管会发生痉挛，就像一条条原本通畅的河道突然被堵住了。大脑得不到充足的血液供应，就会出现头晕、头痛、恶心、呕吐等症状，严重时还会导致抽搐、昏迷。这就像是大脑在高原上发起了一场“抗议”，诉说着它对高血压和低氧环境的不满。

贫血患者：高原的“氧气搬运工”短缺

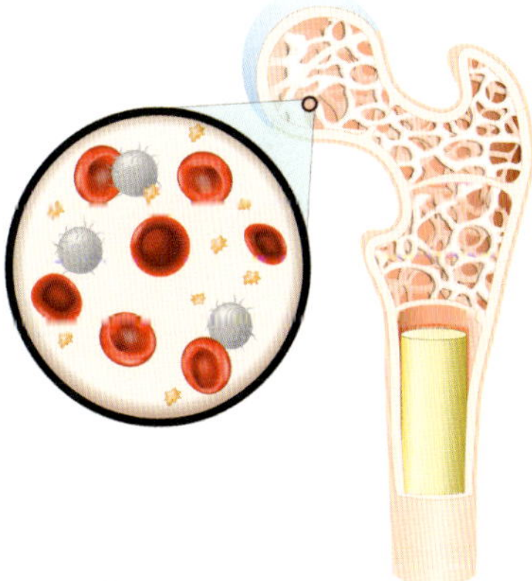
贫血患者不要去高原地区。由于红细胞减少，更容易出现高原反应

贫血就像是一支运输氧气的队伍，缺少了很多搬运工。贫血意味着血液中的红细胞或者血红蛋白含量低于正常水平。红细胞就像是一个个勤劳的“氧气搬运工”，它们的任务是把肺吸入的氧气搬运到身体的各个角落。在高原地区，氧气比较稀缺，而贫血患者由于身体内的搬运工数量不足，各个器官就会陷入“缺氧困境”。

当贫血患者进入高原后，他们会比其他人更容易感到疲劳、乏力。就像一辆汽车，发动机没有足够的燃料，只能慢悠悠地行驶，稍微一用力就会熄火。他们的身体也会因为缺氧而出现头晕、心慌、气短等症状。严重的贫血患者在高原上可能会出现晕厥现象，就像突然断电的灯泡，一下子失去了光明，整个人陷入昏迷状态。这是因为大脑对缺氧最为敏感，当氧气供应不足时，大脑就会“罢工”，以保护自己免受进一步的损害。

呼吸系统感染患者：高原上的“感染加重器”

如果在进入高原之前，大家不幸患上了呼吸系统疾病，如感冒、肺炎等，那可真得三思而后行。高原的环境就像一个“放大镜”，会让呼吸系统的病情变得更加严重。

在高原低氧的环境下，人体的免疫力会有所下降，就像一个原本坚固的城堡，因为守卫力量不足而变得脆弱。呼吸系统疾病患者的呼吸道黏膜已经处于炎症状态，就像一条受伤的防线。到了高原后，由于低氧和寒冷的刺激，呼吸道黏膜的损伤会进一步加重，炎症也会更加难以控制。原本可能只是轻微的咳嗽、流鼻涕，到了高原地区可能会发展成剧烈的咳嗽、高烧不退，甚至引发肺部感染加重，导致呼吸困难。这就像是在伤口上撒盐，让患者的痛苦加倍，恢复起来也更加困难。

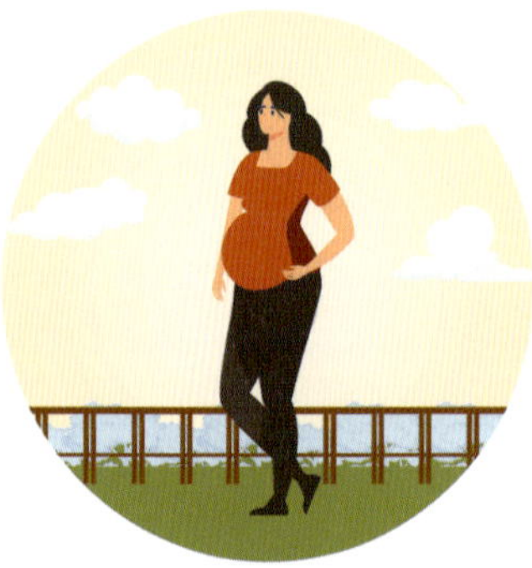

孕妇不要去高原地区

孕妇：高原对母婴的“双重考验”

孕妇可是一个特殊的群体，她们不仅要照顾自己的身体，还要为肚子里的宝宝提供一个温暖、安全的成长环境。高原对于孕妇来说，无疑是一个巨大的挑战，就像让一位负重前行的勇士，继续攀爬陡峭的山峰。

在高原地区，由于氧气含量低，孕妇可能会出现缺氧症状。这对胎儿的发育极为不利，胎儿就像一棵正在茁壮成长的幼苗，需要充足的氧气和营养物质。缺氧可能会导致胎儿发育迟缓，就像幼苗得不到充足的阳光和水分，生长速度变得缓慢。严重时，还可能引发胎儿窘迫，这就像幼苗在恶劣的环境中面临生死考验，胎儿的生命安全会受到严重威胁。

而且，孕妇在高原上出现妊娠高血压、妊娠糖尿病等并发症的风险增加。这些并发症就像隐藏在暗处的敌人，随时可能对孕妇和胎儿发动攻击。例如，妊娠高血压可能会导致孕妇出现头痛、眼花、蛋白尿等症状，严重时会引发先兆子痫，这是一种非常危险的情况，会危及孕妇和胎儿的生命。

身体极度虚弱者：高原的“体力大挑战”

那些身体极度虚弱的人，比如刚刚经历过大手术、长期重病卧床不起或者患有严重营养不良的人，进入高原就像是以卵击石。他们的身体就像一棵根基薄弱的小树，在平原地区都难以抵挡风雨的侵袭，更别说高原那恶劣的环境了。

在高原地区，身体需要消耗更多的能量来适应低氧环境，就像一辆油耗极高的汽车，需要不断地加油才能行驶。而身体极度虚弱者本身储备的能量就很少，根本无法满足这种高消耗。他们会很快感到极度疲劳，就像被抽干了所有的力气，连简单的行走都可能变得十分困难。而且，由于身体抵抗力差，他们还容易感染各种疾病，在高原地区一旦生病，恢复起来更是难上加难，就像在寒冷的冬天里，一棵脆弱的小草想要重新焕发生机，几乎是不可能的事情。

高原密码

儿童和老年人：高原的“特殊关注对象”

儿童和老年人在进入高原时也需要格外谨慎。儿童的身体还在发育阶段，就像一座正在建设的高楼大厦，各项功能还不够完善。他们的心肺功能相对较弱，对缺氧的耐受能力也比较低。在高原地区，儿童可能会出现比成年人更严重的高原反应，如哭闹不止、食欲缺乏、精神萎靡等。而且，高原环境可能会对儿童的生长发育产生潜在影响，就像在建筑过程中遇到了恶劣天气，可能会影响大楼的质量和工程进度。

老年人则像一辆行驶了多年的旧车，身体的各个器官都已经出现了不同程度的老化和衰退。他们的心肺功能、血管弹性等都不如年轻人。在高原地区，老年人更容易出现心血管和呼吸系统的问题，如心律失常、呼吸困难、心力衰竭等。就像旧车在崎岖的山路上行驶，随时可能出现故障，需要更多的关爱和照顾。

高原虽然美丽迷人，但并非所有人都能涉足。如果您属于上述这些人群，在计划高原之旅前，一定要慎重考虑，最好咨询专业医生的意见。毕竟，健康才是最重要的，只有确保自己的身体能够适应高原环境，才能真正领略高原的风景，留下美好的回忆，而不是让高原之旅变成一场噩梦。让我们在追求美景的同时，也要学会倾听身体的声音，做出明智的选择。

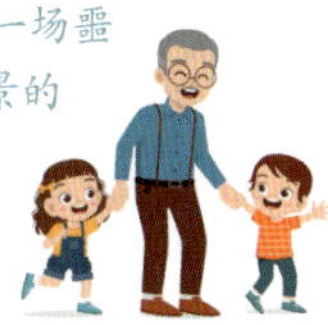

第六节

上高原的正确姿势

清晨，山风微冷。小林背着登山包，站在通往高原的山脚下，脚下是松软的草地，远处是绵延的雪山，阳光洒在雪顶，映得耀眼。他心中既兴奋又忐忑，这是他第一次进入高原。身旁的向导老扎西拍了拍他的肩膀，笑着说道："小伙子，第一天不要急着跑，学会跟着高原的节奏才是关键。"小林点点头，嘴上答应，心里却想着："我平时锻炼身体，跑步没问题，上高原怕什么？"一开始，小林脚步轻快，呼吸也还算平稳。可没过多久，空气仿佛变得稀薄，胸口也逐渐像压上了一块石头，双腿开始沉重得难以抬起。小林停下脚步，大口喘着气，抬眼望着依旧轻松前行的老扎西，满是懊恼。老扎西转过头，笑了笑说："你这是想跑赢高原？高原可不会让人随便挑战它的节奏。""那怎么办？"小林气喘吁吁地问。"学会尊重它，适应它。高原的法则就是慢下来，感受自己的呼吸，找到属于自己的步伐。"老扎西从包里拿出一个小小的氧气罐递给小林，又指了指远处的休息点，"慢慢来，别急，先坐下喝口水。"小林按照老扎西的话调整呼吸，缓慢地向休息点走去。尽管步伐缓慢，但他感觉自己逐渐找到了一种新的平衡，像是在和高原对话。他明白了：高原并不是要征服，而是要学会适应。这个初入高原的小故事，也成了他之后每一次面对高原挑战的信念开端。

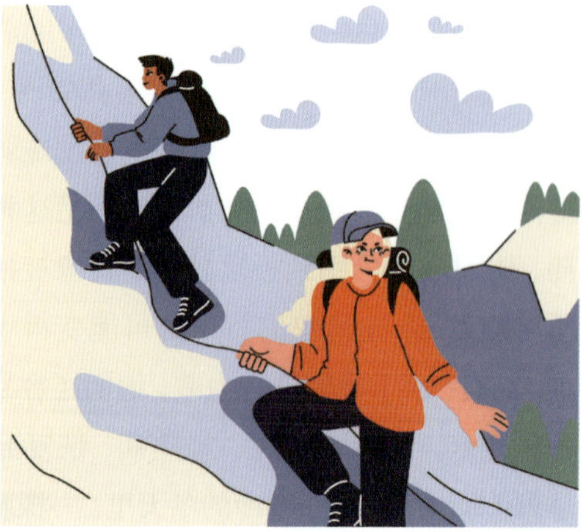

青藏高原以独特的自然景观和风土人情令无数人向往，而高原反应又使人望而却步，由于个体差异的原因，互联网上对于高原反应的描述各不相同，对准备初次进入高原的人来说，就像是儿童寓言“小马过河”中的小马，难以做出选择和决定。笔者在高原工作多年，经常遇到家人、朋友询问高原的风景是不是很美丽、高原反应是不是很可怕等问题，其实在我看来，做足准备再加上出发的勇气，就可以尝试揭开高原的神秘面纱。在“勇敢的人享受世界”之前，不妨先掌握这些方法，助你的高原之行一路顺利。

出行时机，慎重选择

每年夏季的6～8月是初次入藏的最好时机，这段时间是西藏的雨季，气候温暖湿润，植被绿意盎然，根据《Factors contributing to spatial-temporal variations of observed oxygen concentration over the Qinghai-Tibetan Plateau》的研究发现，植被对近地表大气氧含量影响显著，相对贡献率达到16.7%～24.5%，因此夏季的高原相对氧气含量较高，可有效降低发生高原反应的风险。但由于藏区道路多是砂石松散结构且依山修建，雨季容易坍方、暴发泥石流，自驾出行的游客要特别注意安全。

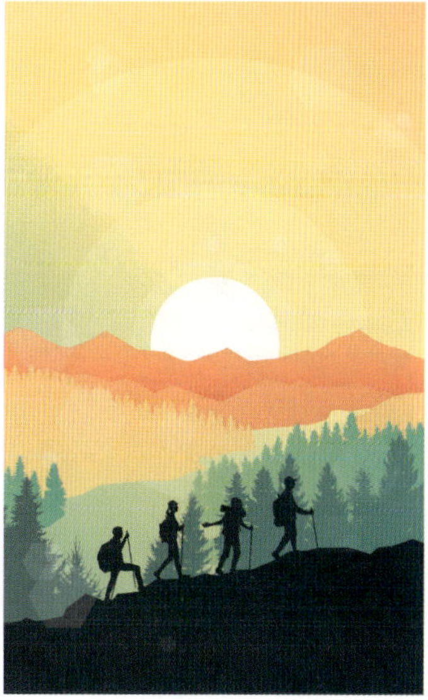

大家尽量选择夏季进入高原

户外活动，量力而行

根据中国人民解放军西藏军区总医院全军高山病防治研究中心报道，急性高原反应（acute mountain sickness，AMS）的发病率随着进驻海拔的升高而升高，当急进到海拔 3 000m 的高原地区时，AMS 发病率为 56.47%，而急进到 4 520m 的高原 AMS 发病率高达 91.11%，因此不推荐急进高原后立即开展户外活动。根据 2018 年最新发布的《2018 Lake Louise Acute Mountain Sickness Score》，AMS 的主要症状包括头痛、恶心、呕吐、疲乏与乏力、头晕等症状，当出现两个以上的症状或较严重的单个症状时，即可诊断 AMS，此时下降到低海拔地区是最佳的选择。

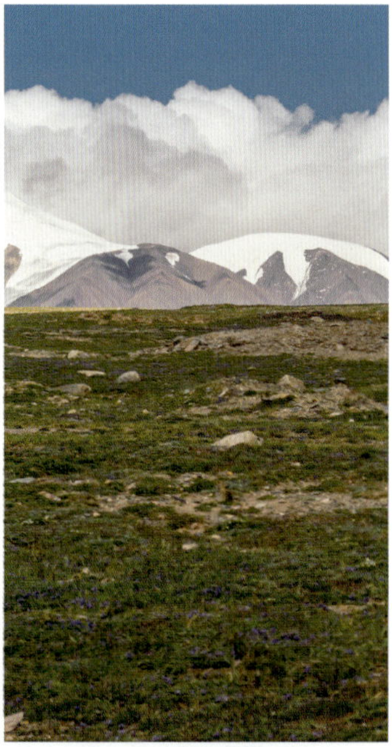

大部分青藏高原属于低压、低氧地区

有备而来，从容不迫

独特的地理环境形成了青藏高原特殊的气候特点。

低压、缺氧

海拔越高，气压越低，当海拔为 0m 时，气压为 101 千帕，海拔上升至 3 000m 时，气压降低至 70 千帕，继续上升至 4 000m 时气压降至 62 千帕。海拔与空气中氧气含量同样关系密切，海拔 0 米，空气中氧气含量约为 20.95%，海拔每升高 100 米，氧气含量下降 0.16%。因此，青藏高原大部分地区是低压、低氧的。

寒冷、干燥

气温随着海拔的升高而逐渐下降，一般每升高 1 000 米，气温下降约 6℃，有的地区甚至每升高 150 米可下降 1℃。并且由于高原大气压低，水蒸气压也随之降低，空气中的含水量随着海拔的增加而递减，因此海拔越高空气越干燥。

长日照、高辐射

高原地区空气稀薄，大气透明度比平原地区高，太阳辐射透过率随海拔增加而增大，强紫外线和太阳辐射容易损伤暴露的皮肤、眼睛。提前应对这些危险因素能够使我们的旅途更加安全，大家应对低压、低氧环境，可以准备便携式吸氧装置；同时携带足够的御寒衣物以应对极大的昼夜温差和海拔上升导致的温度骤降；物理防晒在高原地区必不可少，尤其是对于接受全飞秒激光手术、半飞秒激光手术进行近视矫正的人群，在海拔较高的地区，紫外线的照射比较强烈，准备一副墨镜是十分必要的。

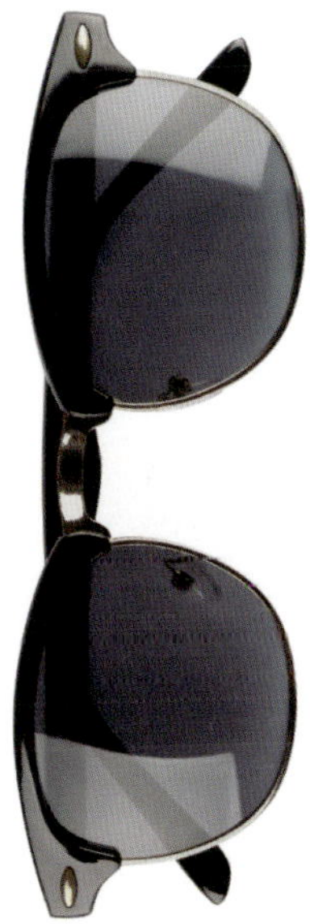

接受眼部手术的患者，最好准备一副墨镜避免紫外线伤害

合理休息，平安旅途

高海拔地区低气温、低湿度、低大气压和低氧气含量的环境特征，往往给人带来机体生理上的变化，这种变化会降低人在夜间的睡眠质量。遵循“攀高睡低”的原则，即人白天攀升到较高海拔地区，夜间下降至较低海拔地区进行休息，也可有效预防 AMS 的发生。

戒烟在前，适应训练

大家进入高原时，建议戒烟和进行适应性锻炼，主要是为了减轻和预防高原反应，帮助身体更好地适应低氧环境。戒烟是因为高原地区空气稀薄，氧气含量比平原地区低，吸烟会加重呼吸和血液循环系统的负担。

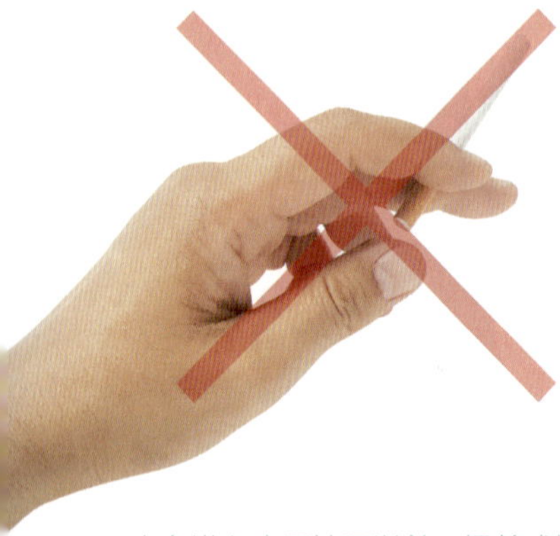
人在进入高原地区以前，提前戒烟

吸烟降低血氧水平

烟草中的一氧化碳与血红蛋白结合，会阻碍氧气运输，进一步降低血氧饱和度。

吸烟损害肺功能

烟雾会引发支气管炎和肺气肿等问题，使吸入的氧气利用率更低。

加重缺氧症状

吸烟会导致呼吸系统和心血管系统功能下降，加剧头痛、呼吸困难等高原反应症状。

延长适应时间

吸烟者身体适应高原低氧环境的能力比不吸烟者差，适应时间更长。因此，提前戒烟（建议至少提前1～2周），可以改善肺功能和血液供氧能力，降低高原反应的风险。

大家从平原地区进入高原地区后，由于高原气候的特点，机体会出现一系列适应性改变，以应对高原地区的低压、低氧环境，这种情况称之为高原习服。在高原习服之前，进行充足的准备有助于我们度过急进高原后的不适期，从而享受愉快和平安的旅程。

高原密码

适应性锻炼

适应性锻炼是为了提高身体在低氧环境下的耐受能力，主要包含以下几个方面。

- □提高心肺功能。有氧运动如跑步、快走或游泳，可以增强心脏泵血能力和肺供氧能力，提高高原适应力。
- □促进红细胞生成。锻炼促进血液循环，有助于身体在高原环境中产生更多红细胞，改善氧气输送能力。
- □改善体能储备。高原地区的人体力消耗更快，锻炼可以增强肌肉耐力，减少疲劳感。
- □增强免疫力。适当锻炼有助于提高免疫系统的反应能力，避免人体在高原地区因环境变化引发感染。

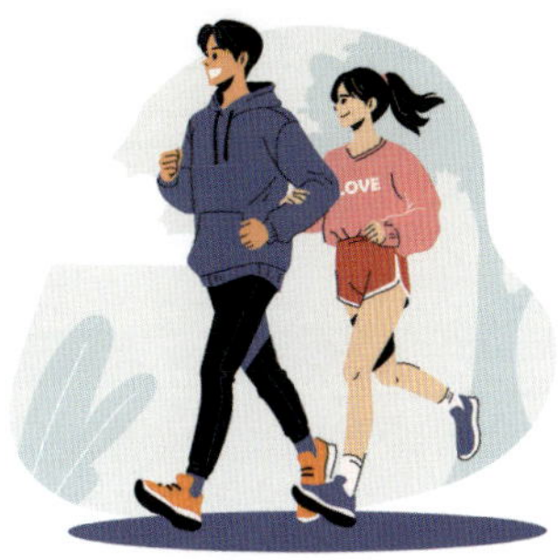

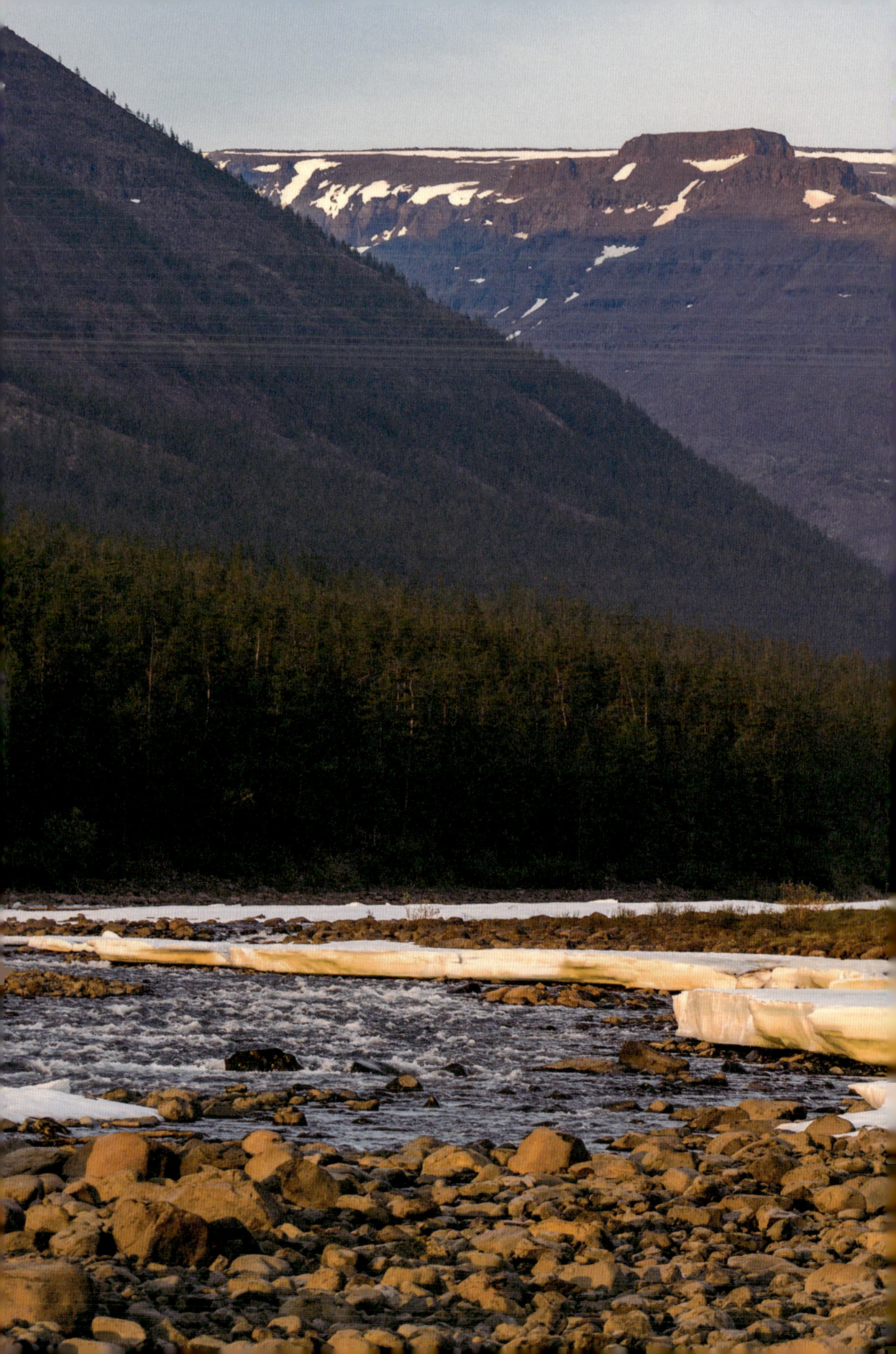

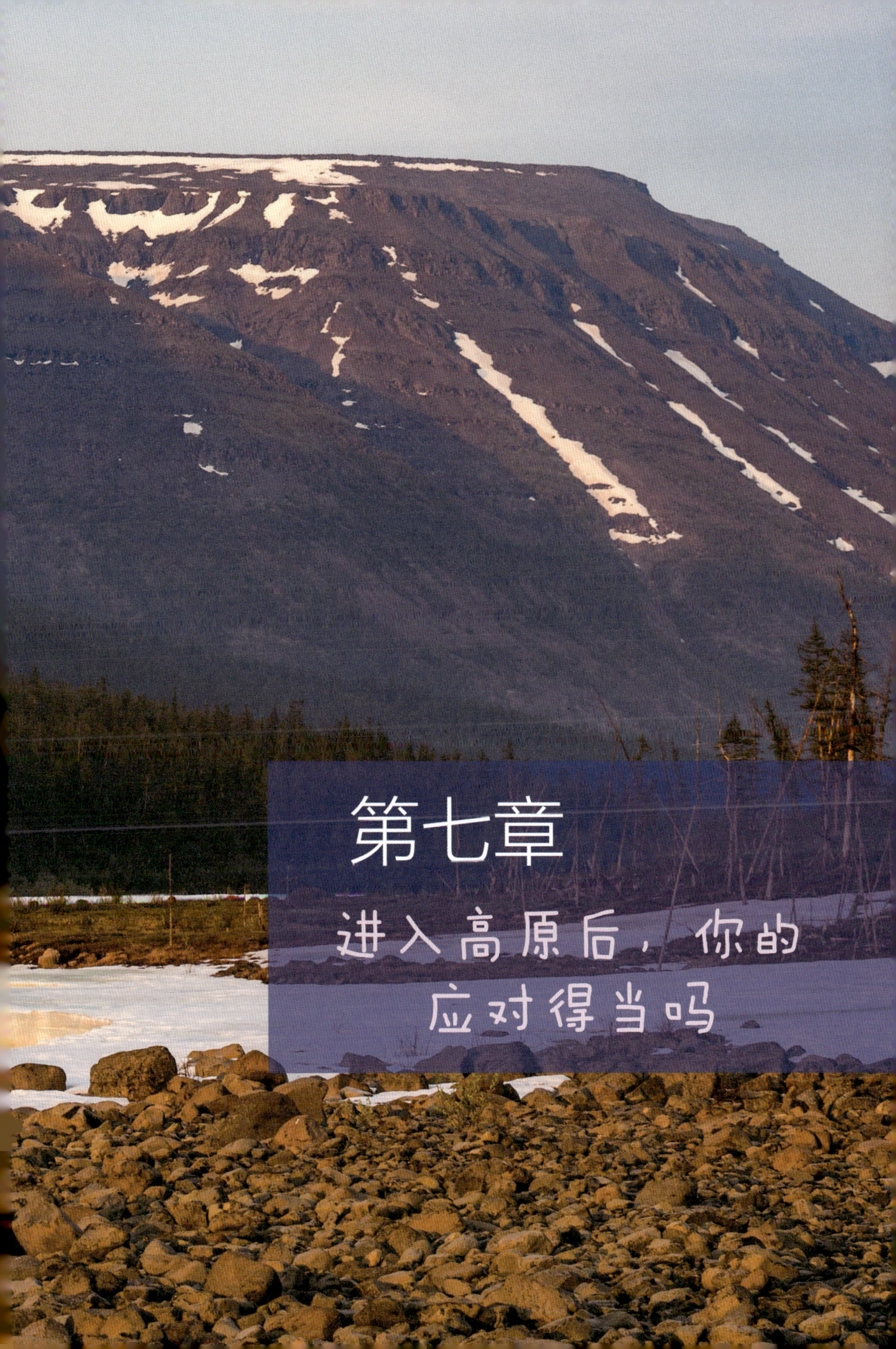

第七章

进入高原后，你的应对得当吗

第一节

衣食住行有讲究

小杨和一群志同道合的朋友早就计划着来一场刺激又难忘的高原之旅，终于，在做好各项准备后，他们踏上了那片令人心驰神往的高原。

出发前他们听闻高原昼夜温差大，便都备上了厚厚的羽绒服、保暖的冲锋衣以及防风的帽子、围巾等。可真到了高原，现实很快给他们来了个“下马威”，天气比想象中更难以捉摸。白天阳光强烈时，人穿着厚外套热得直冒汗，可一到太阳落山，冷风一吹，那寒意瞬间就往骨头里钻，要是没及时添衣，冻得人直哆嗦。肠胃似乎也还没适应，满怀憧憬的牦牛肉、酥油茶，吃下去竟有些消化不了，有的小伙伴还出现了轻微的腹胀、腹泻。包车旅行的路上，复杂多变的路况对来自平原的司机也是一种不小的挑战。到了景点，他们多走几步路就气喘吁吁，不得不停下来休息。晚上来到预订好的民宿，本以为能舒舒服服睡一觉，可睡觉时总觉得呼吸不太顺畅，空气好像比平原上稀薄了许多，再加上有的房间保暖性不太好，即便盖着厚被子，他们还是觉得冷，一晚上翻来覆去都没睡踏实。

小杨和朋友们这才意识到，进入高原后在衣食住行上可都有不少讲究，要是不提前好好安排，这趟旅行可会状况百出。那到底进入高原后如何安排衣食住行呢，这里面可大有学问……

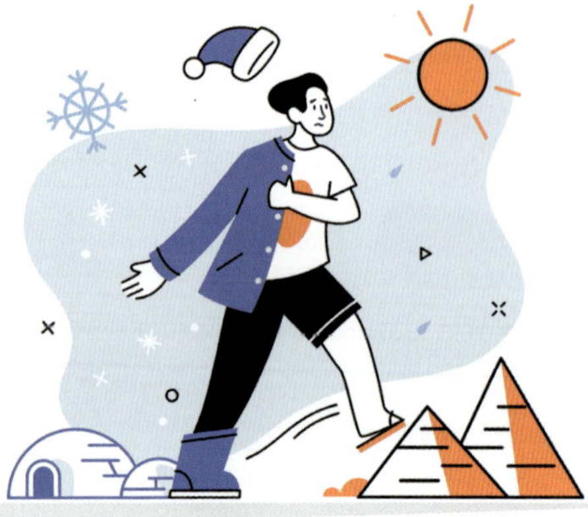

高原地区普遍海拔较高，空气稀薄，氧气含量低，加之远离海洋，形成了较为特殊的气候模式。随着海拔升高，气温逐渐下降，即便是夏季，夜晚也可能降至0℃以下；而到了冬季，则更加寒冷刺骨。此外，高原地区缺乏植被，地表反射率高，导致昼夜温差极大，有时甚至可以达到30℃以上。这种极端天气变化给人体带来了极大的挑战。当然，针对高原地区的特殊气候条件，我们可以通过采取一系列有效措施来保障自己的健康与生活质量。下面，我们就来详细介绍一下进入高原后衣食住行的合理安排。

穿着得当

多层穿衣

高原环境昼夜温差极大，应采用多层穿衣的方法。内层选择透气、排汗的衣物，如棉质内衣，这样可以保持皮肤干爽，避免汗水积聚导致感冒。中层选择保暖性能好的衣物，如毛衣、羽绒服等，可以有效阻挡热量散失。外层选择防风、防水的衣物，如冲锋衣、风衣等，这样可以抵御高原上强烈的风。

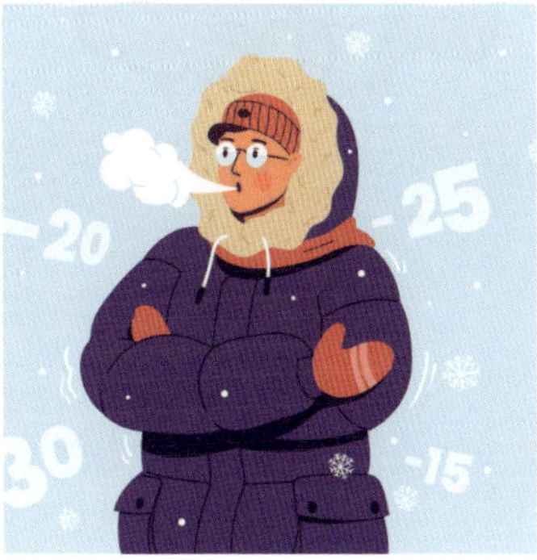

外层选择防风、防水的衣物

加强防护

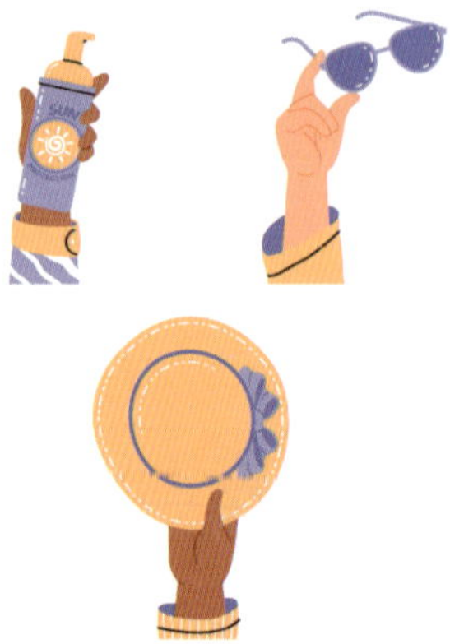

加强紫外线防护

高原紫外线比较强，外出时应加强防护。戴遮阳帽可以保护头部和面部免受紫外线的直接照射，围脖可以保护颈部，袖套可以保护手臂。同时，建议使用防紫外线能力强的 50+ 或 100+ 的防晒霜，防止短期过强紫外线暴露引起的皮肤晒伤，或因长期过强紫外线暴露增加皮肤癌发生风险。

合理食养

饮食调整

高原缺氧环境会引起胃液特别是胃酸的分泌相对减少，会引起胃蛋白酶原或糜蛋白酶原的激活减少，从而出现消化不良。因此，人在高原地区尤其是刚进入高原地区，建议少食多餐、清淡饮食。高原缺氧患者会引起胃肠特别是肠蠕动加快，肛门排气（放屁）增多或排便次数增多，如果症状不严重，减少食用产气食物如豆制品，上述症状可缓解，不需要特别干预。同时缺氧会引起肠道菌群紊乱，也会引起放屁及排便增多，建议症状明显时，少食香蕉及高纤维饮食（如韭菜、竹笋、芹菜等），可以适当服用酸奶改善肠道菌群，严重时可以使用益生菌及肠道蠕动调节剂进行短期干预。

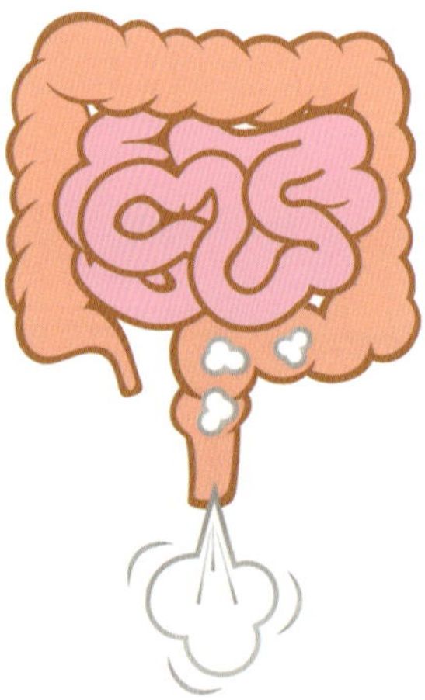

胃肠道功能紊乱导致腹胀和肛门排气增加

食物选择

在高原低氧分压的环境中，水及油等沸点低，食物很难煮熟，因此建议少食火锅，防止细菌或寄生虫感染，建议家庭使用高压锅做饭、做菜及烧开水。高原地区居民由于膳食结构不一样，食用生冷肉食较多，容易感染包虫等寄生虫。因此，尽量少食生冷肉食，特别是刚到高原地区的人群。

避免食用过多食物

高原地区氧气较为稀薄，如果进食过多会使胃部对氧气的需求增大，但是氧气可能供应不足，从而会引起胃肠道不良反应，例如呕吐、腹泻等。

预防高尿酸血症及泌尿系统结石

高原缺氧环境会干扰嘌呤代谢，引起高尿酸血症或泌尿系统尿酸结石，因此，建议进入高原地区的人群，少食用动物内脏、豆制品，少食用海虾，少饮酒，平时可以多饮用白开水或每日适当饮用苏打水或口服碳酸氢钠片。

住暖备氧

居家保暖

由于高原地区早晚温差较大，大家在睡觉时需要做好保暖措施。大家可以使用厚被子、电热毯等保暖用品，保持卧室温暖。同时，大家要注意给卧室通风，避免因空气不流通导致疾病。

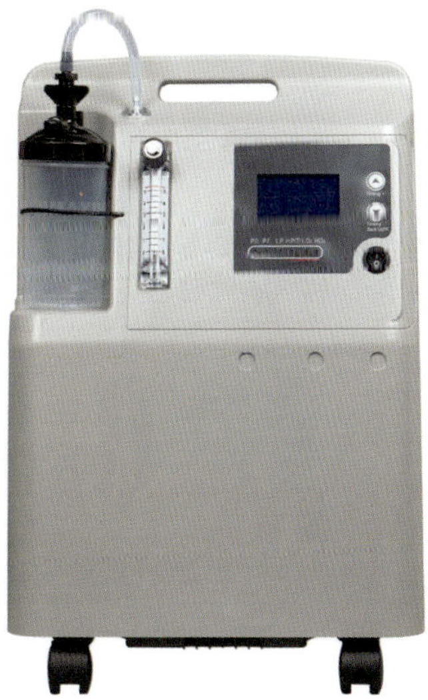

便携式制氧机

备氧措施

高原地区夜间氧气含量通常较低，需要备好吸氧装备以备不时之需，尤其是刚进入高原地区的人员。可以使用氧气瓶、制氧机等吸氧设备，根据自己的需要选择合适的吸氧方式。

行缓避剧

避免剧烈运动

大家进入高原后，尽量避免剧烈运动和快速奔跑，以免消耗大量体力，增加全身需氧量，加重高原反应。同时，剧烈运动导致机体乳酸产生过多，一方面会引起肌肉酸痛，另一方面身体耗氧量增大而氧气供应不足，容易发生多器官缺氧，引起心、肝、肾、脑等功能障碍。

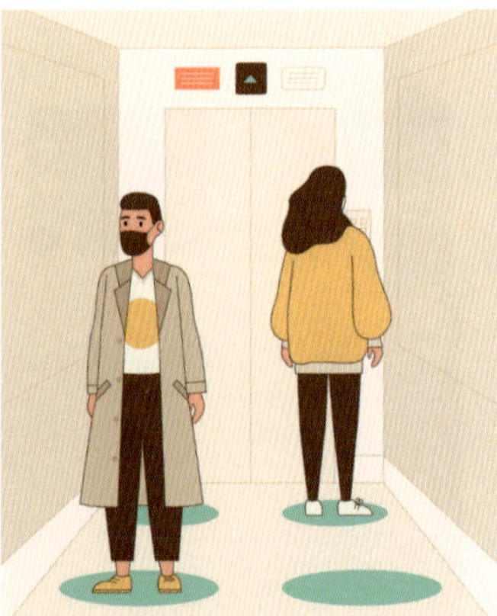

人在高原地区，能乘坐电梯时，不要选择走楼梯

慢走

平时走路一定要注意慢！慢！慢！把节奏放慢，减少氧耗，减少肺水肿的发生。大家在高原地区，每一步都要小心翼翼，避免过度劳累。

避免爬楼梯

大家进入高原地区，尽可能避免爬楼梯，最好乘坐电梯上下楼，尤其刚刚进入高原地区时。爬楼梯会消耗大量的体力，增加身体的需氧量，容易引起高原反应和身体不适。

中药泡脚

晚上用热水（40℃左右，稍高于人体温度）泡脚，并加入一些具有温经散寒作用的中药材，如桂枝、生姜等。这种方法不仅可以放松身心，还能促进血液循环，提高睡眠质量。

食疗

大家可以多吃一些具有温补作用的食物，如羊肉、牛肉、核桃、黑芝麻等。这些食物可以补充体内的阳气，增强机体的御寒能力。

按摩

定期进行穴位按摩，如足三里、合谷、关元等穴位，可以促进气血流通，提高身体的抗寒能力。中医认为，穴位按摩可以调节脏腑功能，增强机体的抵抗力。

在高原地区，衣食住行是保障健康和生活质量的关键。无论是旅行者、工作者还是当地居民，都应该充分了解在高原地区衣食住行方面，哪些可为、哪些不可为，并采取有效的应对措施。只有这样，才能在这片神奇的土地上享受美好的生活，同时也能减少高原病的发生，提高幸福指数。

第二节

如何处理轻型高原反应

谈到高原，大多数人能想到的是昆仑秘境、香格里拉，因为其圣洁神秘而令人心神向往。随着“高原”这个词进入我们的视野，跟随网络时代潮流，越来越多的人因为高原独特神奇的美景而慕名前往。据统计，全球约有1.4亿人终年生活在海拔超过2 500米的地区，同时每年可能有同样数量的人到达高海拔地区。因为高原特有的气候环境和物理因素，有人不禁要问：如果只身前往高原地区，如果发生了高原反应怎么办？针对这个问题，小刘就亲身体验了一次。

小刘是一名户外运动爱好者，他利用休年假的时机经历了一趟特殊的高原之旅。说走就走，7月下旬小刘从老家成都出发，乘坐飞机到达新疆喀什地区，经过3天的身体调整和物资准备，沿着国道219线一路骑行前往西藏阿里地区。虽然路况险恶、高寒缺氧，但是一路的美景让小刘心旷神怡、心坚力行。中途，当他到达麻扎达坂时，看到“海拔4 969米”的字样，激动不已，虽然风大天寒，也阻碍不了他花样打卡的步伐。可是，当他离开麻扎达坂，一路疾驰，剧烈的头痛、心慌、恶心让他不得不停下吸几口随身携带的氧气。这种如影随形的感觉一直持续着，吸氧成了他一路必不可少的功课。中间虽然又经历了头痛加重、呕吐、失眠，但提前做了功课的小刘认为，这些不舒服的症状可能是暂时的，等到达狮泉河吸吸氧、休整一下就好了。可是，在他到达狮泉河的晚上，突然加重的、难以忍受的头痛、恶心、呕吐，让他不得不在酒店工作人员的帮助下前往当地医院看急诊，经过检查发现，因为一路骑行的劳累，小刘得了急性轻型高原病！鉴于小刘是从平原到达高原，并且经历了一路寒冷和疲劳，医生高度重视，经过3天的观察治疗，并且在给予充足氧气的情况下，小刘的症状终于缓解了，基本恢复了初入高原时的身体状况，坐飞机安全回到了成都。

看了小刘的亲身经历，想必大家现在很想知道如何早期识别及正确对待急性轻型高原反应了吧？接下来，让我们一起学习并巩固急性轻型高原反应的早期表现和应对措施！

呼吸困难、心慌难受，一些常识要知道

到达高原低氧环境时，位于颈动脉体的化学感受器会刺激脑干的呼吸中枢以增加通气，身体呈现过度通气状态。随着海拔升高，空气中氧分压降低，机体动脉氧分压和血氧饱和度降低，致使高海拔地区人体的动脉血氧值低于平原地区。人在海拔4 000米以下，主要是潮气量增加；在海拔4 000米以上，不仅潮气量增加，呼吸频率也增加，在人进入高海拔地区4～5天达到高峰。人体经过一段时间适应后，呼吸频率可有所降低，但仍高于在平原地区时的水平。人如果在高原地区进行体力负荷，通气量的增加会比在平原地区更为明显。而小刘所走的国道219线，大部分路段的海拔都在4 000米以上，他急诊入院的狮泉河镇海拔更是接近4 300米。

大家前往高原地区，尤其是徒步和骑行、自驾，需要备好充足的氧气，可根据交通工具选择氧气瓶、氧气袋、便携式氧气瓶，并且自备一个便携式脉搏血氧饱和度监测仪，一旦发现自己呼吸困难，尽快吸氧，监测仪测量值过低或吸氧后呼吸困难不能缓解或缓解不明显，要前往就近的站点寻求帮助，进行吸氧治疗，并尽快前往医疗机构就诊。

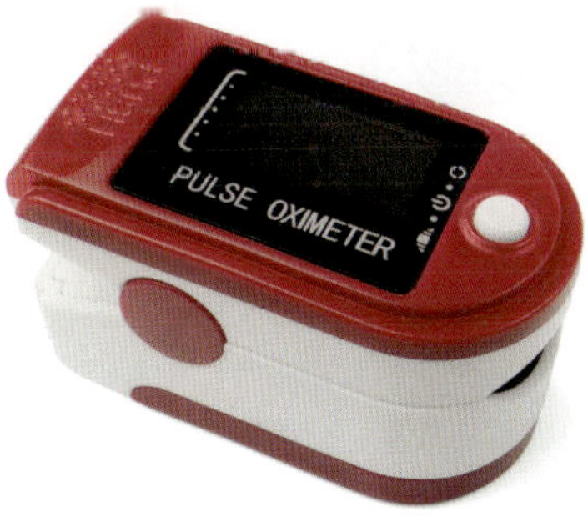

便携式血氧饱和度监测仪

心率加快、血压升高，摆正心态断舍离

心率加快

心率加快是机体对缺氧最为敏感的反应指标之一。人体在通气量尚未明显增加之前，心率已开始加快，增加的程度与海拔和进入高原地区的速度相关。在海拔 3 600 米以下的高原地区，人体经过适应后，加快的心率可逐渐恢复到或者接近平原地区的水平，而在海拔 3 600 米以上的地区，则难以恢复到原始水平。比如在平原地区时，人的平均心率为 68.4 次 / 分，在海拔 3 658 米时为 71.8 次 / 分，海拔 4 800 米时为 77.9 次 / 分。调查发现，在海拔 5 100 米时，心率在 100 次 / 分以上者占 32.4%。

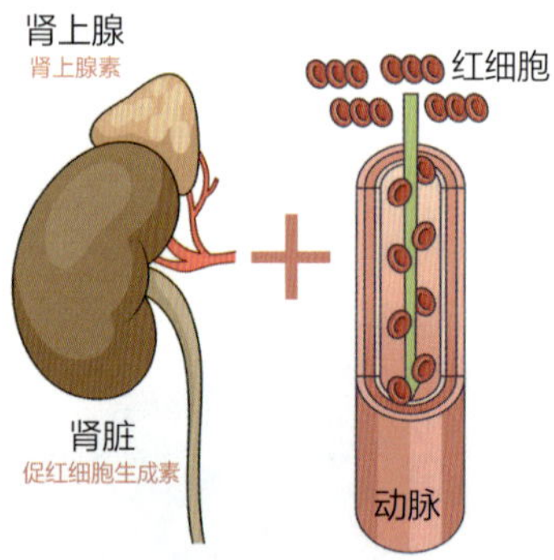

低氧刺激肾上腺分泌肾上腺素，收缩血管，刺激肾脏分泌更多的促红细胞生成素，红细胞生成增加，血液黏滞，共同导致血压升高

血压增高

血压增高是初入高原者常见的代偿性生理反应，其上升幅度与海拔呈正相关。在一定范围内（海拔 5 000 米以下），身体经过数月适应后可逐渐恢复。但长期居住在海拔 5 000 米以上地区的人舒张压升高较多，可能是由于缺氧环境下肾上腺素分泌量增多、全身血管紧张度增加、外周阻力增大、红细胞增多以及血液黏滞度增大所致。血压的变化一般在脱离低氧环境 1 个月后可基本恢复正常。

心率加快是大部分人到高原后要经历的事，一部分人血压升高也很常见，但绝大部分是在高原特殊环境下的正常反应，大部分人经过吸氧、休息调

整后可缓解，此时调整心态，可继续未完的旅程。但也要谨慎对待，比如，当你感觉心率特别快，且吸氧、休息都不能有效缓解，血压升高后出现了明显的头痛、入睡困难甚至恶心、呕吐等情况时应尽快结束旅程，选择最近的医疗机构就诊，经过治疗，身体状况好转后尽快离开高原地区。一般情况下，人回到平原地区后，心率和血压都能恢复到在平原的正常状态。

天旋地转、浑身无力，就要跟着感觉走

初入海拔 2 500 ~ 3 000 米高原，人体因低氧可出现高级神经活动障碍，首先表现为记忆力减退、逆行性遗忘和注意力涣散、嗜睡、工作效率下降。人在海拔 5 000 米或以上高度时，对复杂问题的反应和逻辑思维时间显著延长；痛觉、触觉迟钝；视力、听力、辨色力等均下降，进而信心、决心和责任感等都显著减退，严重者会出现晕厥、昏迷；未经训练的人，突然暴露于海拔 6 000 米以上，10 分钟内就有可能出现意识丧失。

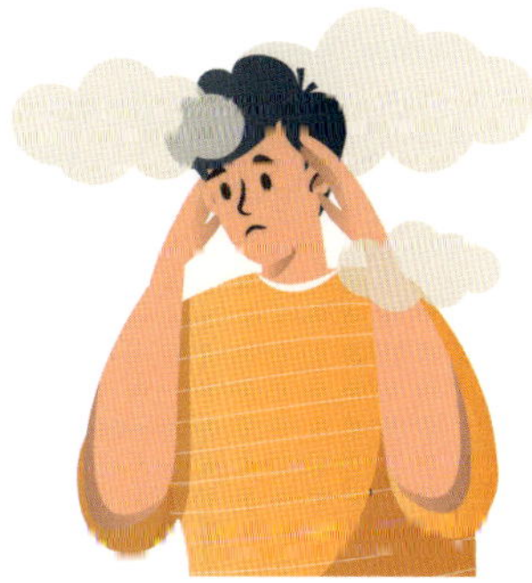

记忆力减退是大脑缺氧的早期表现

针对以上情况，如果感觉自己还行，并且经吸氧、休息调整后，以上症状能够得到很好改善甚至一切都好了，那么恭喜你，高原的美景等着你继续探索。如果无论采取怎样的措施，还是感觉不太好，自己像丢了魂儿一样，那么请你尽快寻求帮助，前往医疗机构就诊，尽快离开高原，也许可以考虑一下去海拔低一点的地区看看也不错。

胃口不好、腹痛难忍，及时处理莫惊慌

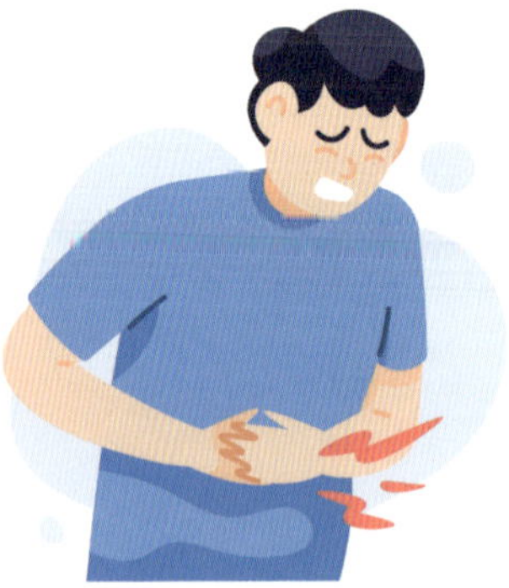
腹痛是高原反应的常见症状，不要误认为是急性胃肠炎

高原低氧可使胃肠道黏膜产生类似缺血的改变，细胞线粒体变性，严重者细胞坏死，黏膜功能障碍，发生应激性溃疡。常伴恶心、呕吐、腹胀、腹泻、便秘和食欲减退等情况，这些情况一般可在进驻高原地区 2～4 周，人体习服后减轻或消失。久居高原地区者，多见胃酸减少，胃排空时间延长，消化道溃疡的发病年龄提前，并发出血和穿孔者较平原地区增多。

即使遇到这些问题，请不要惊慌，高原老军医给你支招儿。首先要做的是吃东西要慎重，在高原地区尽量不要吃生、冷、硬、刺激性大的食物，要吃热的食物暖胃，要喝温的饮品，善待身体，遇到“肚子痛”，要前往医疗机构就诊，明确你的肚子到底怎么了，需不需要尽快处理。尤其是当你感觉肚子持续疼痛，或者疼痛逐渐加重，那么就需要尽快到最近的医院检查治疗。

眼观六路、耳听八方，鼻干喉痒要预防

鼻、咽、喉

初入高原地区者，由于气候干燥，头两个月内易出现鼻、咽、喉干性炎症，有的演变成慢性炎症而久治不愈。此外，鼻尖、耳郭冻伤也常见，鼻出

血也较平原地区多见。

上面的问题很好解决，最重要的就是做好自身防护。高原的天很蓝，阳光也很明媚，所以一副墨镜也许更能护你眼神周全；高原很干净，也很干燥，所以要备好水，拿好有润喉护嗓功能的西瓜霜、水果糖，多喝水、常含糖；鼻子干会流血，就备一支红霉素，每天涂一下鼻腔很舒服。做到了以上这些，高原旅行会更加美好。

浑身没劲、无力争锋，慢条斯理更健康

高原低氧环境可影响人体多种功能，对劳动能力的影响尤为突出，可导致人劳动能力下降，主要是因为机体摄取氧和运送氧的能力降低，不能满足机体需求。

这时的你也许是情不自禁，也许是忘乎所以，但请记得高原自有高原好，你不乱来会更好。人在高原，尤其是刚来到高原，做任何事情都不要着急，能慢下来就慢下来，切记不要逞强好胜，多吸氧，保证睡眠和休息。

总之，高原常见疾病是可防可控的，作为初入高原的平原人，可能发生口唇青紫、呼吸加深、心率加快、血压波动、记忆力和劳动能力下降、胃肠道功能降低等，这些都是正常反应，提前认识高原、保持良好的生活习惯、做好进驻高原前的准备工作，做到科学预防就能快速适应高原，也能让你在特别的旅程中尽享高原带给你的别样风光。

高原密码

眼

- □高原低氧可致眼轻度损害。
- □急性者出现视力减退，或视疲劳、闪光幻觉、夜盲、一过性黑矇及视野改变，但均可逆。
- □脑缺氧患者，可伴眼底改变，如出血、水肿、渗出等，多见于高原性红细胞增多症患者。
- □在高原地区，长期从事户外工作的成年人群及儿童群体，结膜血管扩张与雪盲（光性角膜炎）具有显著高发性。

耳

- □人初入高原，短期即可出现听力下降、耳鸣和幻听，但均可逆。
- □少数患者可因内耳前庭功能障碍而出现眩晕。

第三节

高原肺水肿如何急救

老王，老年男性，已经退休2年了，今年7月相邀已经退休的好友老张、老李一同前往西藏，探索那神秘而令人向往的神奇土地。老王因为过度兴奋导致进藏前几天休息欠佳，加之受凉，出现轻微的感冒症状（咳嗽、鼻塞、流涕和咽痛）。7月10日，3人乘坐飞机前往拉萨，本该好好休息的老王拉住好友老张、老李一同去拉萨的街头逛，提前感受一下拉萨的风土文化，游玩至当日22:00才返回酒店休息，夜间老王自感胸闷，难以入睡，伴随轻微咳嗽，平躺后症状更加明显，只能半卧位，但老王以为就是感冒没有好利索，继续“坚持”。

第二天，老王一行3人跟随旅游团前往纳木错景区游玩，在游玩途中老王自感呼吸困难、全身无力，老王自认为“身体硬朗”，就是“感冒”而已，吃颗感冒药就好了，当日返回后，老王没有胃口未吃晚饭，早早就躺下休息，一躺下，就出现严重的咳嗽，咳嗽时伴随粉红色泡沫样痰，好在好友发现及时，拨打120急救电话，将老王送到医院救治。

到了医院，医生的话让老王、老张和老李惊出了一身汗，医生说老王考虑诊断“高原肺水肿”，严重的情况下若治疗不及时可能有生命危险，根据病史来看，老王进藏当天就考虑得了“高原肺水肿”，只是症状比较轻微或者存在一些误解，误以为是感冒，所以，进入高原后早期快速识别高原肺水肿并进行紧急救治显得尤为重要。

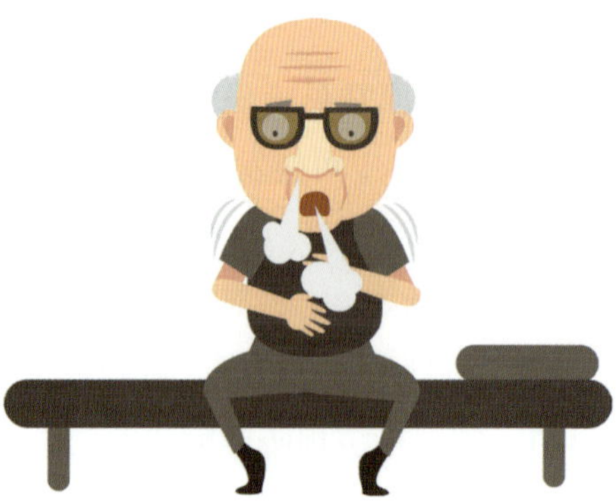

高原肺水肿的典型临床表现有哪些

高原肺水肿一般发生在人短期进入高原的1周内，特别是前3～4天为高发时间。通俗来说，就是肺内产生了本不应该存在的大量液体（水一般存在于肺泡间质内），因而会导致一系列不适症状。患者早期大多出现剧烈头痛，呼吸困难，心慌、气促、胸闷、胸痛、惊慌不安，极度疲乏，软弱无力，持续性干咳，夜间加重不能入睡，面色苍白，皮肤湿冷。部分患者畏寒发热、恶心、呕吐、失眠，食欲明显减退，尿少。随着病情发展，上述症状加重，出现严重的呼吸困难，不能平卧，咳泡沫样痰，初为白色或淡黄色，后即变为粉红色，严重者从口鼻涌出。烦躁不安，少数患者嗜睡，甚至因脑部缺氧而合并高原昏迷。

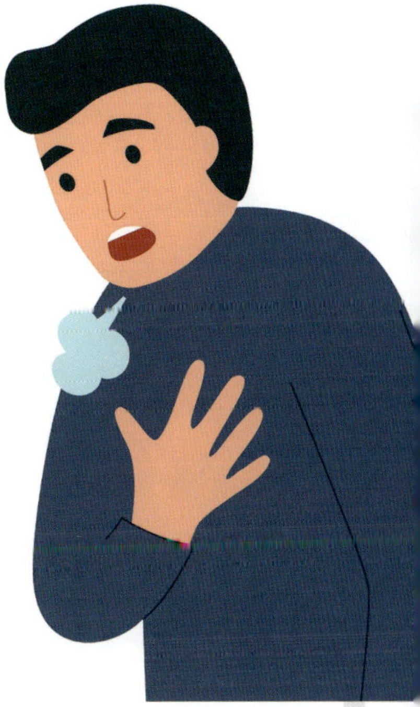

人进入高原后，呼吸困难进行性加重，要警惕高原性肺水肿的发生

哪些人群容易罹患高原肺水肿

医生给老王科普，正是因为他进入高原前“感冒”了，加之进入高原后未好好休息，以及劳累等因素诱发了高原肺水肿。劳累、熬夜、精神过度紧张、上呼吸道感染和伴随基础疾病（如肾功能不全、心功能不全、慢性阻塞性肺疾病、经药物控制欠佳的糖尿病或者高血压等）的人员，较平常人更容易罹患高原肺水肿。在我们考虑进入高原前，应该积极调整心态、放松身心，充分休息，积极治疗可能

存在的呼吸道感染，评估自己的基础疾病能否适应高原，综合评价，给自己做好万全的准备，尽可能避免发生高原肺水肿。只有了解了自己的身体能否适应高原环境，我们才能做出要不要去高原的打算。

普通大众如何早期识别高原肺水肿

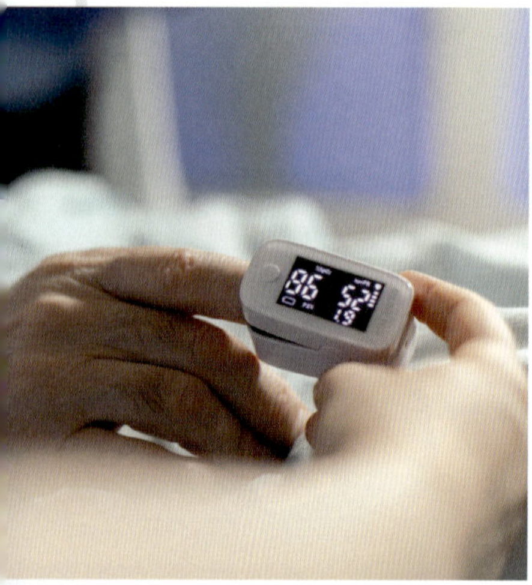

血氧饱和度下降提示身体缺氧

上面的专业描述对于像老王一样的普通大众，过于专业和复杂，难以掌握，那有没有早期快速识别高原肺水肿的方法呢？答案是显而易见的。诸多的临床研究表明，排名前三位的症状分别是“咳嗽、咳痰、呼吸困难”，加上这类患者发病时血氧饱和度严重下降，以在拉萨为例，大部分患者发病时血氧饱和度一般在 70% 以下，更有甚者无法测出血氧饱和度，这类患者往往较为严重，结合这些情况，我们把“咳嗽 + 咳痰 + 呼吸困难 + 血氧饱和度严重下降”作为普通大众早期识别高原肺水肿的简易方法，一旦有短期内从平原地区进入高原地区的经历，加之以上的快速诊断条件，可简单判断自己是否罹患高原肺水肿，但要进一步明确，往往需要马上到医院拍片确诊。

怀疑自己患有高原肺水肿后应该采取哪些措施

对于像老王这样，已经在医院里明确诊断高原肺水肿的人，往往可以得到专业救治，一般没有生命危险。对于那些离医院远，但可能是高原肺水肿的患者，应该怎样给予自己积极的处置措施呢？

高原密码

高原肺水肿的自我急救

1 及时就医

大家应该调整自己的心态，积极面对，寻找距离自己最近的有能力救治的医疗机构。

2 不要平卧

大家在前往医疗机构的途中，应该采取半卧位或者端坐位，以改善通气，呼吸困难者避免平卧，会导致高原肺水肿窒息。

3 尽早吸氧

大家应该寻找可靠氧气源，可采用鼻导管吸氧或者面罩吸氧，吸氧应该个体化，以吸入氧气流量以吸氧后血氧饱和度可以达到 93% 以上为宜。

4 适当服药

如果身边备有相关药品，推荐第一时间口服以呋塞米片、螺内酯等为代表的利尿药以加强利尿，缓解症状，避免病情加重。

更为关键的是，我们在怀疑自己得了高原肺水肿时，一定要及时前往医疗机构，寻求专业救治，避免误诊或者病情加重而发生意外。

第四节

高原脑水肿如何急救

户外探险爱好者王刚一直梦想征服那座海拔 5 000 米的高峰。历经艰苦攀爬，终于抵达梦寐以求的高度时，他兴奋不已，完全沉浸在成功的喜悦中，忽略了身体发出的细微警报。起初，王刚只是感觉轻微头痛，有些眩晕，他以为是长时间攀爬劳累所致，并未在意。但很快，他的步伐开始变得不稳，思维也逐渐混乱，甚至出现了幻觉，同行的伙伴们发现他前言不搭后语，眼神也变得迷离。在这危急时刻，大家紧急联系了山下的救援队伍，并试图在原地对王刚进行一些简单的救助措施。面对这突如其来的紧急状况，大家都有些手足无措，满心焦急却不知如何是好。此时，他们才深刻意识到，了解“如何早期识别及紧急处理高原脑水肿”是多么重要，这不仅关乎王刚的生命安危，也是每一位向往高原的探险者应该必备的知识……

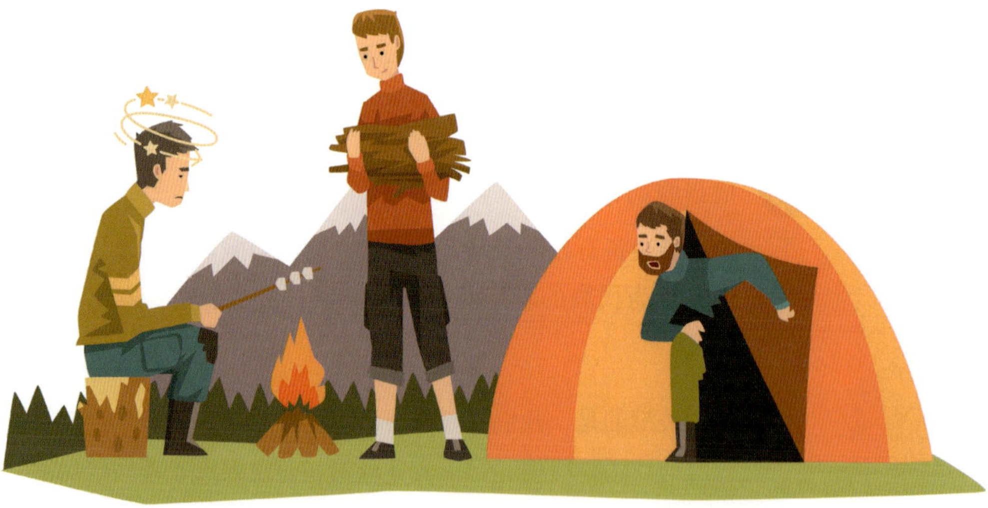

高原脑水肿的早期识别很重要

高原脑水肿发病急，大多数人会先有急性高原反应症状，比如头晕、头痛、失眠、嗜睡、眼花、眩晕、疲劳、胸闷、气促、食欲减退、恶心、呕吐、腹胀、腹泻、鼻出血、手足发麻、关节疼痛等。同时会有不同程度的发绀、面部或四肢轻度水肿，血压轻、中度升高，多发生在24小时内。高原脑水肿得不到及时救治，任由其持续发展，患者则会出现明显的精神神经症状。到后期，高原脑水肿患者会出现典型症状——剧烈头痛。同时大部分人会出现频繁的恶心呕吐，呈喷射状。此时若不及时处理，大脑皮层会转入抑制状态，患者郁郁不乐、少言寡语，表情淡漠，神态恍惚，嗜睡、昏迷甚至死亡。总的来说，高原脑水肿患者的症状归纳起来就是“头痛、呕吐、精神有问题”。

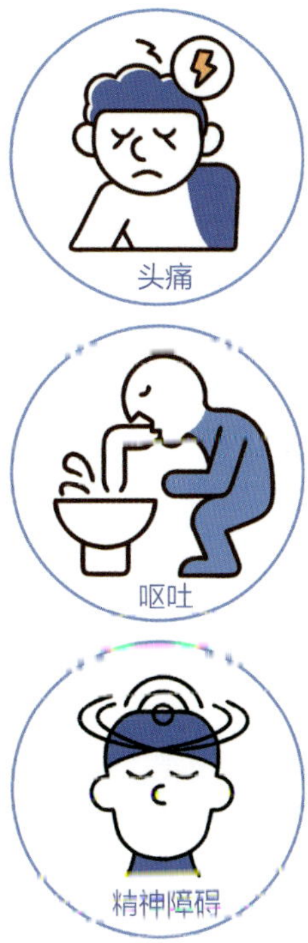

高原脑水肿症状

结合头部磁共振成像（MRI）检查，如果有以下特征，可早期诊断急性高原脑水肿

①胼胝体水肿。

②大脑白质对称性弥漫性水肿，累及内囊、外囊。

③脑室、脑沟变窄。

高原密码

出现以下情况，需要高度警惕急性高原脑水肿

□有进入高原病史，一般在海拔3 000米以上时发病。

□神经精神体征表现明显，如剧烈头痛、呕吐、表情淡漠、精神抑郁或欣快多语、烦躁。

□不安、步态蹒跚、共济失调等；严重者出现神情恍惚、意识朦胧、嗜睡、昏睡，甚至昏迷等。还可出现肢体功能障碍，脑膜刺激征、锥体束征阳性。

□眼底检查出现视盘水肿、视网膜出血渗出。

□脑脊液压力增高，而细胞数及蛋白质水平无变化。

□排除其他相关疾病，比如脑血管疾病，各种原因的中毒，癫痫、脑炎、脑膜炎等。

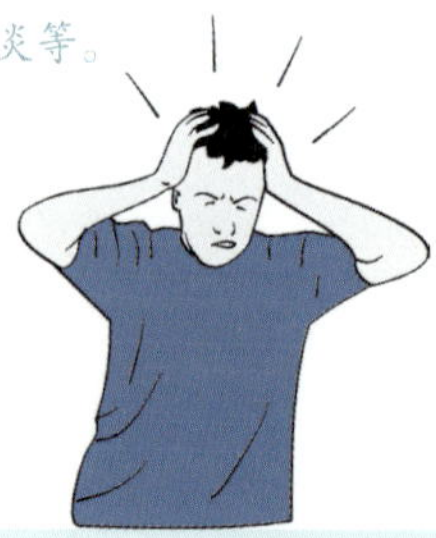

④小脑水肿。

⑤皮髓质分界不清。

⑥大脑皮层灰质水肿、基底神经节对称性水肿、丘脑背内侧核对称性水肿、脑干导水管周围灰质水肿及脑沟受压变窄。其中以前3项最常见。

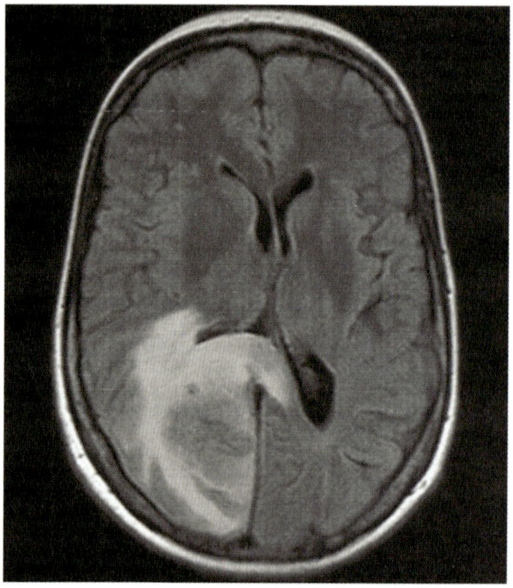

在高原脑水肿患者中观察到的MRI异常

注：弥散加权MRI显示胼胝体中信号过高，弥散受限。

如果明确诊断为高原脑水肿，应及时进行以下治疗

①吸氧：当患者还未出现昏迷状态时，可采用低流量吸氧的方式，条件允许的地方可采用高压氧进行治疗。当患者已出现昏迷症状时，则需要采用中流量氧

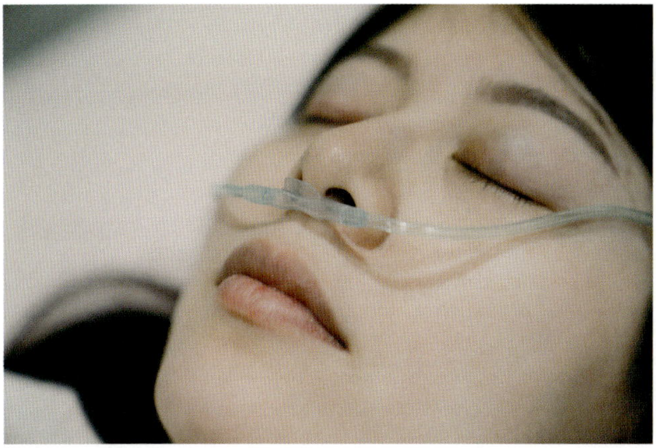

鼻导管吸氧，吸氧是治疗高原性脑水肿的核心措施

疗，通过鼻吸管或面罩以2～4L/min的中流量吸氧，重症患者可在中流量氧疗的基础上，适当将氧流量增加至4～6L/min，症状有所缓解时继续使用中流量吸氧。

②脱水疗法：应用高渗葡萄糖、甘露醇、糖皮质激素、细胞色素C等药物，以减轻脑水肿，降低脑细胞代谢，提供能量以促进大脑功能恢复。

③中枢神经兴奋剂：酌情使用中枢神经兴奋剂，如洛贝林、尼可刹米。

④水电解质平衡及抗感染治疗：维持水、电解质平衡，出现感染迹象时进行抗感染治疗。

⑤气管插管：必要时可采用气管插管，过度通气，降低颅内压。

⑥后续治疗：病情稳定后转移至低海拔地区继续治疗。

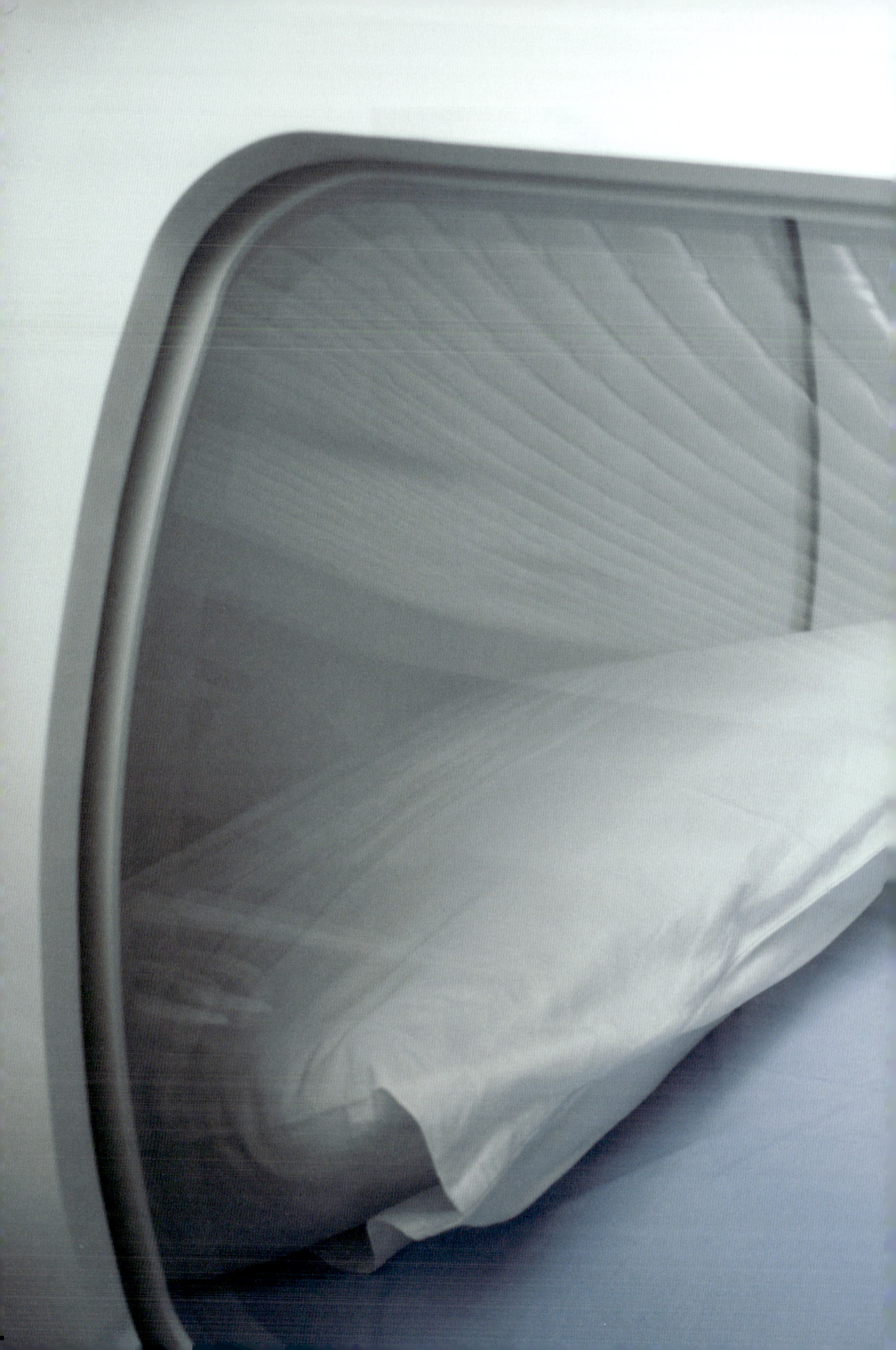

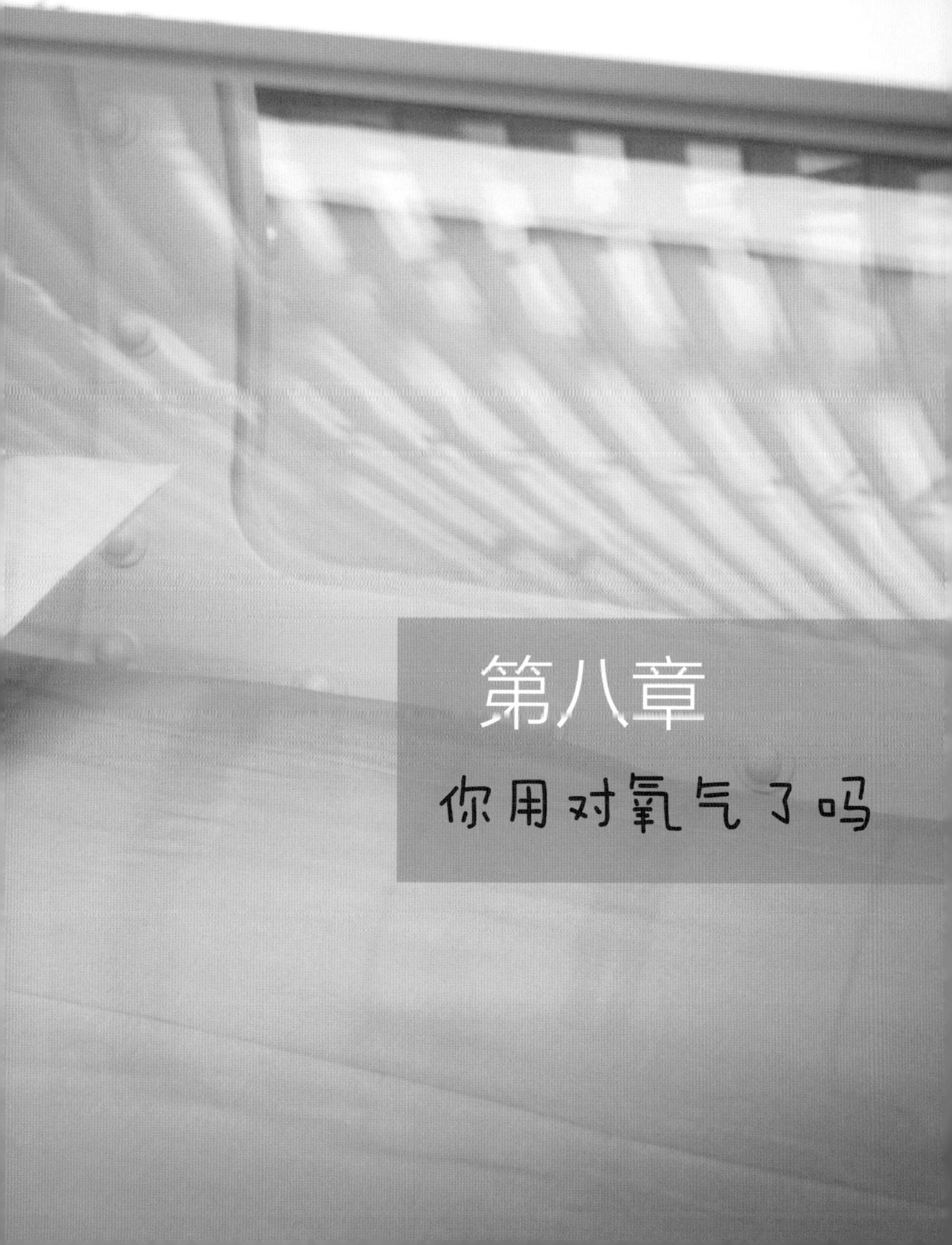

第八章

你用对氧气了吗

第一节

高原缺氧很危险

在旅游公司工作的晓峰，最近接到一个重要任务——带领一个旅行团前往高原地区游玩。虽然他是第一次接高原旅游团，但从事多年导游工作，经验丰富，所以信心满满地踏上了旅程，觉得一切尽在掌握之中。当旅行团抵达海拔 3 680 米的第一个观景台时，正值上午 10 点。游客们兴奋地跳下车拍摄雪山，晓峰特意提醒大家放慢动作。然而到正午用餐时，坐在角落的王女士突然打翻汤碗——她的手指已出现轻微发绀，勉强笑着说“有点晕”。午后 3 点，危机真正爆发，5 名游客瘫坐在木椅上。

晓峰意识到这是高原反应在作祟，他赶忙拿出提前准备好的抗高原反应药物分发给大家，让游客们原地休息。可是，尽管吃了药，部分游客的症状依然没有明显缓解，整个团队的行程也被迫搁置。就在晓峰焦急万分之时，当地的一位向导建议给症状严重的游客吸氧试试。晓峰抱着试一试的心态，找来氧气瓶，让那些游客吸氧。神奇的是，没过多久，吸氧的游客们呼吸逐渐平稳，头痛也减轻了许多，精神状态明显好转，旅行团这才得以继续前行。这次经历让晓峰深刻认识到了高原用氧的重要性。

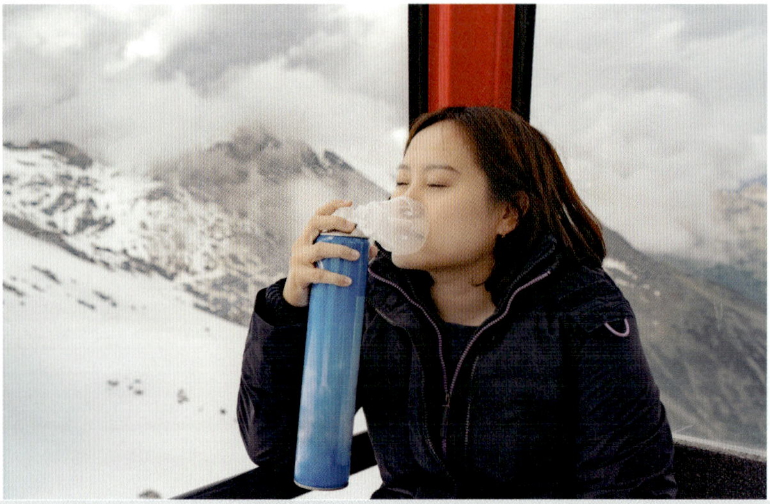

高原地区的环境与平原地区截然不同。随着海拔升高，大气压力显著降低，空气变得稀薄，氧气含量也随之大幅减少。一般来说，海拔每上升1 000米，空气中的氧气含量就会下降约10%。我们的身体在平原地区习惯了充足的氧气供应，当进入高原低氧环境时，身体各器官和系统会面临巨大挑战。呼吸系统会本能地加快呼吸频率、加深呼吸深度，试图吸入更多氧气，但这往往会导致过度通气，引发呼吸性碱中毒等问题。心血管系统也会加速运转，加快心率，以提高血液循环速度，将更多氧气输送到全身组织，但长期处于这种高强度工作状态，心脏负担会逐渐加重，容易引发心悸、胸闷等不适症状。血液系统则会通过增加红细胞生成素的分泌，促使红细胞数量增多，以提高血液的携氧能力，然而红细胞过度增生可能会使血液黏稠度上升，影响血液循环的顺畅进行。神经系统对缺氧最为敏感，大脑因缺氧会出现头晕、头痛、失眠、嗜睡等神经症状，还会导致记忆力减退、注意力不集中等认知功能障碍，严重影响身体的正常功能和人们在高原的活动能力。

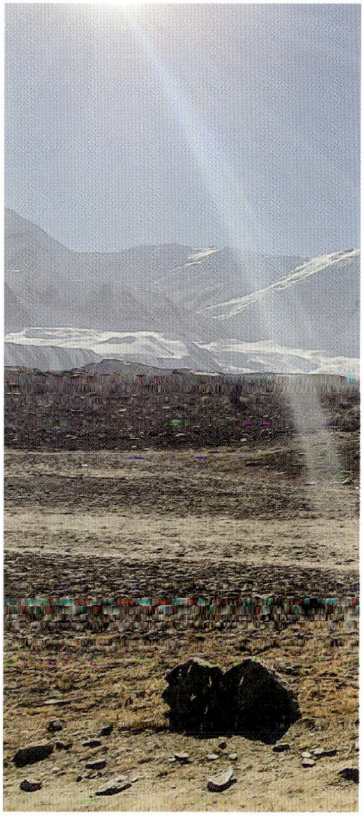

高原地区空气稀薄

那么，大家在高原地区究竟该如何正确用氧？该选择怎样的吸氧方式呢？接下来，让我们一起深入了解高原用氧的知识，为高原之行保驾护航。

第二节

吸氧装备大揭秘

在一次高原徒步旅行中，小刘所在的团队出现了强烈的高原反应。大家被困在一个半山腰，身体极度虚弱。这时，有人发现了背包里的便携式氧气瓶。这只便携式氧气瓶仅有 1 000 毫升，但在关键时刻却发挥了巨大作用。一位队员拧开阀门，轻轻吸了几口，缺氧的症状便得到了些许缓解。随后，他们小心翼翼地继续前行，最终找到了一个有小型制氧机的旅店。在那里，他们用制氧机补充了足够的氧气，恢复了部分体力。那么，在高原，有哪些装备可以提供氧气吸入呢？

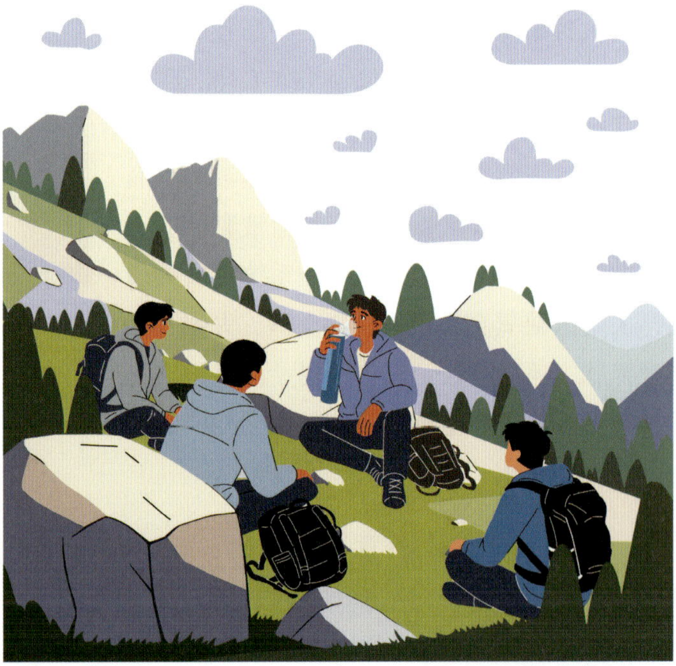

移动式氧气钢瓶

移动式氧气钢瓶是高原吸氧的常用装备之一。它的容量相对较大，一般有 5 升、10 升、40 升等不同规格，能提供较为持久的氧气供应。这种钢瓶较为笨重，通常配有专门的推车或背架，一般在一些相对固定的区域移动使用，比如在高原的建筑工地、临时医疗点等场所。虽然它比便携式氧气瓶重且体积大，但在需要大量氧气且对便携性要求不是很高的场景下非常实用。其阀门和吸氧接口设计较为牢固，能确保氧气稳定输出。不过，使用时需要注意钢瓶的压力和剩余氧气量，定期进行检测和维护，以保障使用安全。

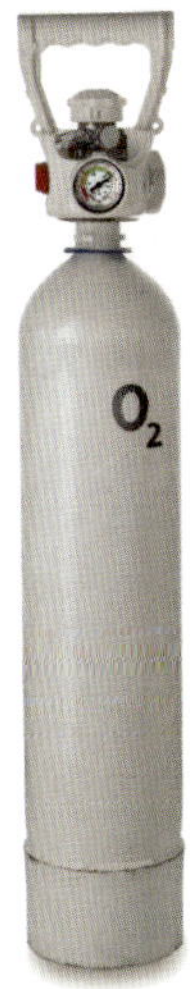

移动式氧气钢瓶，多数用于工业和医疗场所

便携式氧气瓶

便携式氧气瓶是许多高原旅行者的必备物品。它通常体积较小，容量从 100 毫升到 1 500 毫升不等，重量也较轻，方便携带在背包中。人在登山、徒步等户外活动中，当出现高原反应时，能迅速拿出使用。其吸氧设计简单易用，只需要按压即可吸氧。例如人在攀登高峰时，每上升一段高度，就可以吸几口氧气来缓解身体的不适。不过，由于容量有限，它更适合短时间的应急使用。

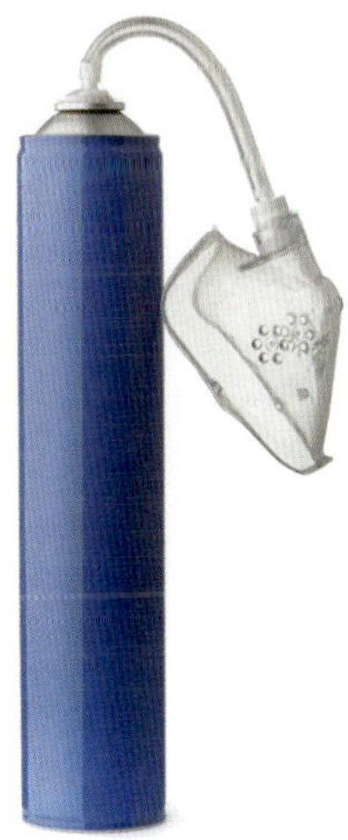

便携式氧气罐

便携式制氧机

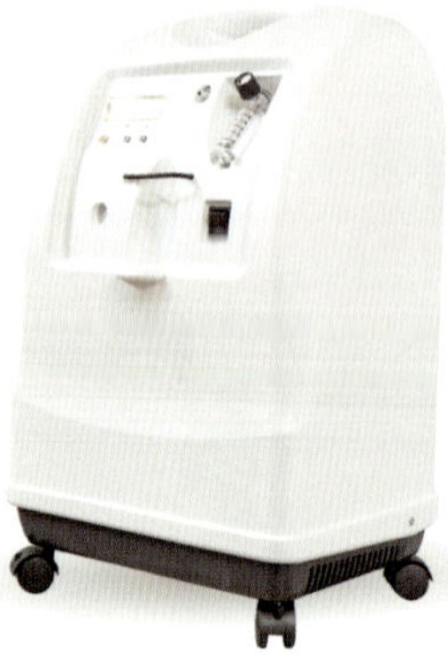
便携式制氧机

便携式制氧机则更为先进。小刘在后续的高原旅行中购置了一台便携式制氧机。它的重量 2 千克左右，虽然比便携式氧气瓶重，但它可以持续制氧。便携式制氧机采用电池供电，续航时间根据不同型号有所差异，一般能满足数小时的吸氧需求。操作也较为简便，通过按钮可以调节吸氧档位。人在旅行途中，无论是在汽车上还是在野外休息时，便携式制氧机都能为使用者提供稳定的氧气供应，就像一个移动的“小氧吧”。

小型制氧机

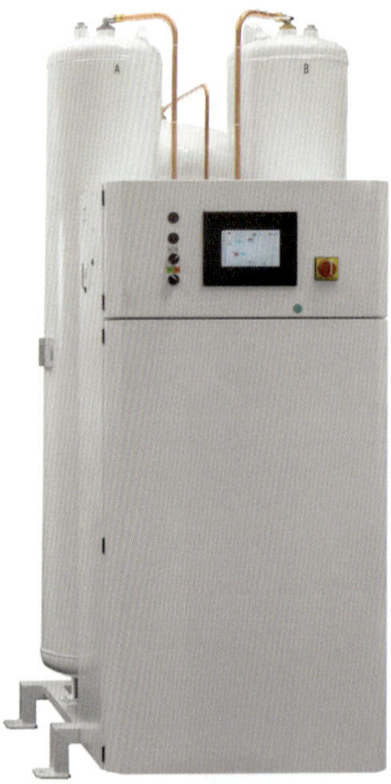
小型制氧机

小型制氧机适合在高原地区的固定场所使用，如酒店、民宿等。小刘在一次高原旅行中入住的酒店房间里就配备了小型制氧机。晚上休息时，他打开制氧机，机器开始稳定地工作，持续为房间内提供氧气。这种制氧机虽然相对便携式制氧机体积较大、重量较重，但它的供氧量更充足，能够长时间稳定运行。

弥散制氧系统

当小刘走进高原的一家高档酒店大堂时，他并没有看到明显的吸氧设备，却感觉呼吸格外顺畅。原来，这家酒店安装了弥散制氧系统。这种系统通过特殊的装置将氧气均匀地弥散在整个大堂空间内，甚至包括走廊、餐厅等区域。游客们在这些地方活动时，不需要使用吸氧管或面罩，就能自然地吸入氧气。弥散制氧系统的覆盖范围较广，可以为多个房间或较大的公共区域提供氧气。它的氧气浓度可以根据需求进行调节，一般能将室内氧气浓度提升到接近平原地区的水平，让人们在高原环境中也能像在平原一样自由呼吸，极大地提高了居住和活动的舒适度。

微压氧舱

小刘曾听闻一位高原驴友在骑行过程中出现了严重的高原反应，身体极度虚弱。关键时刻，救助站启用了微压氧舱。微压氧舱就像一个小小的“生命舱”，它通过增加舱内的压力，使氧气更容易被人体吸收。队员们进入微压氧舱吸氧后，身体状况得到了迅速改善。微压氧舱的压力调节范围一般在 1.1 ~ 1.3 个大气压，在这个环境下，氧气能够更高效地溶解在血液中，快速补充身体所需的氧气。它不仅可以用于治疗高原反应，还在一些高原康复治疗、高原运动训练等领域有着重要应用，为在高原地区从事高强度活动或面临严重高原反应的人员提供了强有力的保障。

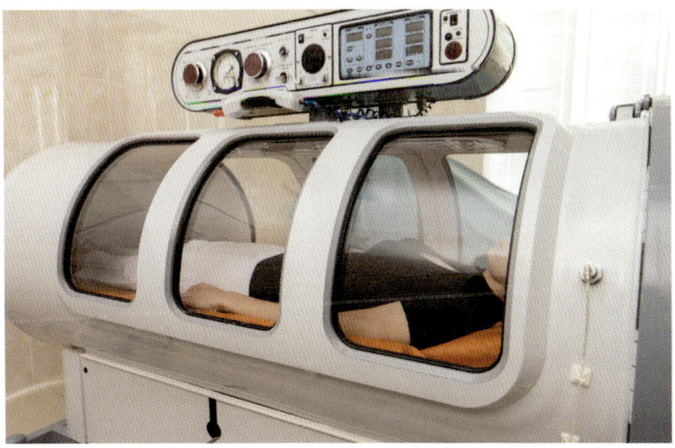

微压氧舱

第三节

吸氧注意事项

小张和几位朋友结伴前往高原游玩。在旅途中，小张因高原反应拿出便携式氧气瓶吸氧。然而，他平时烟瘾较大，吸氧过程中竟不自觉地拿出香烟点燃。就在他刚吸了一口烟后，突然，氧气瓶口附近出现了明火，火焰瞬间蹿了起来。小张惊恐万分，慌乱中差点将氧气瓶扔出去。好在他的同伴们反应迅速，其中一人立即拿起附近的灭火器，对准火焰喷射。白色的干粉喷涌而出，迅速将火焰扑灭。大家都吓得不轻，小张更是面色苍白，心有余悸。这次事件让他们深刻认识到，吸氧时严禁吸烟，否则可能引发极其危险的后果。

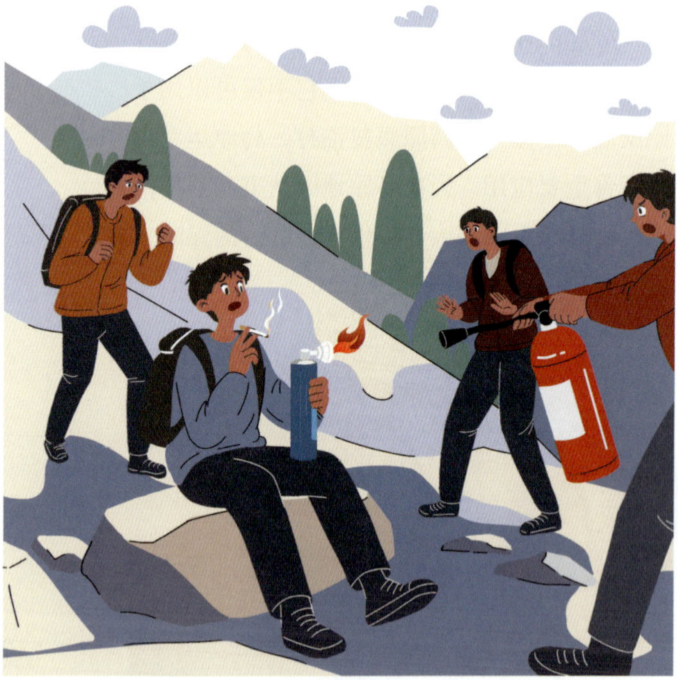

吸氧的时机

刚到达高原时，身体正处于适应阶段，此时可以适当吸氧来缓解不适，但不要过度依赖。比如在飞机落地后或刚抵达高海拔目的地的酒店时，吸上一会儿氧，能帮助身体更快地适应环境。在进行剧烈运动之前和过程中，也需要吸氧。像在高原上骑行、徒步时，身体对氧气的需求量会大幅增加。提前吸氧可以为身体储备足够的氧气，运动过程中适时吸氧则能保持体力，避免因缺氧而引发危险。但在身体逐渐适应高原环境后，应减少不必要的吸氧，让身体自身的适应机制更好地发挥作用。

安全吸氧

大家在使用吸氧装备时，一定要严格按照设备的使用说明操作。吸氧时要保持呼吸道通畅，避免在吸氧过程中吸烟、进食或饮水，以免影响吸氧效果。同时，要注意吸氧设备的清洁和维护，定期检查设备是否正常运行，如发现问题应及时修理或更换。在使用电池供电的便携式制氧机时，要提前检查电池电量，确保在需要时能够正常工作。

高原密码

禁忌证

对于患有某些疾病的人群，吸氧需要格外谨慎。例如，慢性阻塞性肺疾病（COPD）伴有二氧化碳潴留的患者，高浓度吸氧可能会抑制呼吸中枢，导致二氧化碳潴留加重，引发危险。另外，视网膜病变的患者，长时间高浓度吸氧可能会加重眼部病变。因此，这些患者在高原吸氧前最好咨询医生的意见，根据自身情况制订合理的吸氧计划，在医生的指导下进行吸氧，必要时可能需要进行血气分析等检查来监测身体的氧合情况，确保吸氧的安全性和有效性。

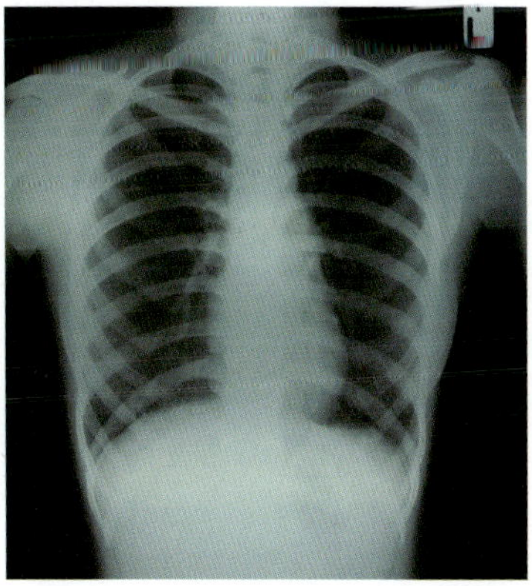

1 例肺气肿患者的胸片

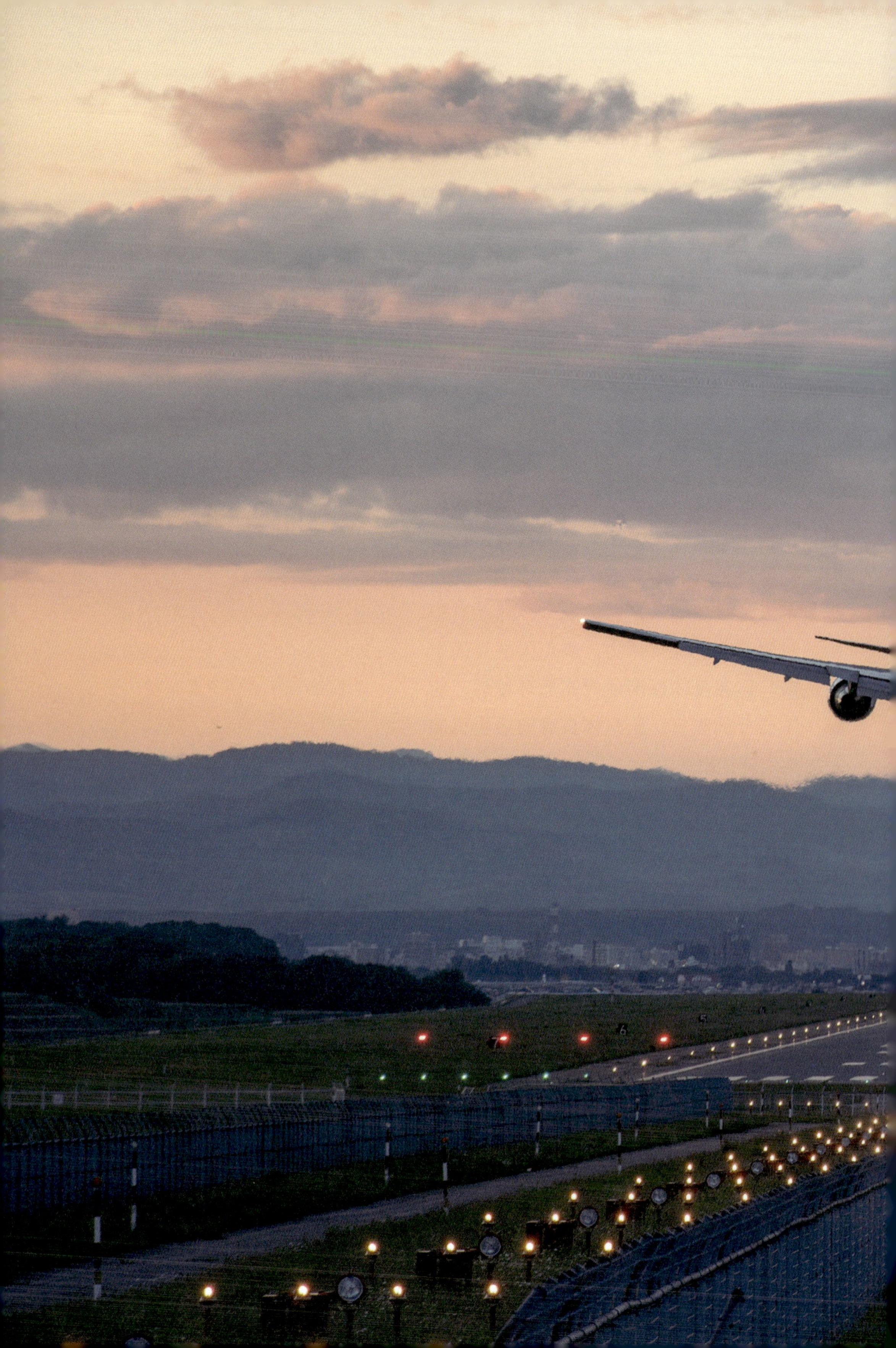

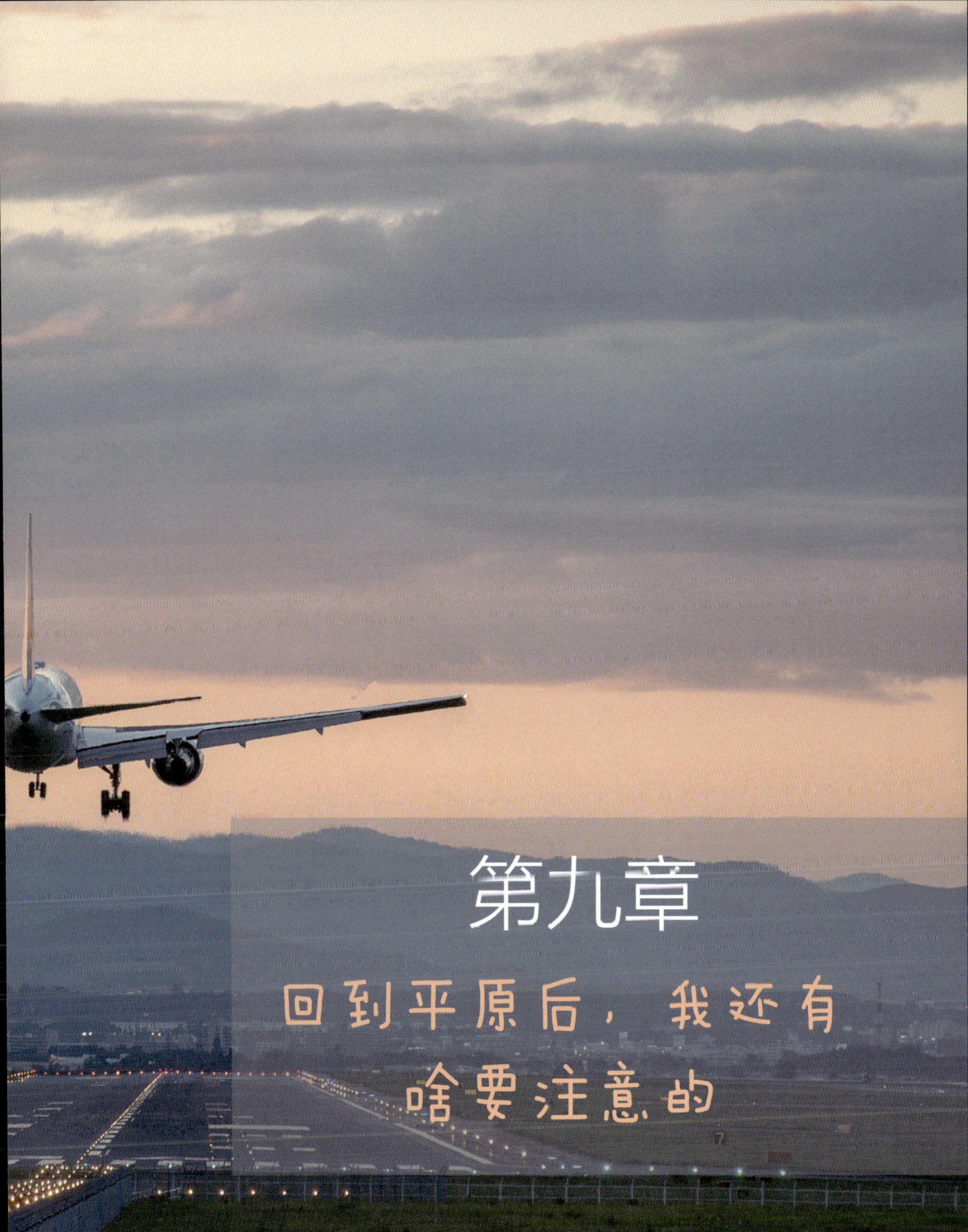

第九章

回到平原后，我还有啥要注意的

第一节
“醉氧”很奇妙

高先生长期在西藏那曲市工作，已经接近1年未回平原地区了，快过年的时候，高先生打算休假回老家。回家后高先生自感全身疲乏无力，特别想睡觉，家里人以为高先生生病了，建议他及时前往医院就诊，高先生凭借自己的经验，认为这是一种正常的现象，为此高先生和家里人展开了讨论。

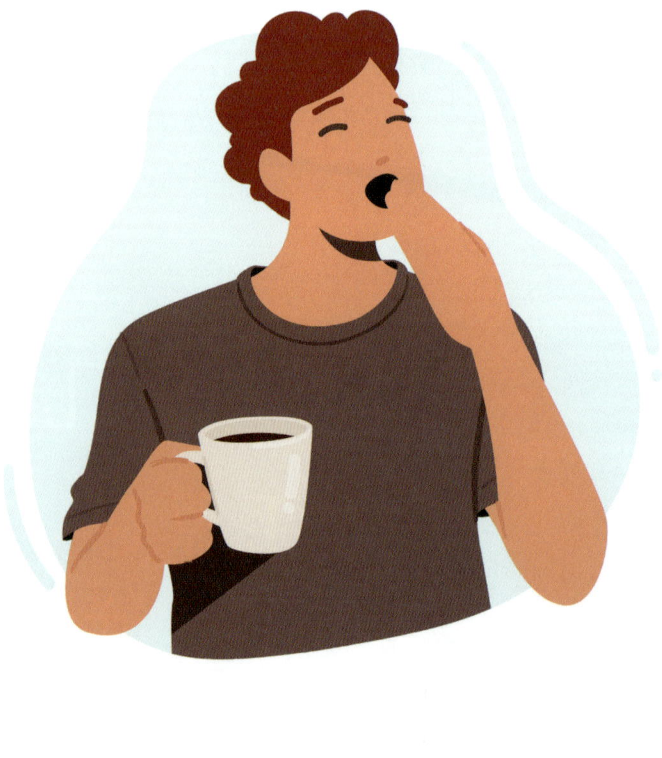

从高原地区返回平原地区后，所有人都会“醉氧”吗

高先生给家里人科普，从高原地区返回平原地区并不意味着所有人都会出现醉氧反应。醉氧反应主要发生在机体刚刚适应高原地区低氧环境后，短时间内重新进入氧气含量相对较高的地区，导致血红蛋白代谢出现异常，从而引发一系列不适症状，如疲倦、无力、嗜睡、胸闷、头昏、腹泻等。这些症状通常会在 1～2 周自行消失。然而，不是所有人都会出现这些症状，因为每个人的身体适应能力和反应不同。

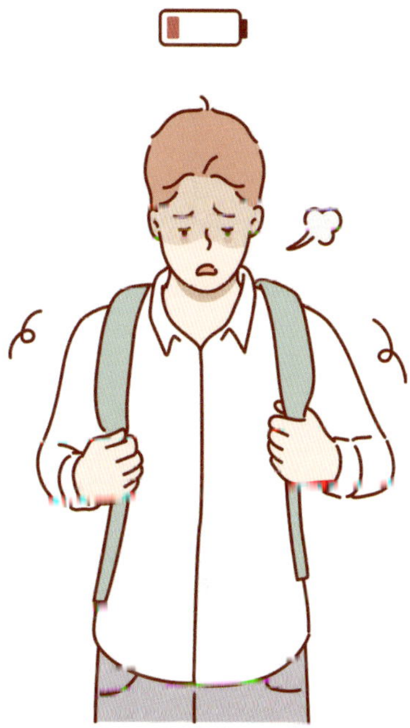

从高原回到平原后，你可能会很长一段时间感觉乏力、疲倦和嗜睡

醉氧反应的发生与个体在高原地区生活的时长、到达的高度以及返回平原地区后的适应过程有关。如果在高原地区生活时间较长，机体已经适应了低氧环境，那么在返回平原地区后，氧气含量的快速增加可能会导致机体内部的平衡被打破，从而引发醉氧反应。但如果个体在高原地区生活的时间较短，或者身体对低氧环境的适应能力较强，那么返回平原地区后可能不会出现明显的醉氧反应。

总的来说，从高原地区返回平原地区后是否会出现醉氧反应，以及症状的严重程度，都与个体的身体状况和对高原环境的适应程度有关。对于大多数人来说，返回平原地区后可能会经历一段时间的

调整期，其间可能会出现上述的一些症状，但这些症状通常会自行缓解，不需要特殊治疗。

“醉氧”是不是和“醉酒”一样，因为氧气含量太高了导致醉了

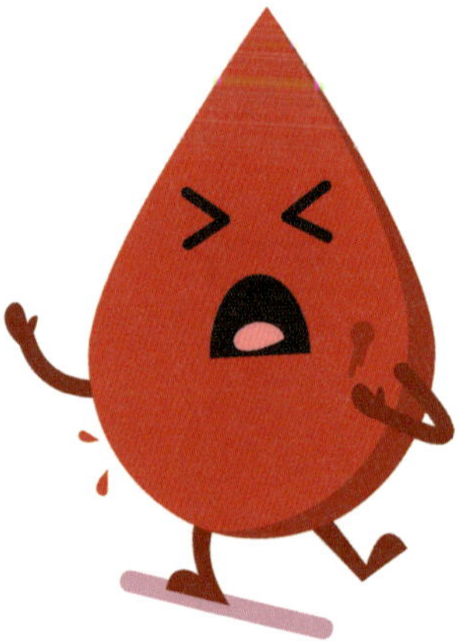

醉氧的发生主要是因为长期生活在高原低氧地区的人或动物，其红细胞携带氧的能力代偿性增强，以满足低氧环境中身体的需求。当这些人或动物进入海拔 1 000 米以下的平原地区后，空气中氧气含量增加，而机体内红细胞仍处于高效率、高质量运送氧的状态，未能及时适应高氧环境，导致身体不适。所以我们也可形象地比喻，我们的机体未能迅速调整以适应高氧环境，就和酒喝多了机体不能快速调整代谢，出现醉酒状态一样，只不过一个醉的是酒，一个醉的是氧气。

超过多久的醉氧症状需要我们高度关注

高原密码

从高原返回平原 2 周后，如果你还有不适表现，需要去医院进一步检查。

醉氧一般会持续多久与人在高原的活动时间、到达高原的高度、个人的体质等有关系，一般持续 1 ~ 2 周可自行消失。若超过 2 周仍然存在明显的不适症状，我们可能需要注意身体是否出现某些问题，需要我们前往医院进一步检查。

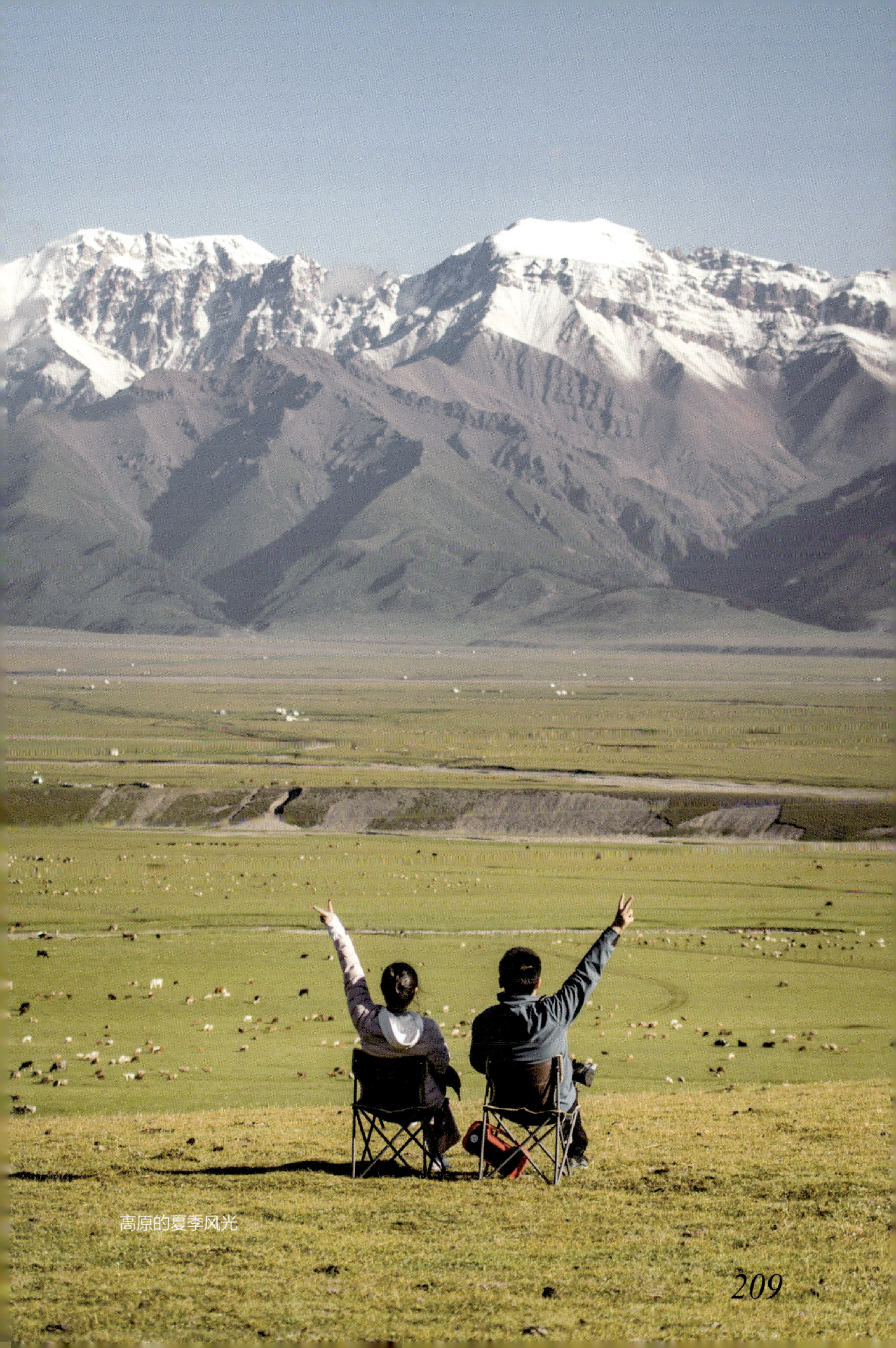

高原的夏季风光

第二节

高原病康复计划

小马已经在西藏工作了 7 个年头，工作地海拔 4 200 米左右，小马近 1 年来自觉经常头晕、胸闷，夜间更是入睡困难，近期颇为烦恼，趁着这次休假的机会，赶紧到医院看看，检查一下身体，听一听医生的专业指导意见。

结合相关检查，小马目前血常规检查提示：血红蛋白（Hb）>245g/L、红细胞压积（HCT）>70%、红细胞（RBC）$\geqslant 7.10\times10^{12}$/L。医生给他诊断为“1. 高原性红细胞增多症；2. 高原睡眠障碍”。

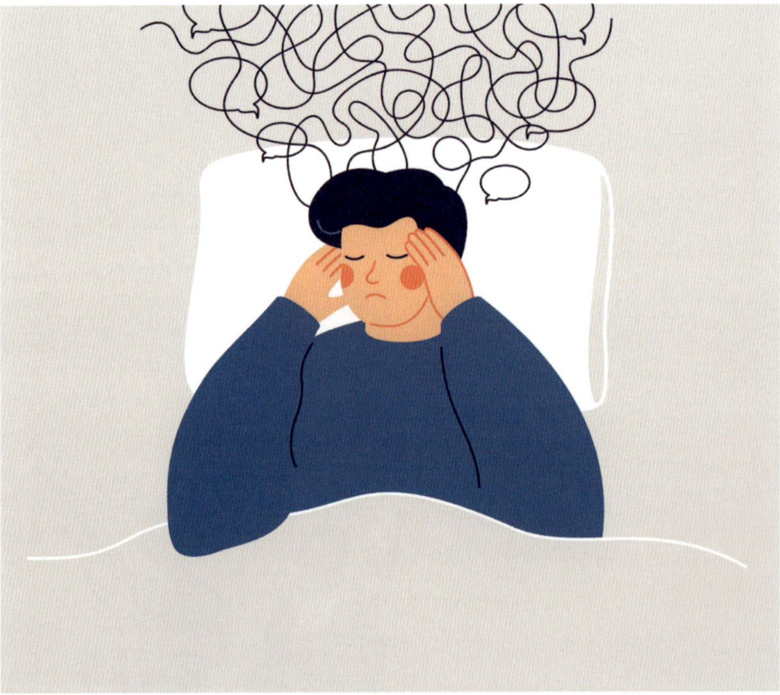

身处高原需要时刻关注自己的身体健康状况

像小马这样已经在高原地区居住 / 工作 7 个年头的大有人在，在长期的高原生活中，我们需要时刻关注自己的身体健康状况，因为在高原特殊的环境因素下，如低氧、低气压、强紫外线、太阳辐射强或者其他一些相关因素，会对我们的身体造成一系列可逆或者不可逆的损害，我们更需要面对的是长期在高原居住带来的慢性损伤问题，因为我们经常留意到的是高原对我们的急性损伤问题，如急性高原反应、高原肺水肿、高原脑水肿带来的危害，忽略了慢性高原损伤，这类问题就像"温水煮青蛙"一样日积月累，对人体造成影响，久而久之可导致严重的健康问题。

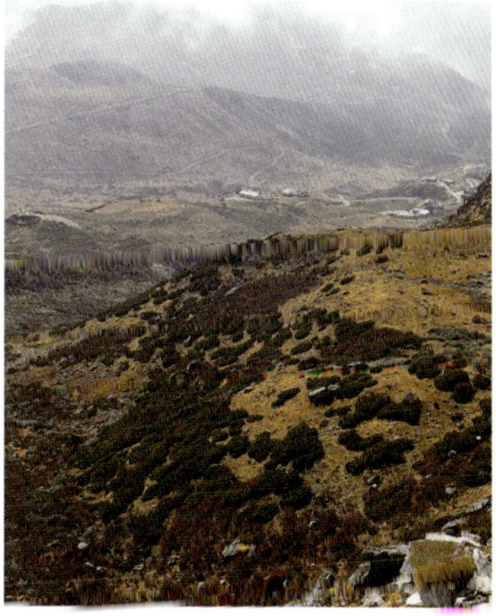

喜马拉雅山南麓

定期体检，及时发现健康隐患

根据我们以往的临床经验和最新的高原医学理论研究，我们把高原病分为急性高原病和慢性高原病，其中慢性高原病是我们需要关注的重点，如慢性高原病分类中的高原性心脏病、高原红细胞增多症等；高原缺氧高度相关性疾病中的高原睡眠障碍、高原高尿酸血症等；这些疾病不引起重视，后期可能导致严重的后果。身处高原的某些人员，在每年的体检过程中，没有关注自己肺动脉压力的情况及心脏结构和功能变化的相关情况（我们知道低氧刺激导致肺动脉血管收缩，肺血管压力升高，肺动脉压力升高引起右心血液排出受阻，血液淤滞在右心腔室内，进而引起右心肥厚，瓣膜关闭不全），久而久之可能导致右心功能不全，最终导致全心衰竭。有些人明确诊断为高原红细胞增多症，HB、RBC、HCT 等均长期处于较高水平，导致血液流动缓慢，身体虚弱、长期卧床、炎症或者血管内皮损伤、缺乏运动等较容易形成血栓，常见下肢静脉血栓、肺栓塞、脑血栓形成等都可能引起严重后果……我们在每年的定期体检中，需要发现哪些可能导致我们身体严重损害的危险因素，如出现中度或重度以上肺动脉高压，心脏彩超提示心功能明显受限，严重的高原红细胞增多症，长期处于较高的尿酸水平……我们需要有针对性地进行防治，避免发生严重后果。

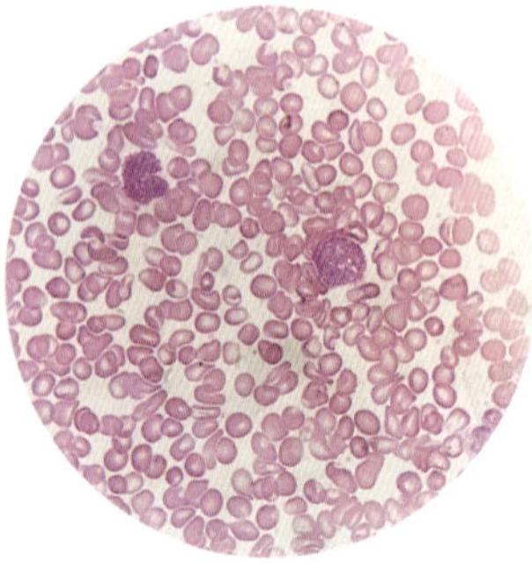

长期的高原生活会引起红细胞增多，一方面利于血液运送更多的氧气，另一方面导致右心系统疾病的发生

高原保健时刻牢记

在诸多高原病发病的核心环节中，低氧、低气压始终处于核心地位，所以我们有针对性地建议长居高原的人群进行日常保健吸氧，科学吸氧利于高原人体健康，延缓慢性高原病发病，减轻慢性高原病症状，减轻疲劳。吸氧可以起到较好的身体保健作用，促进机体重要脏器代谢和供氧，延缓或者预防慢性高原病、高原缺氧高度相关性疾病的发生。

高原病个体化定期随访

像小马一样，大家需要重点关注血常规中“HB、RBC、HCT”三项指标的情况，定期复查，因为这是高原红细胞增多症重点关注的指标，在指标较高或者症状较严重时，积极到医院诊治；另外就是需要关注日常睡眠情况，长期睡眠障碍可能导致心理、生理的相关疾病。长居高原的人群，每个人关注的健康指标不尽相同，我们应该寻求个体化的定期随访检测方案，一人一策，有针对性地进行预防，因为在最新的医学理念中，防病胜于治病。

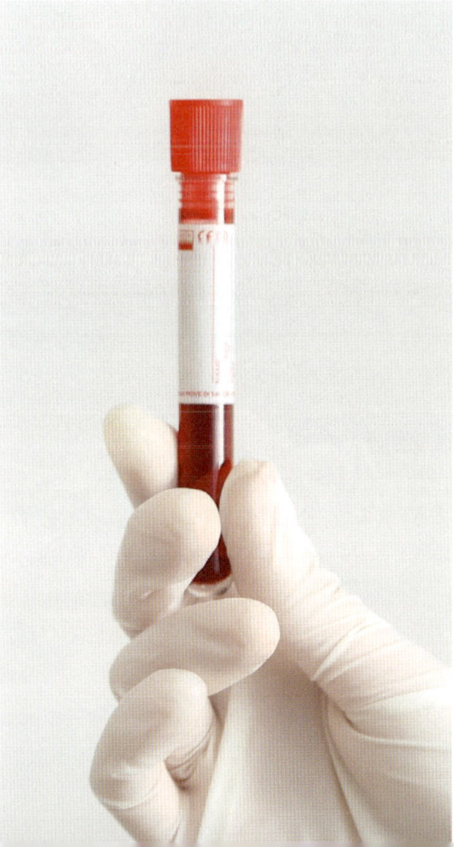

高原密码

保健吸氧可以采取下列方式

①每人每日保证至少吸氧1～2小时，采取低流量吸氧（1～2L/min）方式。

②吸氧可以采取间断吸氧（每次40～60分钟，每日2次或3次）或者持续吸氧（持续1～2小时）方式。

③有条件的单位或者个人午间休息或者夜间睡眠时持续低流量（1～2L/min）吸氧。

④吸氧后使血氧饱和度能达到96%以上为宜。

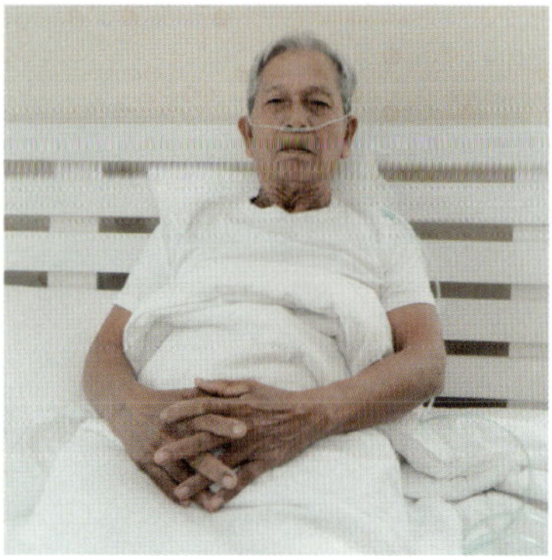

吸氧可以在家庭或诊所完成

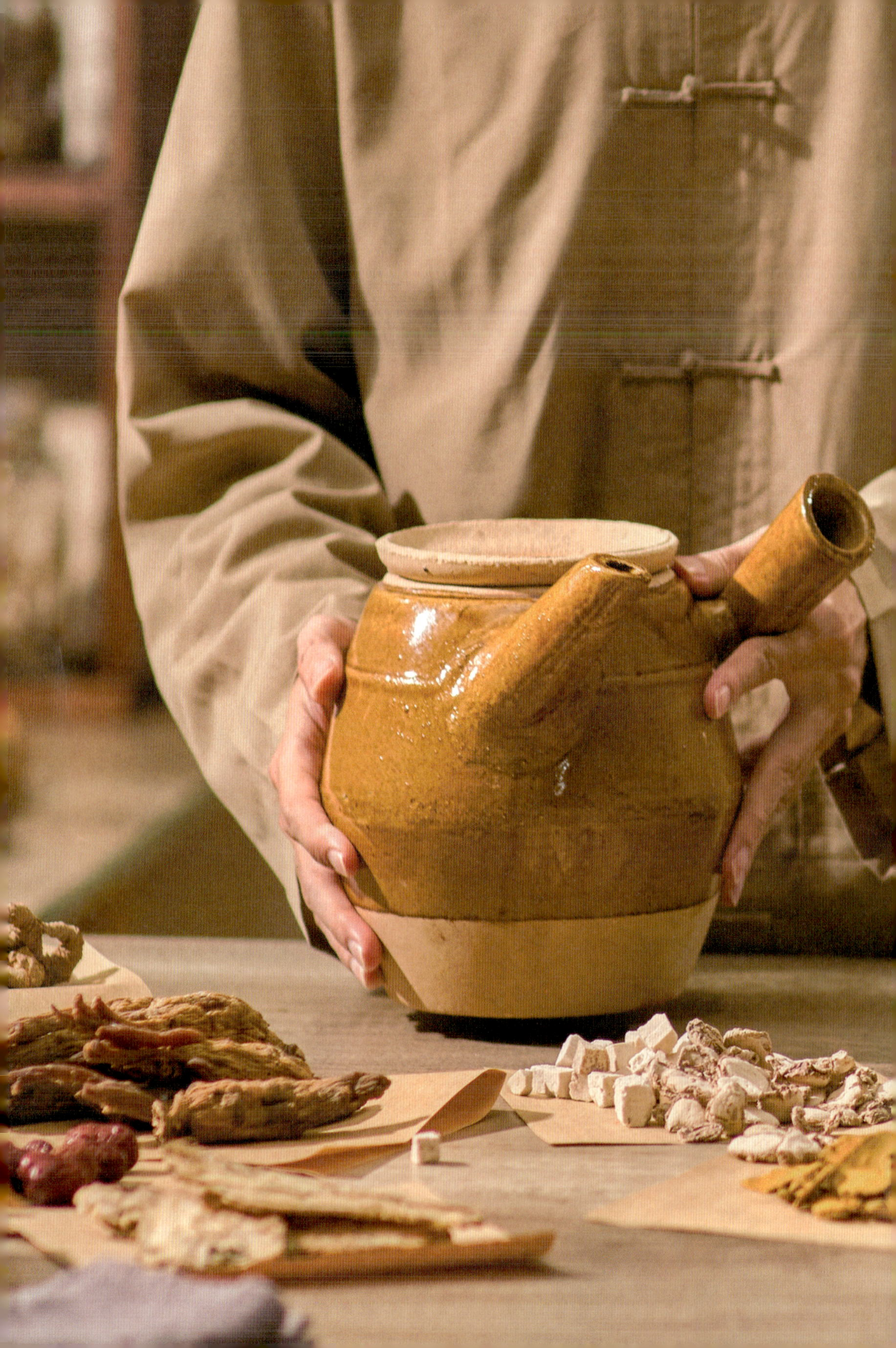

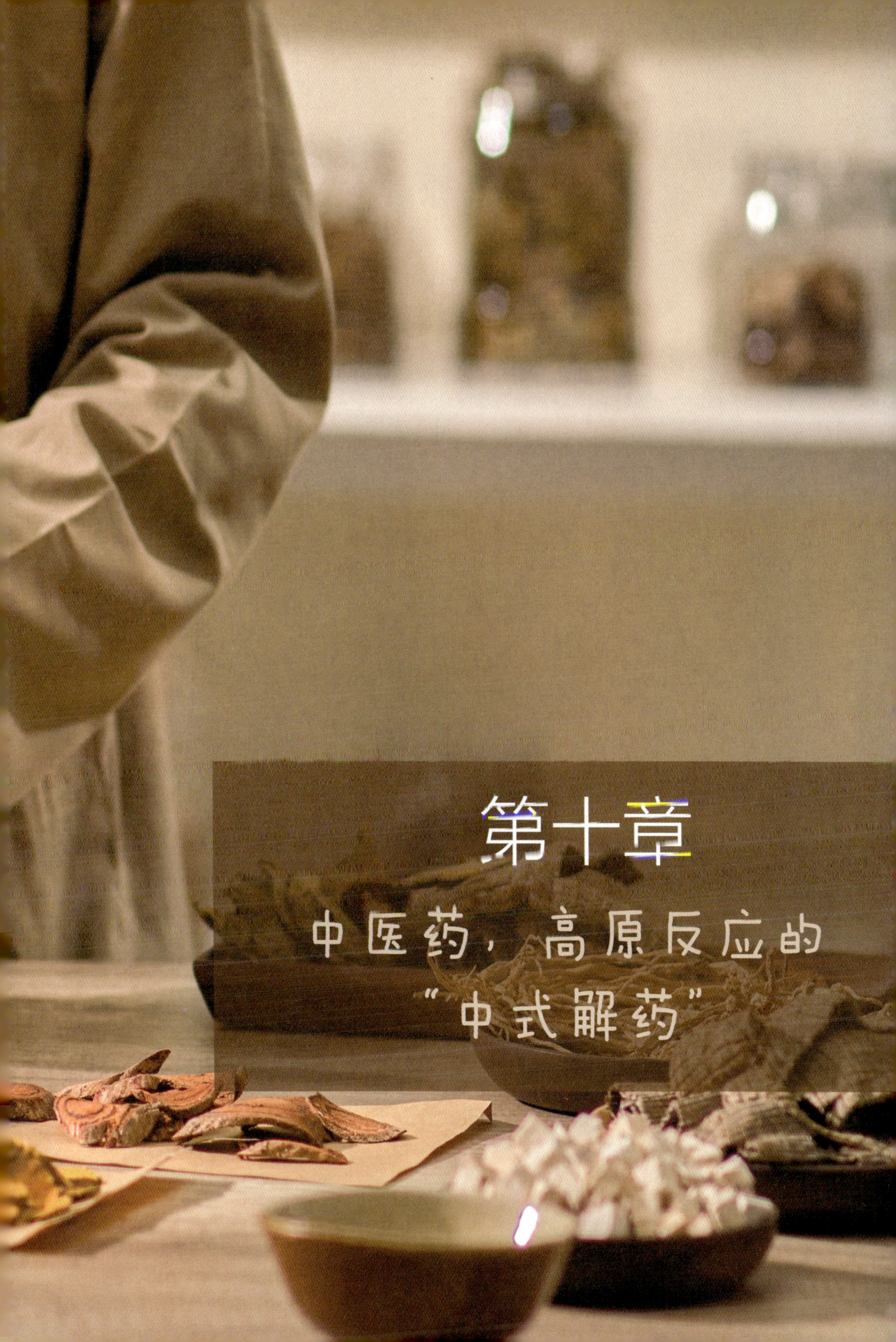

第十章

中医药，高原反应的“中式解药”

第一节

中医治疗高原乏力

李大爷和几位老朋友计划来一场充满高原风情的新疆 - 西藏之旅，一路上，他们畅想着美丽而又极具神秘色彩的高原风光。当他们来到最向往的拉萨时，李大爷开始觉得头晕乎乎的，呼吸也变得急促，每走一步都像拖着千斤重担，就连平时能轻松完成的小事，此刻都变得无比艰难。其他伙伴也或多或少有类似的情况，原本计划好的游玩项目都受到了影响，大家心里别提多郁闷了。其实，这种在高原地区出现的乏力症状是比较常见的，医学上称之为高原乏力。高原地区气压低、氧气含量低，咱们的身体一下子适应不过来，就容易出现各种不适反应。不过别愁，中医中药有不少应对的好办法，下面就给您讲讲。

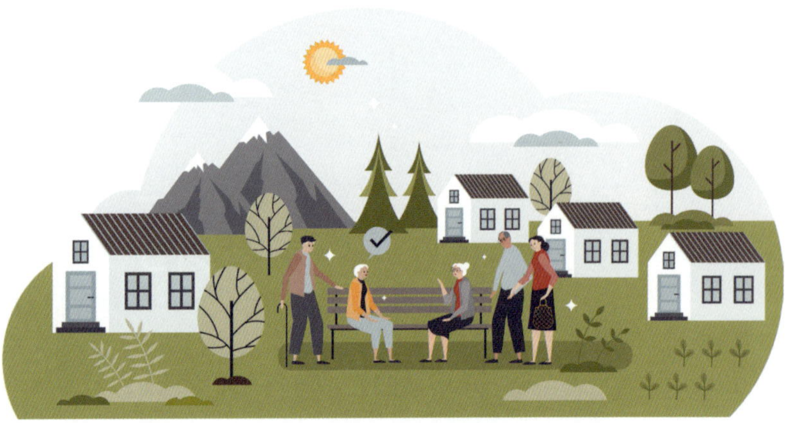

中医眼中的高原乏力

中医认为，高原乏力和人体气血、脏腑功能失调有关。高原环境特殊，外邪容易入侵，导致肺气不通畅，气血运行受阻，就像道路堵塞一样，营养送不到身体各处，人就会感到乏力。而且，高原环境还可能影响脾胃功能，脾胃不好，营养吸收差，气血生成不足，乏力感就会更严重。

中药妙方解乏力

红景天——高原适应“先锋”

红景天生长在高原地区，和土生土长的高原居民一样，对高原环境适应力强。它味甘、苦，性平，能益气活血、通脉平喘。简单来说，就是红景天能提高人体对缺氧的耐受能力，让心肺功能更强，血液循环更顺畅。

建议大家在进入高原前一周左右开始服用红景天制剂，如红景天胶囊或者红景天口服液。按照说明书上的剂量服用，人到了高原后，乏力、头晕等症状会减轻，游玩起来轻松愉快。

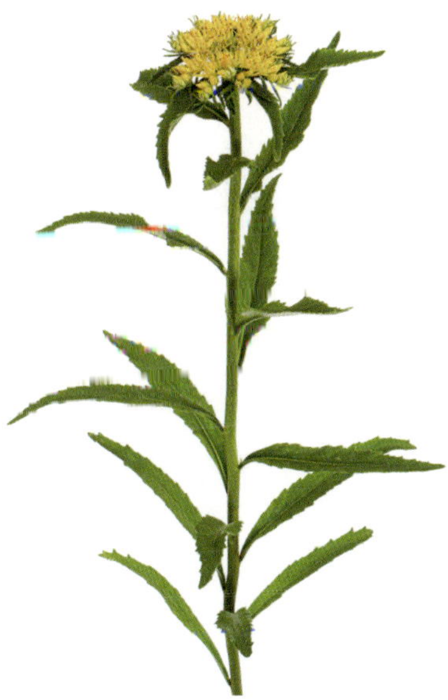

红景天

黄芪——补气"能手"

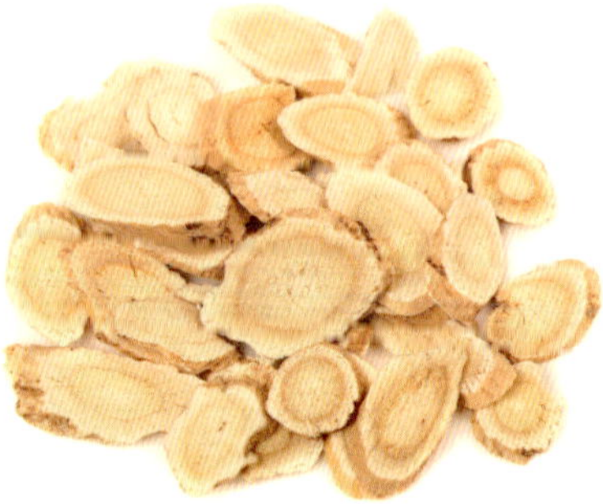
黄芪

黄芪味甘，性微温，归脾、肺经，是补气的好药材。它能增强人体正气，提高抵抗力，就像是给身体筑起了一道坚固的"防护墙"，还能促进气血生成和运行，让肌肉更有力，可缓解高原乏力带来的疲惫感。

建议大家用黄芪泡水喝，每天取适量的黄芪放入杯中，用开水冲泡，像喝茶一样饮用。坚持一段时间，就会发现自己的体力和精力都有所提升。

党参——脾胃"守护者"

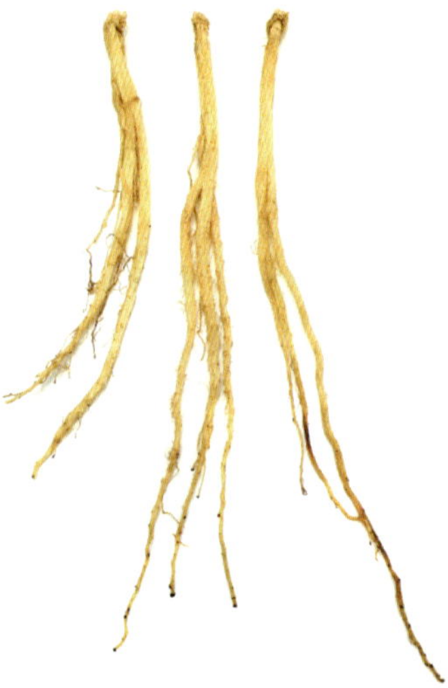
党参

党参味甘，性平，归脾、肺经，能健脾益肺、养血生津。它就像是一位勤劳的"营养师"，可以调理脾胃，让脾胃更好地吸收营养，为身体提供能量，对脾胃虚弱导致的高原乏力效果不错。

如果在高原上出现了乏力、食欲减退等症状，大家可以用党参来煲汤。如党参炖鸡汤，把适量的党参和鸡肉一起炖煮，喝上一碗热乎乎的汤，既能补充营养，又能缓解乏力。

中医调理有妙招

针灸疗法

大家还可通过刺激特定穴位来调节经络气血，如针刺足三里、关元、气海等穴位。足三里能健脾和胃、扶正培元；关元和气海可培补元气。针刺这些穴位能激发人体自身调节功能，增强抵抗力，改善高原乏力。

按摩

按摩能缓解高原疲劳和乏力。按摩头部的太阳穴、风池可缓解头晕、头痛；按摩四肢肌肉能促进血液循环，放松肌肉。

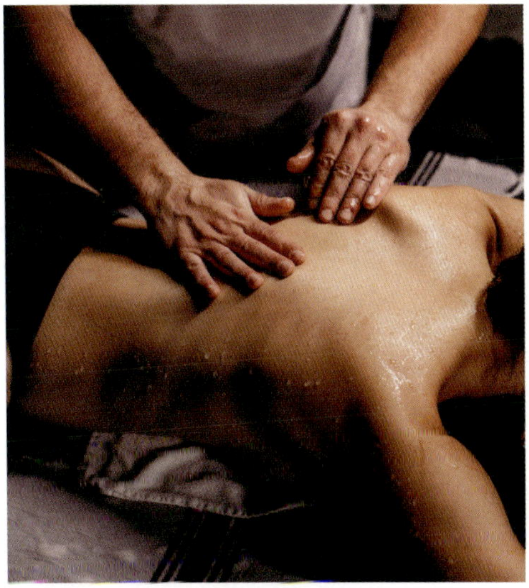

按摩可以缓解高原乏力

中医中药在治疗高原乏力方面有独特优势，大家了解这些知识，合理运用中药和调理方法，做好预防，就能在高原地区保持好状态，尽情享受美景啦！

高原密码

预防高原乏力的方法

提前适应

去高原前，大家可先到海拔较低的地方停留适应。比如先在海拔 2 000 米左右的地方住几天，再前往更高海拔地区，同时注意休息，保持好心情。

饮食调理

高原饮食宜清淡、易消化，多吃蔬菜、水果、瘦肉、米饭等富含营养的食物，少吃油腻、辛辣食物。

适度运动

在身体适应的情况下，适度运动，如散步、慢跑、打太极拳等，可增强体质和适应能力。

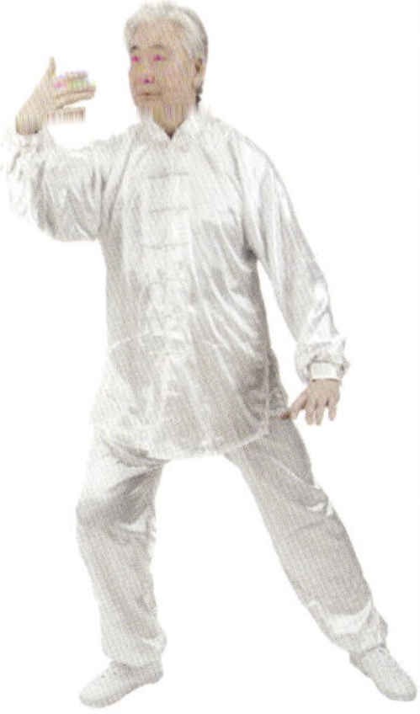

第二节

按摩穴位，缓解头痛

小李是个超级旅行发烧友，他一直梦想着去西藏领略那壮美绝伦的自然风光。终于，他踏上了西藏之旅，“嗖”地一下就飞到了拉萨。可刚到第一天，高原反应就像个调皮的小恶魔，给了他一个下马威，头痛得就像脑袋里住进了一支摇滚乐队，那叫一个难受。这时候，同行的一位老中医告诉他有个秘密武器——按摩几个穴位能缓解头痛。小李心里想着这能管用吗？不过还是试了试，嘿，没想到那头痛就像被施了魔法一样，渐渐减轻了。

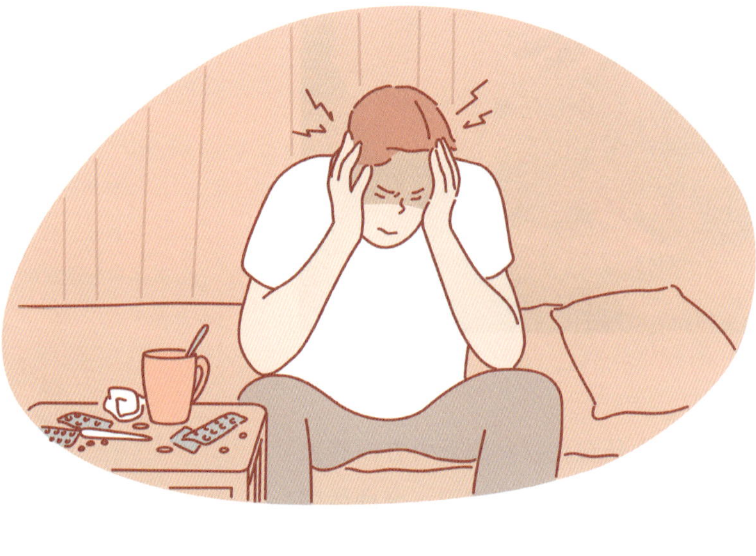

当我们从平原地区迅速进入高原地区时，空气中的氧气含量明显减少，身体就如同置于一场突如其来的“环境风暴”之中。大脑作为人体最为敏感的“指挥中心”，是对氧气特别敏感的“小傲娇”，如未及时适应这种急剧变化，血管扩张和脑部氧气供应不足，易引发高原性头痛。不仅如此，高原环境还可能引发人体内分泌系统和神经系统的一系列连锁反应，这些因素相互交织、协同作用，使得头痛症状愈发复杂。高原性头痛的表现形式多种多样。有时，它如同欢快的鼓点，呈现出双侧头部的跳痛，一下又一下地冲击着我们的神经；有时又像不断膨胀的气球，带来双侧头部的胀痛感，仿佛脑袋随时都会炸裂；而刺痛则犹如闪电般突然袭来，让人猝不及防。

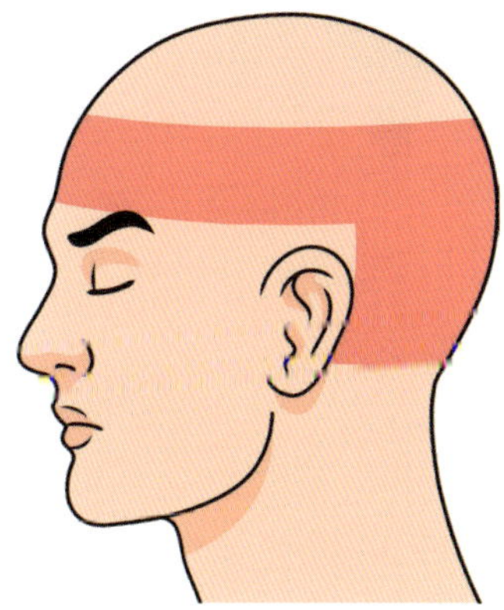

头痛有时表现为头皮紧束感

按摩穴位，缓解头痛：中医适宜技术的巧妙运用

中医作为我国文化的瑰宝，历经千年沉淀与发展，已经形成独具特色的医学体系。在中医理论中，人体是一个有机的整体，经络系统犹如一张错综复杂的网络，贯穿全身。穴位，便是这张网络上的关键节点，按摩穴位之所以能够缓解头痛，正是基于其对经络气血的调节作用。通过特定的手法刺激穴位，就像是给经络系统发送了一组精准的“指

令”，引导气血更加顺畅地运行。因此，按摩穴位是缓解高原性头痛的一种安全、有效的方法。下面，让我们一起来认识一下这些能够缓解高原性头痛的神奇穴位及其按摩方法。

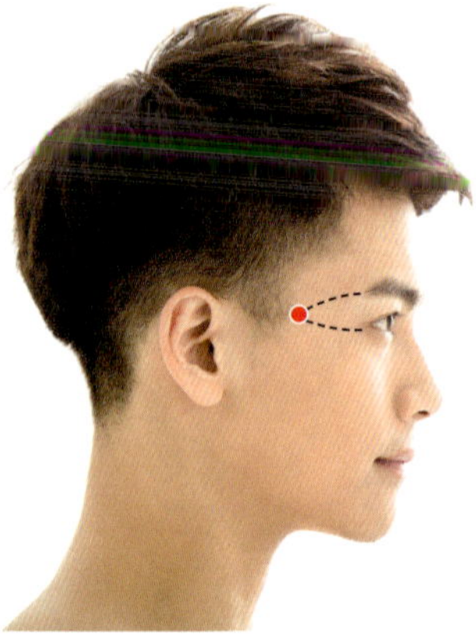

利用眉梢和外眼角连线交点定位太阳穴

太阳穴

太阳穴位于头部两侧，眉梢与外眼角间向外一横指处。如果你用手从耳朵向额头方向触摸，会发现一个凹陷，那就是太阳穴。按摩时，用双手示指或中指指腹按压太阳穴，力度以产生轻微的酸胀感为宜。接着，顺时针揉动 30 ~ 50 次，然后再点按 1 ~ 2 分钟。这样的按摩动作，能够有效地促进头部血液循环，缓解因高原反应引起的头痛。

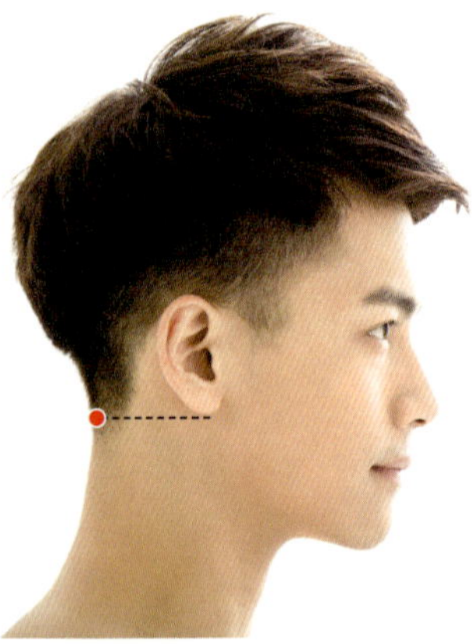

项部耳后发际下的凹陷内，相当于耳垂齐平的地方，定位风池

风池

风池在项部，当枕骨之下，胸锁乳突肌与斜方肌上端之间的凹陷处。如果你双手掌心贴近耳朵，十指自然张开抱头，双手拇指向上推，在脖子和发际线的交界线处会触摸到凹陷处，那就是风池。按摩时，将双手拇指置于风池上，其余四指放在头部两侧，由轻到重按揉 1 ~ 2 分钟，直至局部产生温热感和酸胀感。随后，向上、向下推擦风池所在的肌肉，反复操作 10 ~ 15 次。这一系列动作有助于放松项部肌肉，改善脑部供血，减轻头痛症状。

百会

百会位于头顶正中线与两耳尖连线的交叉处，

如果你把头部想象成一个球体，球的最高点就是百会所在位置啦。按摩时，用右手掌心轻轻覆盖在百会上，顺时针、逆时针方向各揉动 30～50 次，然后用示指指腹点按百会 1～2 分钟，力度以自身能够耐受为限。通过刺激百会，可以调节大脑的气血供应，增强大脑的功能，从而缓解高原反应引起的头痛。

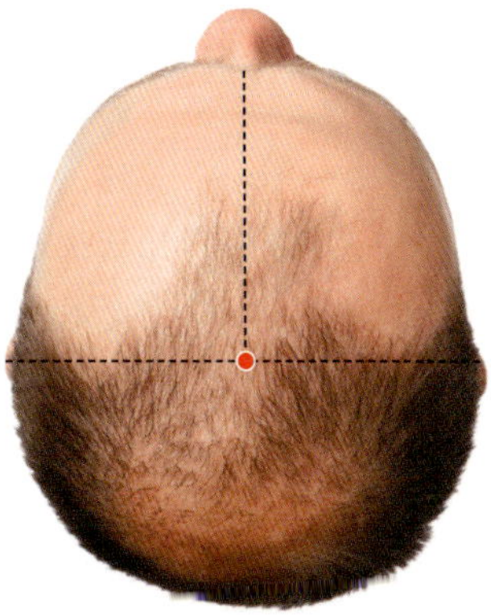

头顶正中线与两耳尖连线的交点定位百会穴

按摩穴位的注意要点

按摩的时候力度要把握好，既不能太轻，像挠痒痒一样没效果；也不能太重，不然就像在穴位上搞“暴力拆迁”，可能会伤到自己。因此，要注意按摩力度和频率要适中，以感受到酸胀感为宜。同时，要注意每次按摩时间不宜过长，避免长时间按摩导致身体疲劳和不适。如果高原性头痛特别严重或者按摩后没有改善，那可不能硬撑着，要赶紧就医，穴位按摩只是一种辅助的缓解方法。

总之，按摩穴位是一种简单、有效的缓解高原性头痛的方法。但需要强调的是如果高原性头痛症状严重或持续不缓解，应及时就医，接受专业治疗。希望朋友们在探索高原美景的同时，能够掌握这一实用的中医保健知识，让自己的旅程更加舒服、愉快。

第三节

中医妙招治失眠

高原，一个缺氧但不缺精神的地方。小李初到高原，怀着对壮阔景色的憧憬，却没料到高原失眠如影随形，让他夜夜辗转反侧。白天的他，像被抽走了精、气、神，疲惫不堪，情绪也跟着低落，认知能力仿佛被高原稀薄的空气稀释，工作学习效率大打折扣。还记得上次睡足八个小时是什么时候吗？对于高原性失眠的小李来说，能“好好睡个觉”成了最大的“奢望”。

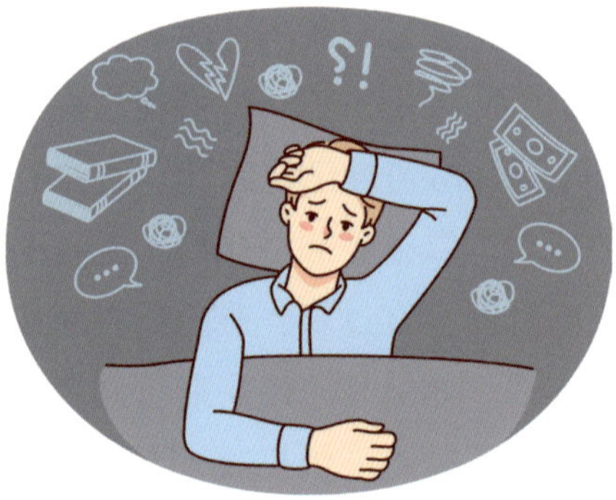

高原性失眠是一种相对普遍的现象，是在高原特有的常见疾病。高原地区海拔较高，气压低、气候寒冷，空气中的氧气含量低于平原地区，很多在平原地区生活的人进入高原地区后会出现不适，身体功能会发生一系列变化，出现头痛、胸闷、食欲减退、疲劳和呼吸困难等情况。高原性失眠主要表现为夜间失眠、睡眠起始或维持困难，伴有疲劳、情绪低落、躯体不适、认知损害等症状。

高原性失眠，中医怎么看

中医将失眠称为“不寐”，它不仅影响情绪，还损害健康。在中医理论中，睡眠是“阳入于阴”的过程，即人体阳气在日间活动消耗后，夜晚需要潜入阴分得以休养恢复，阴阳平衡是入睡的关键。高原性失眠的病机主要是“缺氧”导致的气虚，常累及心、肝、脾、肾等脏腑，导致患者体内阴阳失调。心主神明，气虚则心神失养，出现失眠、多梦、心悸等症状；肝主疏泄，气虚则肝气郁滞，情绪低落；脾主运化，气虚则运化失常，食欲减退；肾主纳气，气虚则纳气无力，呼吸困难。

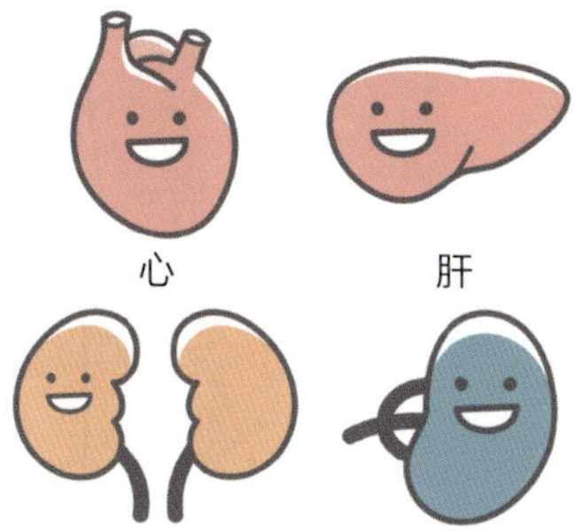

中医理论失眠涉及的相关脏腑

高原性失眠，中医有妙招

“毕竟不成眠，一夜长如岁。”如何改善失眠？在高原性失眠的治疗上，中医同样能大显身手，让我们一起走进中医的世界，探寻那些能轻松搞定高原性失眠的妙招吧！

穴位按摩

经络腧穴为人体自我调节的独特结构，局部刺激相应穴位可起到平衡阴阳的作用。睡前变身“点穴大师”，给身体来个“穴位SPA”。内关，手腕横纹上2寸、掌心侧，轻轻按摩，可宁心安神；神门，手腕横纹上小指侧，可助眠、镇心安神；安眠，风池和翳风连线中点，顾名思义，按之安眠。每日睡前顺时针、逆时针按摩以上每个穴位3～5分钟，力度适中，酸胀感来袭，睡意渐浓！

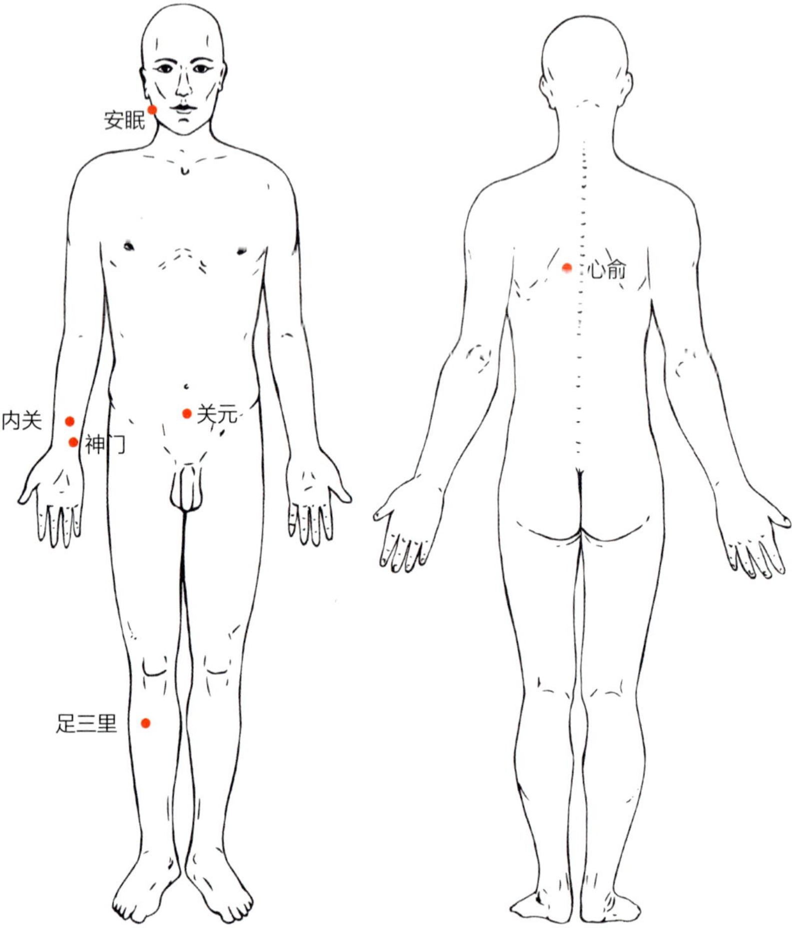

人体常用助眠的穴位

艾灸调理

高原寒冷，保暖很关键，除备好保暖衣物外，还可辅以艾灸。艾灸具有温经散寒、补益气血的作用，通过温热刺激，利于调节人体的神经功能，从而改善睡眠质量。艾灸可选择足三里、关元、心俞等穴位。足三里位于膝盖下四横指，胫骨旁开一横指，艾灸可健脾胃、补中益气；关元位于脐下 3 寸，艾灸可温阳补气；心俞位于背部，第 5 胸椎棘突下，旁开

1.5 寸，艾灸可养心安神。每次艾灸 15 ~ 20 分钟，每周 2 ~ 3 次，注意艾灸时温度适中，避免烫伤。温暖相伴，失眠远离！

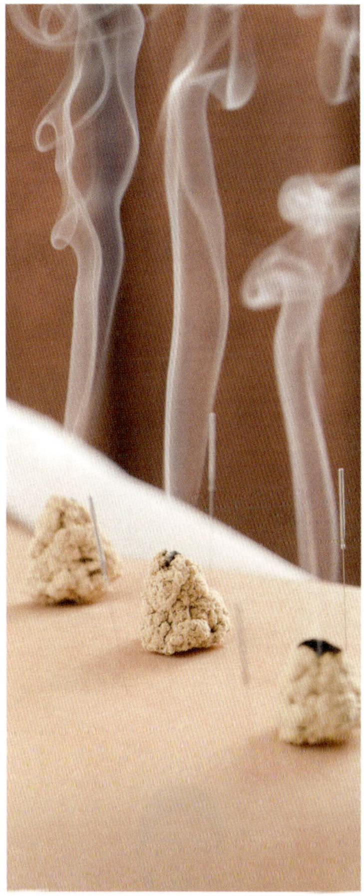

艾灸

药物治疗

黄芪味甘，补气升阳，生津养血；西洋参味甘、微苦，补气养阴，清热生津；两味药都具有抗缺氧的作用，泡水代茶饮，可轻松喝出活力。丹参味苦，活血通经、清心除烦，可调节血液黏度，促进血液循环，避免因血液黏稠引发失眠；炒酸枣仁味甘酸，夜交藤味微苦，都有安神之效。如果失眠的同时伴有口干舌燥、乏力等症状，生脉饮来一套，可补气养阴；情绪抑郁、喜悲伤？甘麦大枣汤，养心安神效力彰。小麦 30 克、甘草 10 克、大枣 10 克，水煎后代茶饮，让你心情美美哒，烦恼如烟云般消散！

饮食调养

食物中有天然的“褪黑素”，辅助合理饮食可改善高原性失眠。大家可多吃具有补气养血、安神助眠功效的食物，如大枣、桂圆、莲子、核桃等。大枣可补中益气、养血安神；桂圆可补心益脾、养血安神；莲子可养心安神、补脾止泻；核桃可补肾固精、温肺定喘。可将这些食材熬制成粥或泡水代茶饮，如大枣桂圆莲子粥、核桃大枣茶等，既美味又助眠。

适当运动

运动可助眠，但在高原上别逞强。八段锦、太极拳，轻柔运动走起，可舒展筋骨，促进血液循环，缓解一天的疲劳，为夜晚的睡眠打下良好基础。身体舒服最重要，累了就别硬撑，不要强行运动。过度疲劳会使人体更加缺氧，加重失眠症状，反而得不偿失。量力而行，轻松运动，睡个好觉！

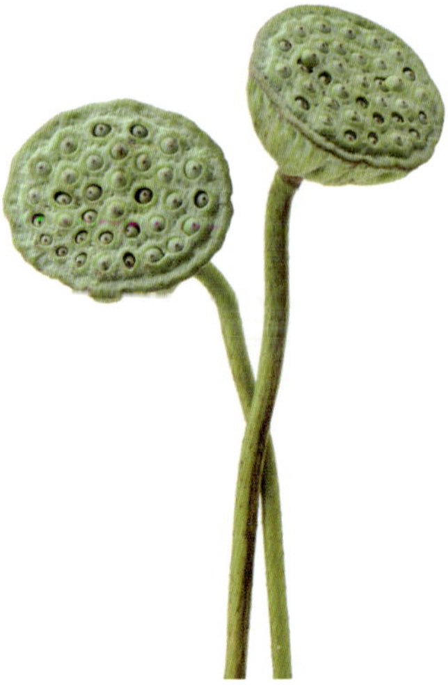

莲子具有安神功效

放松疗法

腹式呼吸，让你睡得香、心情好。人平躺在床上，左手胸前、右手腹部。鼻子吸气，腹部慢慢鼓起；嘴巴吐气，腹部缓缓瘪下。感受气息一路向下，通过鼻腔、喉咙、肺，一直向下到丹田处，丹田位于脐下约三指宽的位置，是人体的“能量中心”。腹式呼吸的关键在于慢慢吐气、平静自然、循环往复，每次持续 5 ~ 15 分钟，以身心感觉舒适为度。这种呼吸方式能有效缓解紧张情绪，放松身心，让你在高原上也能拥有宁静的夜晚，安然入睡。

高原失眠虽然令人困扰，但只要掌握中医的妙招，做好预防和调理，就能轻松应对。小李在中医的指导下，逐渐摆脱了失眠的困扰，重新找回了活力，继续在高原上追逐自己的梦想。如今，他怀着对梦想的执着与热忱，继续在高原上勇敢前行，用行动诠释着“不畏浮云遮望眼，自缘身在最高层”的豪迈气概。

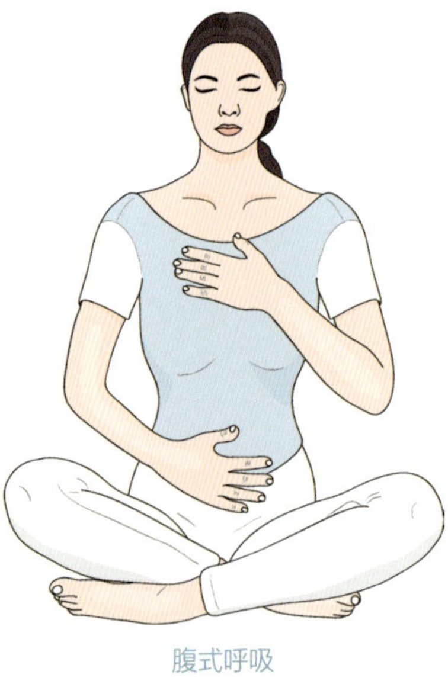

腹式呼吸

52检